全国中医药行业高等教育"十四五"创新教材

人工智能与中医信息技术导论

（供智能医学工程、医学信息工程、大数据管理与应用等专业用）

主　审　杨华元
主　编　唐文超

U0201434

全国百佳图书出版单位
中国中医药出版社
·北京·

图书在版编目（CIP）数据

人工智能与中医信息技术导论 / 唐文超主编 . —北京：中国中医药
出版社，2023.12
全国中医药行业高等教育"十四五"创新教材
ISBN 978-7-5132-8433-2

Ⅰ . ①人… Ⅱ . ①唐… Ⅲ . ①人工智能—应用—中医学—
高等学校—教材 Ⅳ . ① R2-39

中国国家版本馆 CIP 数据核字（2023）第 186454 号

中国中医药出版社出版

北京经济技术开发区科创十三街 31 号院二区 8 号楼
邮政编码　100176
传真　010 - 64405721
保定市西城胶印有限公司印刷
各地新华书店经销

开本 787 × 1092　1/16　印张 16.5　字数 371 千字
2023 年 12 月第 1 版　2023 年 12 月第 1 次印刷
书号　ISBN 978 - 7 - 5132 - 8433 - 2

定价　68.00 元
网址　www.cptcm.com

服 务 热 线　010-64405510
购 书 热 线　010-89535836
维 权 打 假　010-64405753

微信服务号　zgzyycbs
微商城网址　https://kdt.im/LIdUGr
官 方 微 博　http://e.weibo.com/cptcm
淘宝天猫网址　https://zgzyycbs.tmall.com

如有印装质量问题请与本社出版部联系（010 - 64405510）

全国中医药行业高等教育"十四五"创新教材

《人工智能与中医信息技术导论》编委会

编写说明

中医学（traditional Chinese medicine，TCM）是我国的传统医学，发展至今已有几千年的历史。作为人文哲学与医学的融合体，其理论模式是在自然哲学的"天人一体"的整体观和"辨证论治"的基础上发展起来的，即便是科学迅速发展的今天，其古老而深奥的哲学思想仍被世人所瞩目，同时中医学的发展也正面临着机遇和挑战。

近年来，人工智能（artificial intelligence，AI）技术发展迅速，在提高社会生产率，实现社会发展和经济转型等方面发挥了重要作用。作为主导新一代产业变革的核心力量，AI 在中医药方面展示出了新的应用前景。随着我国不断出台中医药现代化发展的相关政策，尤其是《国务院办公厅关于促进和规范健康医疗大数据应用发展的指导意见》《工业和信息化部促进新一代人工智能产业发展三年行动计划（2018—2020 年)》《国务院办公厅关于促进"互联网＋医疗健康"发展的意见》等文件将 AI 技术引入中医药领域，提升基层中医诊疗服务能力。目前 AI 的数据挖掘技术在中医药领域得到了广泛应用，如基于深度机器学习的名老中医经验传承数据平台的建立、基于具有人工智能特征的针灸临床循证诊疗决策支持系统的构建等，为名老中医经验传承和提高中医诊疗技术提供了有效手段，尤其是 AI 驱动下的数据挖掘技术用于中医药的研究，可大幅度提高数据利用率，获取有效信息，挖掘数据背后隐藏的规律。

与中医药相关的智能医学工程是一门医、理、工高度交叉的学科，其研究内容包括智能中药研发、中医机器人、中医智能诊疗、智能健康数据管理等。当前，全国各大中医药院校正逐步开设 AI 相关专业，比如"智能医学工程""大数据管理与应用""数据科学与大数据技术""医学信息工程"等，旨在促进各学科交叉融合，进而培养出适应时代发展的综合性高素质人才。

《人工智能与中医信息技术导论》正是为了中医药院校培养具有中医学

背景、适应医工交叉发展的复合型人才所编写的创新教材。本教材从 AI 技术与中医药信息分析相结合的不同研究领域着手，梳理了包括中医智能诊断、中医文献数据分析、中医专家经验分析、中医药循证－系统评价及智能分析及针灸推拿数据分析五个方面的内容进行编写，围绕中医学应用背景、AI 计算框架、实际应用举例和未来与展望四个方面，为学生全面介绍了各个应用场景的 AI 解决方案及相关算法，使学生对 AI 在中医药各类数据挖掘的应用情况和使用方式等有较全面的了解。本教材可供智能医学工程、医学信息工程、大数据管理与应用等相关专业使用。

　　本教材编写分工如下：第一章第一节由陆路、骆书青、王淼、仲云、徐捷编写，第二节由陈锐遥、邱宇航、徐捷编写，第三节由陈家元、李传勇、刘思辰、徐捷编写。第二章第一节、第三节由赵宇平、于佳瑞编写，第二节由赵宇平、于佳瑞、陈静静编写。第三章第一节、第四节由郭睿编写，第二节由温军玲编写，第三节由李佳佳编写。第四章第一节、第二节由龚庆悦编写，第三节、第四节由龚庆悦、王慧敏编写。第五章第一节由李芳杰、徐刚编写，第二节、第三节由唐文超、李芳杰、徐刚编写。第六章第一节、第二节、第三节由程珂编写，第四节由程珂、邓宏勇编写。第七章第一节、第三节由尹涛编写，第二节由温军玲、唐文超编写，第四节由宿翀编写。

　　在编写的过程中，我们得到了上海中医药大学、南京中医药大学、成都中医药大学、上海人工智能实验室等院校和研究机构的老师、同道的大力支持，在此表示衷心感谢！同时也感谢上海中医药大学研究生许刘留、王炳淦、张春柯、马孝天及生物医学工程专业毕业生周赟在本书编写和校对工作中付出的辛劳！

　　尽管反复斟酌并数易其稿，但因编者水平所限，教材中的疏漏及不妥之处在所难免。请读者将问题和建议反馈给我们，以便再版时修订完善。

《人工智能与中医信息技术导论》编委会

2023 年 9 月

目　录

第一章　人工智能技术基础理论 ▷▷▷▷

第一节　人工智能概述

We can only see a short distance ahead，but we can see plenty there that needs to be done（吾等目力短亦浅，能见百事待践行）。1950 年阿兰·图灵（Alan Turing）发表的这句话，开启了人类对人工智能的探索。

一、人工智能的定义

对于任何谈论人工智能的人来说，定义"人工智能（artificial intelligence）"都是一种挑战，因为人工智能的核心概念——智能，仍然没有明晰的定义。它可能是个 suitcase（手提箱），但未必一定是个 suitcase。而我们一直期望的就是给当今技术（case）披上适合更多场景的礼服（suit），以更好地服务客观世界，造福人类。

"手提箱"词汇引自马文·明斯基（Marvin Lee Minsky）创造的术语，其意思是每个词语就像是打包封装了不同含义的手提箱。人工智能就经过了"打包"，在不同的上下文中承担不同的含义。

（一）随处可见的应用

曾经我们定义为"科幻"的，如今都已成现实，比如 1911 年就被儒勒·凡尔纳（Jules Gabriel Verne）提及的太空旅行、自动投币式唱机、睡眠学习、无线网络，等等；还有那些画在 1978 年出版的《小灵通漫游未来》里的智能手机、智能手表、智能机器人也都应用于现代生活。都说未来已来，AI 亦是如此，从 2004 年的 *I, Robot*（IMDb：tt0343818）到 2021 年的 *Love, Death&Robots*（IMDb：tt14536130），我们会看到，哪怕仅仅是在科幻作品里，AI 也在不断进化。更令人惊讶的是，AI 在我们生活中的应用正以不亚于科幻世界的速度，疯狂更迭。

如今绝大部分人的生活离不开手机，小小的屏幕里，因为 AI 的贡献，装载了千千万万个智能应用，比如苹果 Siri、微软小冰这样的智能助理；比如我们在"今日头条"看到的新闻稿很可能来自自动撰写和算法推荐；比如释放拇指的人脸识别除了可以应用在开启屏幕，也被用于更多的交通和安防场景；比如美图秀秀和抖音上的图像"艺术创作"也离不开图像识别技术……还有能"猜"你所想的搜索引擎和淘宝，能大大提高学习和工作效率的机器翻译。此外，在交通、金融、教育、医疗等各行各业，AI 也通过智能化技术大显身手，比如自动驾驶、智能计算、个性化学习、智能辅助诊断、智能药物研发、智能影像识别、智能医院管理等。

除了逐步渗透在医学领域的医学影像、体外诊断、手术导航、智能康复、健康大数据等应用外，"辨证论治""整体观念"和"开放包容"的中医学体系也正和 AI 有机融合，在中医诊疗、中药方剂、腧穴配伍等方面展开应用。

1. 辨证论治结构化　基于中医大数据算法转换为数据形式的中医典籍和临床诊治经验，使个性化、碎片化的中医临床经验有了科学的表达方式，更利于充分挖掘历代中医药知识。

2. 四诊信息标准化　建立 AI 的诊断平台可以客观准确地收集和分析四诊的信息，在中医 AI 的客观化进程中非常重要，既提高了诊断技术和诊断数据规范性，又挖掘了疾病特征和隐含、未知、有意义的知识模型。

3. 健康管理新视角　AI 预测模型和中医"治未病"的优势理念天然契合，且极具个体化的中医诊疗更好地体现了整体调节作用，大力推动了辅助中医临床、中药新药研究及基于物联网和"互联网+"的健康管理模式。

4. 疾病大数据助力　基于已经数据化的历代中医病案资料及名师的临床诊疗记录，通过深度机器学习，可以更规范地总结和传承名医的用药经验，构建相关诊疗系统。

当然，尽管 AI 已经深入到我们生活应用的每个角落，但是其始终无法替代医患沟通，给予患者安慰，尊重并保护患者隐私也是潜在的问题。此外，AI 与患者医疗保险的关系、医疗数据如何依法依规地开放、AI 出现医疗纠纷时应承担的法律责任等问题，尚需有关部门进一步评价并且制订相应政策予以规范。

（二）多维定义

到底 AI 是什么？我们该如何定义这个神奇的技术？或者是科学？抑或是学科？

为了了解人们对 AI 的理解情况，腾讯研究院于 2017 年 5～6 月展开了一次网络调查，结果发现：①人们普遍会混淆 AI 和机器人的概念，尽管当今的 AI 浪潮已是基于大数据的深度算法繁荣的表现。②人们普遍认为 AI 会于 10 年后在社会普及，并对此抱有积极态度。③ AI 在智能家居、交通运输、老年人/儿童陪护和个性化推荐领域被普遍信任与接受，且"自然语言交流"成为人机交互首选模式。④对于 AI 的威胁、法律及 AI 相关研究的责任，人们的理解仍相对保守。

梅拉妮·米歇尔（Melanie Mitchell）把她的著作《AI 3.0》的副标题定为"A Guide for Thinking Humans"，这很有意思，因为连同她的前一本书《复杂》（*Complexity*：*A Guided Tour*），两者都是在探索"有知"与"无知"边线上推进。在书中米歇尔提到，人们对智能的认识源自数学家戴维·希尔伯特（David Hilbert）的梦想，即数学推理机械化的"希尔伯特纲领"，这与《周易》的数据推演类似。而库尔特·歌德尔对智能的认识及理解又与中国哲学史上人们对《道德经》开头的两种不同解读相似，一是"道可道，非常道"，二是"道，可道，非常道"，意思都是说，"道"一经说出，就不是本来的自然之道了。我们会带着希冀认为，AI 能像人一样思考、行动，合理地思考、合理地行动。

从学科来说，AI 是多种学科相互渗透而发展起来的一门综合性学科，如计算机科学、控制论、信息论、神经生理学、心理学、语言学等。系统性地分析后，我们认为 AI 有以下几层含义。

1. AI 是让人觉得不可思议的计算机程序，可以完成人们认为机器不能胜任的事

一个计算机程序是不是 AI，完全由这个程序的所作所为是不是能让人"目瞪口呆"来界定。这种唯经验论的定义显然缺乏一致性，会因时代不同、背景不同、评判者的经验不同而套用不同的标准。但这一定义往往反映的是一个时代里大多数的普通人对人工智能的认知方式：每当一个新的人工智能热点出现时，新闻媒体和大众总是用自己的经验来判定人工智能技术的价值高低，而不管这种技术在本质上究竟有没有"智能"。

2. AI 是与人类思考方式相似的计算机程序，即 AI 是能遵照思维里的逻辑规律进行思考的计算机程序　从根本上讲，这是一种类似仿生学的直观思路。但历史经验证明，仿生学的思路在科技发展中不一定可行。一个最好也最著名的例子就是飞机的发明。在几千年的时间里，人类一直梦想着按照鸟类扑打翅膀的方式飞上天空，但讽刺的是，真正带着人类在长空翱翔，并打破了鸟类飞行速度、飞行高度纪录的，是飞行原理与鸟类差别极大的固定翼飞机。

3. AI 是与人类行为相似的计算机程序　该定义和仿生学派强调对人脑的研究与模仿不同，实用主义者从不觉得 AI 的实现必须遵循什么规则或理论框架。"黑猫白猫，逮住耗子就是好猫。"也就是说，无论计算机以何种方式实现某一功能，只要该功能表现得与人在类似环境下的行为相似，就可以说，这个计算机程序拥有了在该领域内的人工智能。这一定义从近似于人类行为的最终结果出发，忽视了达到这一结果的手段。

4. AI 是会学习的计算机程序　这一定义几乎将人工智能与机器学习等同起来。但这的确是最近的 AI 浪潮里，在许多人眼中，AI 的真实模样。

5. AI 是根据对环境的感知，做出合理的行动，并获得最大收益的计算机程序　针对 AI，不同的定义将人们导向不同的研究或认知方向，不同的理解分别适用于不同的人群和语境。如果非要调和所有看上去合理的定义，我们得到的也许就只是一个全面但过于笼统、模糊的概念。维基百科的人工智能词条采用的是斯图亚特·罗素（Stuart Russell）与彼得·诺维格（Peter Norvig）在《人工智能：一种现代的方法》一书中的定义，他们认为：AI 是有关"智能主体（intelligent agent）的研究与设计"的学问，而"智能主体是指一个可以观察周遭环境并做出行动以达到目标的系统"。基本上，这个定义将前面几个实用主义的定义都涵盖了进去，既强调 AI 可以根据环境感知做出主动反应，又强调 AI 所做出的反应必须达成目标，同时不再强调 AI 对人类思维方式或人类总结的思维法则（逻辑学规律）的模仿。

美国斯坦福国际研究院（SRI International）人工智能中心的尼尔斯·约翰·尼尔森（Nils John Nilsson）教授认为：AI 是关于知识的学科——是怎样表示知识，以及怎样获得知识并使用知识的科学。美国麻省理工学院人工智能实验室前主任帕特里克·温斯顿（Patrick Winston）教授认为：人工智能就是研究如何用计算机去做过去只有人才能做的智能工作。异曲同工的是，这都反映了 AI 学科的基本思想和基本内容，即 AI 是以人工方式实现人类智力的现代计算机技术仿真。具体来说，它是人类以人工方式在外部实现的人类智力仿真，其载体是计算机软硬件体系，其特征是群体智力、专项智力，可在不断积累中升级，可在更新中遗传给下一代，也可移植到其他系统中。

二、人工智能的历史沿革

在人工智能的发展史中有一些里程碑事件：马文·明斯基（Marvin Minsky）和约翰·麦卡锡（John McCarthy）提出"人工智能"概念；艾伦·纽厄尔（Allen Newell）和赫伯特·西蒙（Herbert Simon）建立用于解决问题和人类认知的符号模型；埃德·费根鲍姆（Ed Feigenbaum）和拉吉·雷迪（Raj Reddy）对专家系统的开发；朱迪亚·珀尔（Judea Pearl）提出概率推理技术；约书亚·本吉奥（Yoshua Bengio）、杰弗里·辛顿（Geoffrey Hinton）和杨立昆（Yann LeCun）使深度学习成为现代计算的关键部分。

（一）人工智能的诞生（1943 ~ 1956 年）

20 世纪 40 年代，来自数学、心理学、工程学、经济学和政治学等不同领域的一批科学家开始探讨制造人工大脑的可能性。

1. 早期电子计算机 艾伦·麦席森·图灵（Alan Mathison Turing）在 1936 年发表论文《论可计算数及其在判定问题中的应用》（*On Computable Numbers, with an Application to the Entscheidungsproblem*），提出一种将人的计算行为抽象化的数学逻辑机——"图灵机（Turing machine）"，刻画了机械化运算过程的含义。之后图灵又提出"通用图灵机（universal Turing machine）"，成为现代电子计算机的理论模型。

之后，不少人开始着手将"图灵机"的想法实体化。1943 ~ 1946 年，约翰·穆克里（John William Mauchly）和普雷斯伯·埃克特（J.Presper Eckert）领导开发了世界上第一台通用电子数字计算机——ENIAC（electronic numerical integrator and computer）。约翰·冯·诺依曼（John von Neuman）对 ENIAC 进行了一些调整，使其具备现代计算机的基本架构，他将这种存储程序逻辑架构称为"冯·诺依曼结构"。

2. 早期神经网络 最初的人工智能研究是 20 世纪 30 年代末到 50 年代初的一系列科学进展交汇的产物。神经学研究发现大脑是由神经元组成的电子网络。诺伯特·维纳（Norbert Wiener）的控制论、克劳德·艾尔伍德·香农（Claude Elwood Shannon）的信息论和图灵的计算理论等都暗示了构建电子大脑的可能性。

现在普遍认为人工智能的第一项工作是由沃伦·麦卡洛克（Warren McCulloch）和沃尔特·皮茨（Walter Pitts）在 1943 年完成的。他们提出"人工神经网络（artificial neural network, ANN）"概念和一种人工神经元模型——MP 模型（McCulloch-Pitts model, MP model），开创了人工神经网络研究的时代。1949 年，唐纳德·赫布（Donald Hebb）提出赫布学习（Hebbian learning），使神经元具有学习的能力。1951 年，明斯基等人建造了第一台神经网络计算器，并将其命名为 SNARC（stochastic neural analog reinforcement calculator）。

3. 计算机棋类博弈　香农是世界上首批提出计算机能够和人类进行国际象棋对弈的科学家之一。1950 年，他发表文章阐述实现人机博弈的方法，并设计了一个计算机国际象棋程序，从而开启了计算机下棋的理论研究，其主要思路在多年后的"深蓝（Deep Blue）"及 AlphaGo 中仍能看到。

4. 图灵测试　图灵在 1950 年发表的论文《计算机器与智能》（*Computing Machinery and Intelligence*）中预言了创造出具有真正智能的机器的可能性，针对"智能"这一概念提出了著名的图灵测试（Turing test）：如果一台机器能够通过电传设备与人类展开对话而不能被辨别出其机器身份，那么称这台机器具有智能。图灵测试是人工智能哲学方面的第一个严肃提案。

5. 符号推理与"逻辑理论家"程序　20 世纪 50 年代中期，随着数字计算机的兴起，一些科学家认为可以进行数字操作的机器也应当可以进行符号操作，而符号操作可能是人类思维的本质。这是创造智能机器的一种新思路。1955 年，符号主义代表人物艾伦·纽厄尔和赫伯特·西蒙等人开发了启发式程序"逻辑理论家（logic theorist，LT）"。该程序成功证明了一些数学定理。

6. 达特茅斯夏季研讨会　1956 年，达特茅斯学院的麦卡锡、明斯基等人把对自动机理论、神经网络和智能研究感兴趣的研究人员召集起来，组织了一个为期两个月的研讨会，会议共有 10 名与会者。会议提案指出：人工智能研究是基于这样一个猜想进行的，即学习的每个方面或智能的任何其他特征原则上都可以精确地描述，以至于可以用机器来模拟它。会议的主要议题包括自动计算机、如何为计算机编程使其能够使用语言、神经网络、计算规模理论、自我改造、抽象、随机性与创造性等。会议正式使用了人工智能这一术语，标志着人工智能学科的诞生，1956 年也因此成为人工智能元年。

（二）人工智能的第一次浪潮（1956～1974 年）

达特茅斯夏季研讨会之后出现了人工智能发展的第一次高潮，发展出了符号逻辑，解决了若干通用问题，初步萌芽了自然语言处理和人机对话技术，计算机可以解决代数应用题，证明几何定理，学习和使用英语。当时，研究者们表现出相当乐观的情绪，认为具有完全智能的机器将在 20 年内出现。

1963 年，美国高级研究计划局（Advanced Research Project Agency，ARPA）[即后来的美国国防高级研究计划局（Defense Advanced Research Projects Agency，DARPA）]资助麻省理工学院（Massachusetts Institute of Technology，MIT）200 万美元用于 MAC 项目（The Project on Mathematics and Computation），该项目后来演变为 MIT 的"计算机科学与人工智能实验室"。1965 年，唐纳德·米基（Donald Michie）在爱丁堡大学建立另一个重要的 AI 实验室。

1. 感知机　1957 年，弗兰克·罗森布拉特（Frank Rosenblatt）基于赫布学习和神经感知科学背景，提出了一种类似于人类学习过程的学习算法——感知机（perceptron）。这是一种二分类的线性分类模型，可以认为是神经网络和支持向量机的基础。

2. 搜索式推理 许多 AI 程序使用相似的基本算法，即搜索式推理。这种算法为实现目标逐步前进，就像在迷宫中寻找出路，如果遇到了死胡同则进行回溯。这种方法存在局限性，于是研究者使用启发式算法去掉那些不太可能导出正确答案的支路，从而缩小搜索范围。1957 年，纽厄尔和西蒙开发了"通用问题求解器"（general problem solver，GPS）。该程序旨在模仿人类解决问题的过程，可能是第一个体现"人性化思考"方法的程序。

3. 自然语言理解 AI 研究的一个重要目标是人类能够通过自然语言与计算机进行交流。1964 年，丹尼尔·鲍勃罗（Daniel G.Bobrow）提出的 Student 程序是一个早期尝试，它能够解决高中程度的代数应用题。1966 年，MIT 计算机科学家约瑟夫·魏泽鲍姆（Joseph Weizenbaum）开发的 Eliza 程序使人与计算机在一定程度上进行自然语言对话成为可能。1968 年，特里·温诺格拉德（Terry Winograd）开发了自然语言理解程序 Shrdlu，它的学术意义更加深刻，应用范围更广，该程序把当时许多 AI 技术整合到一起，包括自然语言理解、规划和知识表示等。

（三）人工智能的第一次低谷（1974 ~ 1980 年）

早期人工智能系统在解决简单问题上的良好表现使研究者们对其过于自信，但这些早期系统在处理困难问题时几乎都失败了。20 世纪 70 年代初，由于研究进展缓慢，对 AI 的资助大幅缩减。同时，由于明斯基等人在《感知机：计算几何学导论》（*Perceptrons: An Introduction to Computational Geometry*）一书中暗示感知机具有严重局限，神经网络的研究停滞了十年。

这次低谷有三个方面的原因。第一，许多早期人工智能系统主要是对人类如何执行任务的模仿，而没有对任务进行仔细分析。第二，是缺乏对问题难解性的认识。大多数早期问题解决系统是通过尝试不同的步骤组合找到解决方案，这种策略最初有效是因为简单问题包含的对象很少。在产生计算复杂性理论之前，人们普遍认为扩展到更复杂的问题只需要更快的硬件和更大的内存。未能解决"组合爆炸"是 1973 年詹姆斯·莱特希尔（James Lighthill）报告中对人工智能的主要批评之一。第三，是用来产生智能行为的基本结构的局限。

但这一时期，AI 在逻辑编程、常识推理等领域有所进展。早在 1958 年，麦卡锡就提出了"纳谏者（Advice Taker）"程序构想，将逻辑学引入 AI 研究。1963 年，艾伦·罗宾逊（J.Alan Robinson）发现了在计算机上实现推理的简单方法：归结（resolution）与合一（unification）算法。20 世纪 70 年代，逻辑编程语言 Prolog 被成功开发，这为专家系统奠定了基础。1975 年，明斯基在论文《知识表示的框架》（*A Framework for Representing Knowledge*）中提出框架理论，用于人工智能中的"知识表示"。但休伯特·德雷福斯（Hubert Dreyfus）等人针对逻辑方法存在一些批评观点，他们认为人类在解决问题时并没有使用逻辑运算。不过麦卡锡认为，人类怎么思考是无关紧要的，我们真正想要的是解题机器，而不是模仿人类进行思考的机器。

（四）人工智能的第二次浪潮（1980～1987年）

1. 专家系统——基于知识的系统　20世纪80年代，专家系统（expert system）和知识处理成为AI研究和应用的焦点。专家系统能够依据一组从专业知识中推演出的逻辑规则在某一特定领域回答或解决问题，实现了AI从理论走向实际、从一般推理策略探讨转向专业知识运用的重大突破。1968年，斯坦福大学的爱德华·费根鲍姆（Edward Feigenbaum）等人合作研发出Dendral系统。该系统能根据化合物的分子式和质谱推断其分子结构，被认为是第一个专家系统。1972年，爱德华·肖特利夫（Edward Shortliffe）等人开发了用于诊断和治疗感染性疾病的医疗专家系统Mycin。该系统第一次使用了知识库的概念，可通过自然语言与用户对话。1980年，卡内基梅隆大学为DEC（Digital Equipment Corporation）设计了Xcon专家系统。专家系统的成功使为之提供支持的产业应运而生。

2. 联结主义的重生　1982年，物理学家约翰·霍普菲尔德（John Hopfield）证明，一种新型的人工神经网络（Hopfield网络）能够用一种全新的方式学习和处理信息。同一时期，反向传播（back propagation，BP）算法得到推广，该网络被认为是一种真正能够使用的人工神经网络模型。这些发现使联结主义重获新生。

3. 基于行为的机器人　1986年，Brooks介绍了一种新的移动机器人控制体系结构，它的最终目标是控制一个在指定区域活动的机器人，绘制出周围环境的地图，标志着基于行为的机器人学的创立。该学说提出了与基于符号的人工智能完全不同的智能观点和结构。

（五）人工智能的第二次低谷（1987～1993年）

这一次低谷的最早征兆是1987年AI硬件市场需求的突然下跌。Apple和IBM生产的台式机性能不断提升，1987年，其性能已经超过昂贵的Lisp机。另外，随着人工智能的应用规模不断扩大，专家系统所存在的应用领域狭窄、缺乏常识性知识、知识获取困难、推理方法单一、缺乏分布式功能、难以与现有数据库兼容等问题逐渐暴露出来。到20世纪80年代晚期，对AI的资助大幅削减。此外，由于期望过高，日本第五代计算机工程在1991年并没有实现。

另一方面，研究者根据机器人学提出了一种全新的人工智能方案。他们相信，为了获得真正的智能，机器必须具有躯体，它需要感知和移动来与这个世界交互。他们号召"自底向上"地创造智能，这一主张复兴了控制论。这一时期有许多认知科学家反对基于符号处理的智能模型，认为躯体是推理的必要条件。

（六）人工智能的平稳发展期（1993～2006年）

20世纪90年代，AI有两个重要发展。一个是蒂姆·伯纳斯·李（Tim Berners Lee）在1998年提出语义网，即以语义为基础的知识网或知识表示，以及其他知识描述语言。这为知识库的知识表达和开放知识实体给出了一个可能的解决方案，但这一思路直到 2012 年谷歌提出知识图谱后才得到广泛认可。另一个重要发展是统计机器学习理论，包括支持向量机、条件随机场和主题模型等。总体来看，这一时期的趋势是 AI 平稳发展。

1. 里程碑 1997 年 5 月 11 日，IBM 公司的超级计算机"深蓝"战胜了国际象棋世界冠军卡斯帕罗夫（Kasparov），成为人工智能历史上的一个重要里程碑。"深蓝"的背后仍然是人类为国际象棋对弈设计的代码规则，它收集了上百位国际象棋大师的对弈棋谱进行学习，实际上是把一个机器智能问题变成了一个大数据和大量计算的问题。相比之下，Alphabet 子公司 DeepMind 在 2017 年推出的程序 AlphaZero 可以通过反复练习来自学成为大师级选手。

2. 智能代理 智能代理（intelligent agent）能够感知周围环境并对环境产生影响，它可以进行推理以解释感知信息和求解问题。最简单的智能代理是解决特定问题的程序。

3. 支持向量机 1995 年，瓦普尼克等人正式提出统计学习理论，创造了支持向量机（support vector machine，SVM）的概念，它在解决小样本、非线性及高维模式识别中具有明显优势。SVM 是一类按监督学习（supervised learning）方式对数据进行二元分类的广义线性分类器（generalized linear classifier），可根据有限的样本信息在模型的复杂性和学习能力间寻求最佳折中，以期获得最好的泛化能力。

4. 条件随机场 John Lafferty 于 2001 年提出条件随机场（conditional random fields，CRF），用于文本的分割和标注。CRF 最早是针对序列数据分析提出的，现已成功用于自然语言处理、生物信息学、机器视觉及网络智能等领域。

5. 语义网 语义网（semantic web）由蒂姆·伯纳斯·李在 1998 年提出，其核心是通过给万维网上的文档添加能够被计算机所理解的语义（meta data），从而使整个互联网成为一个通用的信息交换媒介。语义网使网络上的数据变得机器可读。

6. 主题建模 2003 年提出的 LDA（latent dirichlet allocation）在主题模型中占有非常重要的地位。它可以将每篇文档的主题以概率分布的形式给出，通过抽取出主题分布来进行主题聚类或文本分类。LDA 是一种无监督机器学习，可以用来识别大规模文档集（document collection）或语料库（corpus）中潜藏的主题信息。

（七）人工智能的第三次浪潮（2006 年至今）

1. 深度学习 2006 年，杰弗里·辛顿（Geoffrey Hinton）等人在 *Science* 杂志上发表文章，提出"深度学习（deep learning）"概念，就此开启人工智能的第三次浪潮。在深度学习提出后，卷积神经网络（convolutional neural networks，CNN）的表征学习能力得到关注，并随着计算设备的更新得到发展。2012 年，辛顿教授利用深度学习在图像分类竞赛 ImageNet 上以绝对优势战胜巨头谷歌公司。自此，沉寂多年的人工神经网络再次受到重视，并掀起了认知智能浪潮。自 2012 年的 AlexNet 开始，得到 GPU 计算集群支持的复杂卷积神经网络多次成为 ImageNet 大规模视觉识别竞赛的优胜算法。

2. 企业成果 企业在这一阶段的表现尤为突出。2009 年，塞巴斯蒂安·特龙

（Sebastian Thrun）等人在谷歌开启自动驾驶汽车项目；2009 年，蓝脑计划声称已成功模拟部分鼠脑；2011 年，IBM 的问答计算机系统沃森（Watson）在《危险边缘（Jeopardy）》节目中战胜人类，获得冠军；Apple 在 2011 年推出自然语言问答工具 Siri；2016 年 3 月，谷歌 DeepMind 团队推出的 AlphaGo 战胜围棋世界冠军李世石，并在 2017 年战胜排名世界第一的围棋冠军柯洁；2017 年 10 月，DeepMind 团队公布最强版阿尔法围棋，代号 AlphaGo Zero。这次人工智能浪潮的影响是前所未有的。

3. 联邦学习 2016 年，谷歌最先提出联邦学习（federated learning），它在多个持有本地数据样本的分散式边缘设备或服务器上训练算法，而不交换其数据样本。这种方法与传统的集中式机器学习技术形成鲜明对比，能够使多个参与者在不共享数据的情况下建立一个共同的、强大的机器学习模型，从而解决数据隐私、数据安全、数据访问权限和异构数据的访问等关键问题。其应用遍布国防、电信、物联网和制药等多个行业。

4. 多领域应用 得益于各方面技术的飞速发展，科学与应用之间的鸿沟被打破，AI 相关硬件和软件的市场规模逐渐扩大，其应用渗透到生态学模型、经济学研究、疾病预测与新药研发等各个方面，特别是在人脸识别、语音识别、知识问答、人机对弈、无人驾驶等应用领域实现了很大的技术突破，迎来了发展的新高潮。

三、人工智能与医疗

（一）人工智能医学初探

医生作为整个医疗行为最重要的一个核心组件，一直是很稀缺的资源，一个优秀的医生需要多年的学习和临床积累。如何才能最大限度地释放医生资源，医疗行业进行了很多年的思考与探索，并开始尝试将人工智能技术应用到医疗领域。

世界上最早将人工智能运用到医学的是 Mycin 专家系统，1976 年由美国斯坦福大学开发用于细菌感染性疾病诊断的一款临床决策支持系统。它通过获取患者的症状、病史及各种检查结果，可以通过系统自己运算，做出一定推理，对患者进行一个初步诊断。Mycin 使用了约 500 条生产规则，其与人类血液感染专家能力大致相同，甚至比全科医生更好。

该系统从控制结构上分为两部分：①以患者的病史、症状和化验结果等为原始数据，运用医疗专家的知识进行向推理，找出导致感染的细菌。若是多种细菌，则用 0 到 1 的数字给出每种细菌的可能性。②在上述基础上，给出针对这些可能的细菌的药方。

这个系统对严重的感染适用，如败血症和脑膜炎，所给出抗生素剂量会根据患者体重进行调整，也可以用于血液凝集性疾病。该系统的名称即取自抗生素的英文后缀 mycin。该系统是在 20 世纪 70 年代，在斯坦福大学由研究人员耗时五到六年开发而成。最开始是由 Edward Shortliffe 在其博士学位论文研究中用 Lisp 语言编写，过程中由 Bruce Buchanan、Stanley N.Cohen 等指导，与早年的 Dendral 系统同在一个实验室被开发。Mycin 并没有被用于实践之中，但是研究报告显示这个系统所给出的治疗方案可接受度约为 69%，比大部分使用同一参考标准给出的治疗方案要好得多。

随着 AI 技术的逐步发展，AI 医疗的应用也随之在不断进步，从 Mycin 到如今的智能影像识别、病历报告的文本后结构化，还有各种疾病的提前预警、分析及种种辅助诊疗、决策系统。从诊疗到治疗，AI 正在慢慢渗透每一步的医疗行为之中。

（二）人工智能在中医学领域的进展

从 20 世纪中期开始，人工智能技术开始运用于中医学领域，随着人工智能和大数据技术的崛起，为中医的诊疗模式提供了新的契机。随着技术能力与业务场景的变化，人工智能在中医学领域的发展分为以下几个阶段。

1. 人工智能挖掘中医药数据 将众多中医古籍、临床资料数字化，大力挖掘相关数据并进行分析，形成经验，辅助临床诊疗工作。

中医药数据挖掘已被广泛应用于中医药古籍的检索和名老中医经验的挖掘整理中。目前常用的方法包括频数分析、关联分析、复杂网络分析、聚类分析等。大数据技术促进了传统中医药典籍电子化，如《中华医典》等书籍和数据库，这有助于充分挖掘历代中医药知识。同时，中医药现代化研究也积累了大量中药和方剂的药理研究资料和作用机制的资料，形成了标准的数据库。

目前，中医药标准化工作已经完成对中医疾病病名、证候、中药药名、方剂名等的标准构建。但是面对中医药数据的复杂性，传统的统计分析工具和简单的数据挖掘技术已经不能满足中医药信息化发展的需求，因此需要人工智能的深度学习，进一步对大数据进行分析和处理。

2. 人工智能技术辅助中医诊疗及辅助学习系统 人工智能技术拥有独立自主的诊疗功能，通过大数据学习可达到与临床专家高度匹配的诊疗结果，此时人工智能技术在临床辅助诊疗中可发挥一定的主动性。同时，还可利用已达到中医临床专家水平的人工智能技术培养中医人才，提高中医药传承效率，促进中医药传承。

在中医智能诊断方面，目前四诊客观化的研究已经取得阶段性成果。脉诊和舌诊的客观量化已经有了长足进步，这或将改变传统诊断受医生主观意识、经验积累影响，以及受限于环境因素，缺乏客观指标而难以重复的问题。

3. 中医药人工智能技术融入全生命周期健康维护 人工智能技术将中医全面融入生活，从健康管理、诊断、治疗等方面全方位服务患者，相应的人工智能技术能独立完成临床任务。

在数据挖掘和辅助诊疗及辅助学习相关技术均比较成熟的状态下，进一步将中医药领域的人工智能技术融入健康管理，真正应用于相关疾病的一级预防及二级预防中，充分发挥中医药治未病的理念，使中医药理念融入日常生活中。

中医对于未病的理解更深入，不同于西医主要针对某一种或某几种常见疾病的健康管理，中医是通过对不同个体的望、闻、问、切，然后根据个体的体质及相关危险因素选用针对性的干预措施，以实现整体调节，可更好实现"未病先防、既病防变、愈后防复"。

基于人工智能技术建立中医药健康管理云平台可以实现高效的人机对话并进行相

关信息的处理分析，能根据每个人的不同体质状况给出相应的健康处方，对不同体质个体进行相应的调整改善，做到精准化、个体化医疗保健，同时跟踪随访、收集健康大数据，开发并完善疾病预测模型和疾病筛查模型的建模策略与方法。

第二节　人工智能技术与应用

一、自然语言处理

（一）自然语言处理的概念

自然语言是人类思维的载体和交流的基本工具，也是人类区别于动物的根本标志，更是人类智能发展的外在体现形式之一。本节讨论的主题仅针对自然语言的文本符号，而非语音信号。自然语言处理（natural language processing，NLP）主要研究用计算机理解和生成自然语言的各种理论和方法，属于人工智能领域的一个重要甚至核心分支，是计算机科学与语言学的交叉学科，又常被称为计算语言学（computational linguistics，CL）。

（二）自然语言处理的任务

1. 自然语言处理的任务层级　自然语言处理涉及的任务众多。按照从低层到高层的方式，可以分为资源建设、基础任务、应用任务和应用系统四大类。资源建设主要包括两大类任务，即语言学知识库建设和语料库资源建设。所谓语言学知识库，一般包括词典、规则库等。语料库资源指的是面向某一自然语言处理任务所标注的数据。基础任务包括分词、词性标注、句法分析和语义分析等，这些任务往往不直接面向终端用户，除了语言学上的研究价值，它们主要为上层应用任务提供所需的特征。应用任务包括信息抽取、情感分析、问答系统、机器翻译和对话系统等，它们往往可以作为产品直接被终端用户使用。应用系统特指自然语言处理技术在某一领域的综合应用，又被称为NLP+，即自然语言处理技术加上特定的应用领域。在智慧医疗领域，自然语言处理技术可以帮助医生跟踪最新的医疗文献，帮助患者进行简单的自我诊断等。

2. 自然语言处理的任务类别　虽然自然语言处理任务多种多样，刚涉足该领域的人可能会觉得眼花缭乱、无从下手，但是这些复杂的任务基本上都可以归纳为五类问题。

（1）回归问题　即将输入文本映射为一个连续的数值，如对作文的打分、对案件刑期或罚款金额的预测等。

（2）分类问题　即判断一个输入的文本所属的类别，如在垃圾邮件识别任务中，可以将一封邮件分为正常和垃圾两类；在情感分析中，可以将用户的情感分为褒义、贬义和中性三类。

（3）匹配问题　即判断两个输入文本之间的关系，如它们之间是复述或非复述两类关系；或者蕴含、矛盾和无关三类关系。另外，识别两个输入文本之间的相似性（0到

1 的数值）也属于匹配问题。

（4）解析问题　特指对文本中的词语进行标注或识别词语之间的关系，典型的解析问题包括词性标注、句法分析等，另外还有很多问题，如分词、命名实体识别等也可以转化为解析问题。

（5）生成问题　特指根据输入（可以是文本，也可以是图片、表格等其他类型数据）生成一段自然语言，如机器翻译、文本摘要、图像描述生成等都是典型的文本生成类任务。

（三）自然语言处理在中医学中的应用

1. 关联规则挖掘　关联规则是数据挖掘的常用方法，包括简单关联、时序关联、数量关联、因果关联等，核心算法是以支持度和置信度作为判断标准，确定是否存在关联关系。在中医学中，关联规则可应用于方剂的关联性挖掘，将方剂中常用的搭配药物分析出来，对中药的配方循证起到指导作用。关联规则也可用于中医医案的关联规则挖掘，如哮喘医案的病因、病位、证候与四诊信息的关联关系，病因、病位、证候、四诊信息与用药的关联关系。

2. 聚类分析　聚类分析应用于中医学，应当与中医自身的性质相契合。学者们利用聚类分析方法对中医文本挖掘进行研究，具体为症状分类和药物评价。

（1）对症状的聚类　症状分类的语料多来自中医的诊断手稿，常见于从某一种特殊的疾病入手，利用诊断手稿对症状聚类，得出该疾病的表型特点。

（2）药物评价聚类　药物评价方向主要是利用聚类方法将类似性状或相同功效的药物聚在一起，应用中医药理论总结知识。如对中药按照功效聚类，定义药物之间的相似性。

3. 信息抽取　中医文献大都是以自然语言的方式描述的，而且纷繁复杂，医疗记录中蕴含着症状、诊断信息，医书中蕴含方剂、病理信息，药物典籍中蕴含组分、制作方法信息等，如果采用人工方法提取这些信息，耗费的人力、物力难以估量。然而，由于中医术语名词都包含在描述语言中，而且文献描述语言简练、逻辑简单，因此可以考虑使用信息抽取算法来自动获取结构化信息。近年来，隐马尔可夫模型（hidden Markov model，HMM）在信息抽取领域中被广泛应用。有研究利用 HMM 对中医古籍进行了信息抽取，将症状、病因、脉象和方剂看作模型的 4 种状态，然后利用命名实体识别结合人工标注的方法从文献中提取相应的名词，最终计算出 HMM 相关参数，达到了信息抽取的目的。

二、图像处理

（一）图像数字化

图像是人对视觉感知的物质再现。根据记录方式的不同，图像可分为模拟图像和数字图像。模拟图像是通过光、电等物理量的强弱变化来记录图像的亮度信息，如绘画、打印的照片。数字图像则是以二维矩阵形式表示的图像，是可以被计算机存储和处理的图像。本节讨论的对象为数字图像。

我们将图像按行和列分割成 $m×n$ 个网格，每个网格就是一个色块，再用不同的数字来表示每个色块中的颜色，图像即被转换为一个由数字组成的矩阵。这里的网格我们称之为像素，网格的行数和列数即为分辨率。图像分为灰度图像和彩色图像。灰度图像只有明暗的区别，我们使用 0 到 255 之间的整数来表示明暗程度不同的灰色，0 代表最暗的黑色，255 则代表最亮的白色。对于彩色图像，我们采用 RGB 颜色模型，即（R，G，B）三个数字来表示一个像素中的颜色。而三种颜色分量的明暗程度同样用 0 到 255 之间的整数表示。数字越大，表明该基本颜色的比例越大，比如（0，255，0）表示纯绿色，（0，0，255）表示纯蓝色。

（二）图像处理与其技术实现

数字图像处理是利用计算机进行图像数据分析，对图像进行噪声去除、质量增强、复原、目标检测与分割、类型识别、重建等处理的方法和技术。近年来，得益于人工智能技术的突破，图像处理技术快速发展，并在医学领域展现出了巨大的应用价值与前景。图像处理涉及多种不同方法和技术，其在医疗领域主要用于解决图像分类、目标检测、图像分割等任务。

图像分类是为给定图像输出一个或多个类别标签，是图像处理中最常见的任务之一。目标检测、图像分割等任务都与分类有着密不可分的关系。目标检测需要确定目标在图像中的位置，并对其所属类别进行判断，即从图像级别的分类拓展到单个物体的分类。而图像分割则需要将分类问题拓展到像素级别，将图像划分为多个子区域。在一定程度上来说，目标检测和图像分割是分类任务的延伸与拓展。因此，这里以图像分类为例，介绍其实现过程。

简单来说，图像分类通过手工特征或特征学习方法对整个图像进行全部描述，计算机提取图像不同层级的特征，综合考虑后输入分类器进行判别，实现对图像的分类。

特征是某类对象能够区别于其他对象的特点或特性。对于图像而言，每幅图像都具有能够区别于其他类图像的自身特征，如边缘、纹理、色彩等。为了使计算机能够理解图像，就需要将这些图像特征转换成数值、向量等计算机能够读懂的描述。目前，研究人员已经设计出多种不同的算法来提取图像特征，如方向梯度直方图被用来描述物体轮廓，局部二值模式被用来描述图像局部纹理。然而人为设计的特征较难直接传达图像中所蕴含的高层次抽象概念，因此，面对复杂图像时，识别效果欠佳，并且十分依赖经验。如今，随着深度学习的广泛应用，图像识别已进入一个更加智能的阶段。

深度神经网络能够替代人工，通过有监督或无监督的方式学习层次化的特征描述，从而取代了手工设计或选择图像特征的工作，实现复杂图像的识别。通常，一个深度神经网络模型由多层网络组成，模型可以直接读取图像的像素信息，不同层级的网络负责不同抽象程度的特征提取，输出层直接输出识别的结果。这种端到端的方法也最大限度地保留了图像的所有信息，不同层级提取的图像特征还可用于计算机视觉相关的其他任务。

深度神经网络需要通过训练才能学习出有效的图像特征。训练的本质是通过损失函数驱动模型寻找最佳参数。随着神经网络层数的增加，需要训练的参数也在增加。在 2012 年 Image Net 图像识别挑战赛上，冠军团队所创建的深度神经网络 Alex Net 需要学习的参数高达 6000 万个。因此，开发高效的优化算法也是深度学习的重要任务之一。反向传播算法是训练神经网络最常见的策略之一，该方法对网络中所有权重计算损失函数的梯度。神经网络对训练图像进行逐层计算后，会输出图像属于某一类的预测概率，通过损失函数计算预测结果与正确答案之间的差异，然后根据梯度方向逐层调整神经网络的参数，优化预测结果。

（三）图像处理在医疗领域的应用场景

1. AI 医学影像的应用　AI 医学影像是指将人工智能技术应用于医学影像的诊断。主要是通过计算机视觉领域的相关技术，挖掘海量医学影像中的数据与信息，学习、模拟医生的诊断思路，输出诊疗判断结果。

我国的医学影像数据年增长率为 30%，然而影像科医生的年增长率仅为 4%。巨大的人员缺口加重了医生的工作负荷，因此，市场对 AI 医学影像的需求迫切。AI 医学影像的引入，不仅能够改善人员不足的情况，缓解医学影像诊断的压力，还能够提升医生的诊断质量，帮助基层医生提升对复杂图像的诊断能力，推进分级诊疗体系的完善。

目前，AI 医学影像主要有病灶识别与标注，靶区自动勾画和自适应放疗，以及三维图像重建三个应用场景。病灶识别与标注是通过对 X 线、CT、MRI 等图像进行分析以鉴别并标注出病灶，帮助医生提高读片效率，降低假阴性率。靶区自动勾画和自适应放疗是指对肿瘤放疗区域的精准勾画，并在治疗过程中持续地监测病灶位置的变化，实现自适应放疗，以减少射线对健康组织的危害。三维图像重建是将二维断层图像转化为三维图像，可用于疾病诊断、手术方案设计等领域，有利于提高医疗规划的精准性。

AI 医学影像产品的布局方向主要集中在胸部、头部、四肢关节、盆腔等部位，以肿瘤和慢性疾病的筛查为主。肺结节和眼底筛查是发展较早的领域，近年来，与乳腺癌、骨龄和骨折、皮肤病、脑卒中、冠状动脉等疾病相关的产品也逐渐成熟。新冠疫情期间，多家公司推出了针对新型冠状病毒感染的人工智能辅助诊断系统，协助医生快速准确地从 CT 影像中检测病变，成为抗疫中提升诊断效率的关键力量。目前，已有多款 AI 医学影像产品获得了国家药品监督管理局颁发的三类医疗器械注册证。AI 医学影像产品逐步落地应用标志着 AI 医学影像进入了一个新时代。

2. 图像处理在中医药领域的应用　中医药传承千年，以其独特的理论体系和丰富的临床经验对西医学进行丰富与补充。随着 AI 技术与医疗领域的深度融合，图像处理在中医药领域的应用研究也取得了长足进步，助力着中医的智能化与现代化。

智能化中医望诊——望诊居于四诊之首，望诊中对面部、舌和手掌的观察，能为疾病的诊断提供有力依据。而利用图像识别技术，对患者的外部特征加以提取，则可捕捉到不易被人察觉的身体特征，有利于望诊的标准化和客观化。目前，基于中医图像的疾病智能诊断是一个研究热点。前期的工作多基于面部、舌、手掌等体表特征，实现对舌色、面色、体质识别，以及证候辨别和疾病诊断。在此基础上，一些研究还聚焦于挖掘望诊信息和中医处方之间的关系，以实现中医处方的自动化生成。

　　智能化中草药识别与鉴定——中草药作为中医学的重要组成部分，在疾病的预防与治疗中有着卓越的表现，同时，也是药理与药物研发的重要来源。然而，中草药种类繁多复杂，部分药材的形状、颜色等特征又极其相似，非专业人士难以识别。更有甚者，部分厂商为追求丰厚的利益，以假乱真，以次充好，不仅给中药材的识别与鉴定带来了困难，而且危害了患者用药的安全性和有效性。利用图像识别技术，可以精准快速地帮助低年资医生和消费者鉴别药材的种类、真伪、质量，保障用药安全，提升中医药在健康领域的贡献度。

三、音频处理

（一）声音的本质

　　声音，其实是各种波源的振动通过空气等弹性介质传播到耳膜引起的振动，牵动听觉神经，经过大脑加工处理后，就会产生听觉。如果从本质谈起，我们称之为"机械波"，这种波的特性是需要弹性介质传播，而电磁波（光）不需要介质传播。任何物体的机械振动均可以产生声音，只不过不是所有频率的声音我们都能听见。我们人为地把20～20000Hz频率的机械波定义为声波，这个频段的声波可以引起我们的听觉，即所谓的"声音"（图1-1）。而某些动物，例如狗的听觉比我们灵敏，对于它们来说，声音就不一样了。

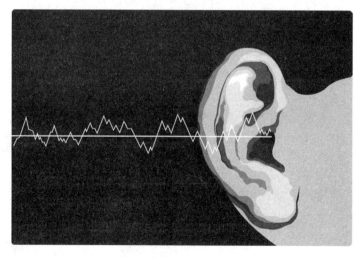

图1-1　声音的本质

（二）声音的数字化

　　声音本质上是一种机械波，但计算机并没有类似人耳的结构，那么它如何去感知声音呢？计算机可以识别二进制编码的数字信号，所以我们需要将连续声波信号转换为数字信号，其中需要经过如下步骤。

1. 通过传感器将声波转换为电信号（图 1-2）

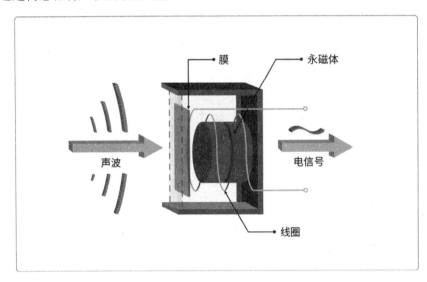

图 1-2　声波转换为电信号

2. ADC（analog digital convert）采样 - 数模转换（图 1-3）。通过采样将电信号在时间维度切片，从而变得离散，然后对每个切片测量"高度"，也就是量化。所以说切片越细（采样频率越高），量的尺子上的格子越细（PCM 量化深度越大），采样后的数字离散信号就越接近原有的模拟连续信号。因为人耳对高频的声音不敏感，一般采样频率大于 40kHz，采样对音色造成的损耗就微乎其微。以我们较为熟悉的 MP3 格式的为例，采样频率为 44.1kHz。

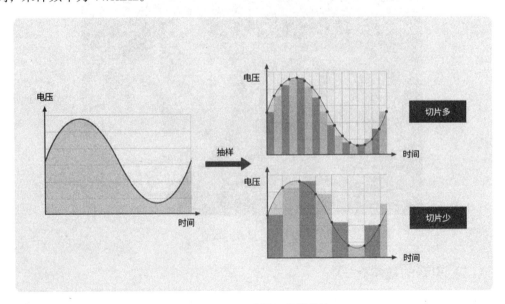

图 1-3　ADC 采样 - 数模转换

3. 将离散的电信号编码为数字信号。

（三）深度学习算法在音频处理中的应用

以深度学习算法在音频处理领域最为广泛的语音识别技术为例。随着计算机技术的快速发展，语音交互已经成为一种十分重要的人机交互手段，但是语音识别是一项非常复杂的工作，想要达到实用的水平非常困难。语音是人体发声器官发出的一种声波，具有一定的音色、音高、强度和长度。音色也叫音质，是区分一种声音与另一种声音的基本特征。音素是发音的最小单位，在中文中，是指我们熟知的声母和韵母，由于拼音中声母和韵母的数量比汉字的数量少很多，所以可以利用声学特征来提高语音识别的准确性。但采用这种方式可能会在一些场景遭遇同音词的困扰，比如我们依据声学特征识别出"tian qi"这个词，那它到底是"天气"还是"田七"呢？这其中就要依据语境、同音词的使用频率等信息进行综合判断。

和其他领域类似，受益于 2006 年 Hinton 提出用深度置信网络（deep belief networks，DBN）初始化神经网络，使训练深层的神经网络变得容易后，在语音识别方面，掀起了以深度神经网络（deep neural network，DNN）、卷积神经网络等为代表的深度学习浪潮。长期以来，隐马尔可夫模型 – 高斯混合模型（HMM–GMM）是传统语音识别的主要框架，主要由声学模型、发音模型及语音模型三部分构成，该框架针对不同的语种和方言，需要构建不同的发音字典，存在专业门槛高、建模周期长、成本高等诸多不利限制。最近，基于 CTC 的端到端模型或基于注意力机制的端到端模型使用一个深层网络替换了既往 HMM 模型的多个模块，实现从声信号直接映射到标签序列，简化了语音识别模型的构建和训练（图 1-4）。

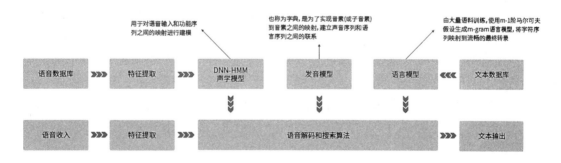

图 1-4　简化后的语音识别模型构建与训练

（四）医疗智能语音应用场景

结合我们之前介绍的 NLP 技术，智能语音技术已广泛应用于医疗诊前、诊中、诊后各环节，《2020 年中国医疗人工智能发展报告》中显示，在医疗就诊（57.35%）、检查报告（45.59%）、医疗记录输入（35.29%）、患者服务（35.29%）等场景均有落地应用（图 1-5），这得益于针对性结合医疗领域的大量文本术语语义知识，构建统计医疗语言模型，降低医疗语言识别的错误率。

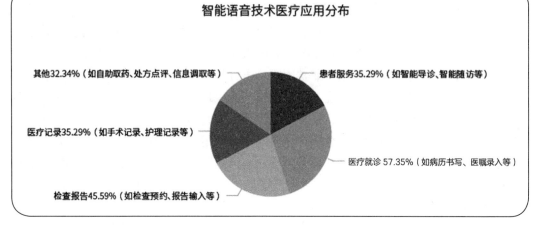

图 1-5　智能语音技术医疗应用分布

　　随着医疗信息化建设的不断发展，围绕 EMR 的医院信息系统，包括影像、手麻、护理、检验等子系统得到不断完善，通过集成化平台不断建设优化，促进了医疗数据共享和挖掘。随着系统的增加和完善，医务人员所需录入的医疗文书如病程记录、手术记录也越来越多，香港德信对中国医院电子文本录入工作量调查显示，40% 以上的医生每天进行文字录入的时间约为 4 小时，一半以上的医生每天文字录入的时间占工作总时间的 40% 左右，说明文字录入工作严重地影响着医生的工作效率。智能语音技术是目前临床应用中较为理想的人机交互方式，该技术可以在一定程度上降低医生的工作强度、提高工作效率，最终提高医院的整体工作效率，达到降低医院运作成本的目的。HIMSS Europe 调查显示，大部分欧美诊疗机构已经采用语音作为病历收集的方式。全美 72% 以上的医疗机构正在使用语音系统。基于语音识别、语音合成和智能问诊等核心能力，提供智能问诊决策模板，通过患者在候诊区手机扫描二维码进行语音病史录入，系统可智能化将病史信息同步到门诊病历系统相应位置，便于医生查看，提高医生问诊及病历书写效率，避免患者遗忘病情。研究表明，语音识别技术能提高医生 40% 的病例录入效率。此外，调查显示，94% 的欧美医疗机构正在使用或考虑使用该技术来提高医生的工作效率。

　　当然，语音识别技术在医疗场景的应用并非一帆风顺，受限于目前医院信息化水平，很多外接语音输入设备的数据无法快捷对接到相应的文本记录系统，阻碍了语音识别技术的进一步推广应用。另外，医学领域涉及的特殊字符、单位等的识别准确率还有待进一步提升。目前进行语音识别技术探索的医院多数仅限于语音转为文字，相当于语音输入法，并没有真正实现软硬件结合的人机交互技术。相信在未来发展中，通过不断实践探索，智能语音技术在医院应用中可以实现人机对话，通过语音口令唤醒设备，并根据口令准确快速地调取、记录相关诊疗信息，甚至调整医疗设备参数，真正地实现医疗智能化。

第三节　人工智能的发展趋势

一、人工智能的发展规划

(一) 中国人工智能发展规划及政策

人工智能是引领未来的战略性技术，是新一轮科技革命和产业变革的重要驱动力量，正在对经济发展、社会进步、国际政治经济格局等方面产生重大而深远的影响。2015 年以来，人工智能在国内获得快速发展，国家相继出台一系列政策支持人工智能的发展，推动人工智能步入新阶段。

2015 年 5 月，国务院出台《中国制造 2025》，首次提及智能制造，提出加快推动新一代信息技术与制造技术融合发展，把智能制造作为两化深度融合的主攻方向，着力发展智能装备和智能产品，推动生产过程智能化。随后各类政策文件、指导意见相继出台。2016 年 3 月，国务院发布《国民经济和社会发展第十三个五年规划纲要》，人工智能概念进入"十三五"重大工程。2017 年 7 月，国务院发布的《新一代人工智能发展规划》是我国在人工智能领域发布的第一个部署文件，确立了新一代人工智能发展"三步走"战略目标（图 1-6），将人工智能上升到国家战略层面。作为对《新一代人工智能发展规划》的补充，2017 年 12 月，工信部发布《促进新一代人工智能产业发展三年行动计划（2018—2020 年）》，详细规划了人工智能在未来三年的重点发展方向和目标，并对每个方向的目标都做了非常细致的量化。之后国家又颁布了《"互联网 +"人工智能三年行动实施方案》《关于促进人工智能和实体经济深度融合的指导意见》《国家新一代人工智能创新发展试验区建设工作指引》《国家新一代人工智能标准体系建设指南》和《新一代人工智能伦理规范》等文件，对国内人工智能的技术标准、产业规划及安全、伦理等方面提出要求和指导，各地政府也积极出台政策支持人工智能发展，形成了中国人工智能发展的热潮。

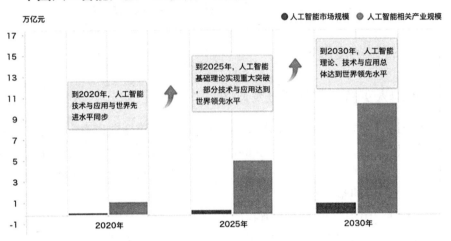

图 1-6　中国人工智能产业"三步走"战略

（二）人工智能在中医药领域的发展规划

中医药学是中华民族的伟大创造，是中国古代科学的瑰宝，也是打开中华文明宝库的钥匙，为中华民族的繁衍生息作出了巨大贡献，对世界文明进步产生了积极影响。伴随着人工智能技术发展，国家相继出台多项惠及中医药行业发展的政策，人工智能将成为中医药发展的"新动能"。

2016 年国务院印发的《中医药发展战略规划纲要（2016—2030 年）》提出：推进中医药工业智能化建设，推动"互联网＋"中医医疗，大力发展中医远程医疗、移动医疗、智慧医疗等新型医疗服务模式，鼓励中医药机构充分利用生物、仿生、智能等现代科学技术。《新一代人工智能发展规划》对人工智能在医疗的发展给出指导，发展智能医疗、智能健康，推广应用人工智能治疗新模式、新手段，建立快速、精准的智能医疗体系等。

全国多地出台政策，积极推进人工智能的发展。上海市就在建设具有全球影响力的科技创新中心"十四五"规划中指出人工智能重点方向，在医疗数字化与智能化领域，开展互联网医疗区块链和远程医疗技术、人工智能医疗产品的研发与应用场景开发；在中医药领域，加强系统生物学、大数据、人工智能等前沿技术与中医药研究的深度交叉融合，开展经穴特异性及针灸治疗机理、中药药性理论、方剂配伍理论、中药复方药效物质基础和作用机理等研究；建立国内外学界认可的中药疗效评价方法与技术。《北京市加快医药健康协同创新行动计划（2021—2023 年）》提出利用人工智能、大数据等多学科交叉的技术，结合中医自身技术方法，开展中医药防治重大疾病的机理研究，形成重大疾病的中西医结合治疗方案，探索研究中医诊疗的数字化、定量化，为提升中医临床治疗水平提供支撑。

二、人工智能伦理探讨

（一）人工智能伦理

伦理（ethic）一词，来源于伦理学（ethics），伦理学作为西方哲学分支，亦称道德哲学，是对于道德的哲学研究。英语单词"ethics"源自古希腊语"ē thikós（ήθ ι κός）"，意思是"与一个人的性格有关"，这个字的根词为"êthos（ἦθος）"，意思是"性格，道德本性"。古希腊哲学家亚里士多德最先赋予其伦理与德行的含义，并著有西方最早的伦理学专著《尼各马可伦理学》。

在英文语境中，"伦理"一词通常与"道德"互换使用，有时更狭义地指特定传统、群体或个人的道德原则。

1950年，美国科幻小说家阿西莫夫第一次提出著名的《机器人学三大法则》。彼时人工智能一词还未成为正式术语。但人类的想象力已经超越时代，先一步思考技术发展导致的伦理问题，即所谓"机器的道德问题"。

1967年，哲学家菲利帕·福特（Philippa Foot）提出了著名的电车难题：一辆失控的有轨电车驶向一个岔路口，假如电车沿着原轨道方向继续行驶，将撞死五名无辜的路人，而电车若转向另一条岔道，则会撞死一名工人。如果你是电车司机，会如何选择？假如正在驾驶这辆电车的是人工智能，又该如何选择？如果人工智能识别出在原轨道上的五位是铁路工人，而岔道上是一名孩童，那么系统是否应当把这个信息作为决策因素？随着人工智能的日益发展，其遇到的伦理困境也将越来越复杂。

鉴于科技发展带来的强大变革力量及其对社会各领域的深远影响，将伦理思想用于应对不断涌现的新技术所产生的道德风险并防止技术滥用——作为一门交叉学科，科技伦理学便应运而生了。而人工智能伦理作为科技伦理的分支，是人工智能相关活动的一系列道德价值观及社会规范的统称，随着人工智能逐步成为人类科技创新的源动力，其内在逻辑将直接体现人类的价值观和道德观。因此，人工智能伦理的发展方向便是探索如何以公允的价值判断来指导人工智能技术研发和应用中的行为，使人工智能的发展与人类的价值观统一。

2018年10月31日，习近平总书记在中共中央政治局集体学习会议上强调："要加强人工智能发展的潜在风险研判和防范，维护人民利益和国家安全，确保人工智能安全、可靠、可控。"2021年9月25日，科技部发布了《新一代人工智能伦理规范》（以下简称《伦理规范》），旨在将伦理道德融入人工智能全生命周期，为从事人工智能相关活动的自然人、法人和其他相关机构等提供伦理指引。《伦理规范》提出了增进人类福祉、促进公平公正、保护隐私安全、确保可控可信、强化责任担当、提升伦理素养6项基本伦理要求。

（二）人工智能的伦理挑战

人工智能的成功是人类文明史上最重大的事件，但它也可能是人类文明的终结者。

——霍金

人工智能技术不断促进现代社会的发展，它们对人类的日常生活产生了巨大的影响——从提高生产力到解决气候变化、疾病和冲突等一系列棘手的全球问题。但人工智能在赋能各行各业的同时，也带来了数据安全与隐私保护、算法歧视、公平、责任界定等各种问题和挑战。

1. 数据安全与隐私保护　隐私保护在大数据时代是一个无法回避的问题。20 世纪 90 年代中期，美国马萨诸塞州集团保险委员会（GIC）公开了州雇员个人就诊的数据，以协助重要研究。委员会向员工保证，他们的数据已被"匿名化"，并删除了所有标识符，例如姓名、地址和社会安全号码。当时还是麻省理工学院研究生的 Latanya Sweeney 并不认可这份数据的隐私安全。这份发布的医疗数据虽然删除了所有的敏感信息，但仍然保留了三个关键字段：性别、出生日期和邮编。她通过一份公开的马萨诸塞州投票人名单，成功破解了这份数据，并将马萨诸塞州州长的医疗记录送到他的办公室……该事件成为美国 HIPAA 法案颁布的推动因素之一。如何做好医疗数据的隐私保护与共享，在人工智能的时代，是无法避免的问题和挑战。

美国网飞公司（Netflix）曾举办一个推荐系统算法竞赛，发布了一些"经过匿名化处理的"用户影评数据供参赛者测试，仅保留了每个用户对电影的评分和评分的时间戳。然而，美国德州大学两名研究员通过算法将公开数据与匿名数据对比，成功找到上亿条匿名数据的用户身份。为此，2009 年 Netflix 遭到了 4 位用户的起诉，也不得不取消了该竞赛。

人脸识别技术的应用同样也会带来数据泄露和隐私侵犯的风险，由于我国尚未出台相应的法律法规，许多使用人脸识别技术的应用或者设备都没有提供隐私保护方案或者协议，公众也无法在充分知情同意的前提下使用。而数据泄露的风险进一步加剧了安全隐患。人工智能对生活方式的整体变革，使得个人很难对抗隐私被全面暴露的风险。智能手机、智能穿戴设备、智能家居、智能汽车等智能系统无时不在收集用户的生活习惯、消费偏好、行程轨迹、身体状态等信息。通过综合收集到的信息，各类平台可以更精确地预测用户对价格的敏感度及对内容的喜好程度，并针对消费者个体进行定价和营销，而被收集信息的人们很可能对此毫不知情。只要人们上网或是使用智能手机，服务商或设备商就能获取用户的个人数据。这些数据往往经过多重交易及多方渠道的介入，个人数据的权利边界愈加模糊。因此，人工智能技术是否始终恪守"个人数据最小化原则"，是否采取加密、匿名化等措施保护隐私等，都是判断其是否符合伦理的重要依据。

2. 算法的伦理困境　算法的伦理困境主要来自算法的自主性、应用风险和归责困难三个方面。目前，机器学习算法已经可以通过大量的数据和训练进行自主学习和决策，这种自主性导致了最终难以解释输入数据与输出结果之间的因果关联，即过程的不透明性带来了结果的不确定性。这样的算法对于用户来说好比一个黑箱——只看到算法得出的结果，却无法理解决策的过程，当然也就难以预测算法得出的结果。因此，算法的自主性会带来进一步的应用风险。美国某公司开发了一套算法筛选简历系统，帮助招聘人员更高效地筛选简历。结果显示该算法对男性应聘者的分数普遍高于女性，由于系统存在明显的"重男轻女"，该公司最终不得不停止该算法的使用，这就是所谓的"算法歧视"或"算法偏见"。算法歧视问题可能给用户和企业带来不利影响。如果算法装载在具有自动驾驶系统的汽车上，在发生车祸时，如何界定自动驾驶车祸事故的法律责任就成为首要的法律和伦理挑战。

3. 人工智能对社会关系的影响 人工智能给社会带来巨大变革及生产力的提升，也不可避免地带来失业、财产损失、秩序破坏、公正受损等社会难题。

（1）对失业的影响 人工智能的应用可能对就业产生影响，进而引发"大多数利益受损"和"极少数权益被剥夺"，是社会风险的重要来源。人工智能可能导致大规模现有岗位"被自动化"问题，若机器替代人工成为普遍趋势，则绝大多数民众将不可避免地面临待岗失业和重新择业的境遇，而极少数弱势群体或将面临永久性失业。多项研究显示，超过一半的现有工作岗位最终将完全被自动化和机器人替代，预示着人工智能的充分应用将导致民众利益受损的连锁反应。人工智能用于关乎公共利益或涉及公共决策的范畴时，可能出现对于公共利益的侵害行为，进而引发社会风险。

（2）算法推荐造成的信息茧房 过去60年来，人类社会的数据增长是爆炸式的。智能算法分发的根本动因是应对"超载"危机，这种"信息超载"的状况，本质上是为降低信息消费者的决策成本和信息生产者的送达成本，实现供需适配，信息过滤机制就变得特别重要。但算法往往被批评者视为"信息茧房"的制造者。

（3）算法推荐影响美国选举 社交媒体采用人工智能算法自动生成新闻流。Facebook的一份内部报告发现，社交媒体平台的算法，即用户通过该平台看到内容时所遵循的规则，使位于东欧的虚假宣传活动能够在2020年总统大选前夕触及近一半的美国人。这类广告推送影响了最终的选举结果。

4. 数据来源 牛津大学的菲利普·霍华德教授说："我认为，由于公共领域的大量错误信息，去年有几次民主运动脱离了轨道——英国脱欧及特朗普的选举结果。"这些并不能完全归咎于算法的自动推送，人们阅读新闻时缺乏批判性思维也是重要原因之一。但造成错误信息的最直接原因是Facebook等社交媒体向大量用户提供垃圾新闻。"

（三）人工智能伦理在中医药领域的指导作用

随着人工智能技术在生命科学领域的推广应用，中医药也在这股潮流中迎来了新的发展机遇。我们可以看到，人工智能的伦理与中医医学伦理，作为伦理学的不同子领域，二者的发展需求和原则是共通的，同样都为了增进人类福祉，也都强调善良与不作恶的原则。目前，人工智能技术开始应用于中医药领域，而对人工智能伦理的建设与探索，也将依旧发挥其价值。

三、人工智能治理策略初探

（一）人工智能治理的挑战

我们即将走进一个人工智能的时代，但当技术逐渐成熟并准备在人类社会野蛮生长时，治理和监管的缺位也将导致产业应用踟蹰不前，并产生秩序混乱、责任不明及道德忧虑等问题。特别是在医疗场景中，人工智能的伦理困境和权责问题，更容易引发医务工作者和患者对人工智能技术的不信任，从而影响诊疗实践的质量。因此，如何在适当的时机进行适度的监管及政策支持，使科技既保持充沛活力，又不恣意妄为，是人工智能治理所面临的根本挑战。

而在医疗领域，人工智能治理的挑战主要在人工智能技术诊断医疗的责任主体难以明确，缺少相关政策审核经验，如何保证算法安全与数据安全等方面。因此，国家药品监督管理局在 2017 年成立人工智能工作组，开展人工智能医疗器械监管方面的研究。2018 年，国家药品监督管理局颁布新版《医疗器械分类目录》，明确定义了人工智能医疗产品的划分标准。该目录增加了人工智能辅助诊断相关类别，主要为对医学影像和病理图像的分析和处理。2019 年，国家医疗器械技术评审中心发布了《深度学习辅助决策医疗器械软件审批要点》，进一步明确了医疗人工智能产品的审批细节。结合上文所述的目录和要点内容来看，目前国内提交审批的医疗器械产品中如果包含"深度学习"算法，即可以被认定为人工智能医疗器械。2021 年，国家药品监督管理局正式发布《人工智能医用软件产品分类界定指导原则》，随着该指导原则的发布，人工智能医疗软件产品的界定、归类和监管更为明确，也更具操作性。在治理中控制风险，把握机遇，国家以坚定的政策基调支持和鼓励人工智能产品创新发展。

（二）人工智能治理展望

1. 伦理价值导向　增进人类福祉，促进公平公正，确保可控可信，强化责任担当，提升伦理素养。

2. 隐私保护导向　敏感数据、数据共享、数据最小化原则，隐私与数据质量等协调平衡，保护隐私安全。

3. 其他　各国政府和国际组织已形成许多具有借鉴价值的规则尝试，并提出以下六点治理原则。

（1）公平公正原则。

（2）隐私保护原则。

（3）安全可靠原则。

（4）透明、可解释、可追溯原则。

（5）以人为本、知情同意原则。

（6）合法、责任原则。

政府作为民意的代言人，需要牢牢把握人工智能的发展方向，使其朝着满足人民意愿的道路前行；同时作为国家安全与社会安全的守护者，政府应当为 AI 产业制定统一安全标准与法律规范。科技企业作为技术的拥有者，既需要承担科技研发的重任，亦需要承担相应的社会责任——在歧视、透明、公开等问题上严格自我监督，以符合伦理道德的标准自我约束，并接受同行监督。

四、人工智能应用的市场前景

过去十年里，人工智能从实验室走向产业化生产，重塑传统行业模式、引领未来的价值已经凸显，并为全球经济和社会活动作出了不容忽视的贡献。

清华大学人工智能研究院、清华–中国工程院"知识智能联合研究中心"联合发布的《人工智能发展报告 2020》中指出，过去十年的十大研究热点分别为深度神经网络、特征抽取、图像分类、目标检测、语义分割、表示学习、生成对抗网络、语义网络、协同过滤和机器翻译。

近年来，人工智能技术与医疗健康大数据领域的融合不断加深，随着人工智能领域的自然语言处理、语音识别、计算机视觉等技术的逐渐成熟及计算机算力的提升，人工智能的应用场景愈发丰富（表 1-1）。目前，智能医疗被广泛应用于电子病历、影像识别、临床辅助决策、健康管理、手术机器人、新药研发和基因测序等场景，成为影响医疗行业发展、提升医疗服务水平的重要因素。

表 1-1 人工智能技术在医疗领域的应用

应用场景	部分应用的人工智能技术
电子病历	自然语言处理、语音识别
影像诊断	计算机视觉、计算机图形、深度学习
医疗机器人	机器人、人机交互
健康管理	数据库、信息检索与推荐
远程诊断	知识图谱、深度学习算法
新药研发	知识工程、数据挖掘
基因测序	机器学习、深度学习

数据来源：《人工智能发展报告 2020》。

（一）人工智能在医疗领域中的布局

目前，国内各大企业主要布局在医学影像、病历/文献分析和虚拟助手三个应用场景，其中涉足医学影像类的企业数量远高于其他应用场景的企业数量。而国外企业在医疗领域诸如健康管理、医学影像、新药发现、病历/文献分析等应用场景都有比较均衡的布局（表 1-2）。

而在新冠疫情期间，工业和信息化部科技司公布的在科技支撑抗击新冠疫情中表现突出的人工智能企业中，平安科技、依图科技等的肺炎 CT 影像人工智能辅助诊断产品，阿里云、腾讯、科大讯飞等的疫情防控外呼机器人，则为不同企业在疫情期间的相关应用。

表 1-2　国内外科技巨头医疗人工智能领域布局

布局企业	产品名称	医疗领域细分
阿里云	DoctorYou、ET 医疗大脑	医疗影像
百度	百度医疗大脑	疾病诊断和预测
科大讯飞	晓曼、云医声、辅助诊疗系统	虚拟助手、医疗影像
商汤科技	SenseCare 智慧诊疗平台	医疗影像
腾讯	觅影	医疗影像
飞利浦	IntelliSpace Portal 9.0	智能器械
谷歌	DeepMind Health	智能器械
IBM	Watson for Drug Discovery、Watson Health、Watson for Oncology	疾病诊断和预测、医学影像、病历/文献分析、新药研发
微软	Hanover、Innereye、Biomedical Natural Language Processing	疾病诊断和预测、医学影像、病历/文献分析、医院管理
西门子	Syngo.Via	智能器械
英特尔	DE- 超声机器人	医疗影像

注：数据来自前瞻产业研究院。

（二）人工智能在医疗领域中的挑战与展望

科技发展不断改变着世界，也在促进或推动着医学的应用，在医疗诊疗发展过程中产生了海量数据（文字、图像、声音等）。目前利用大数据技术开展医学相关研究的方法及思路越来越多，如何凭借出色的算法和大数据分析打通数据壁垒，不断渗透到相关服务平台的数据资源层和技术应用层并使其完美落地，是现今面临的一大挑战。当前制约医疗人工智能发展的瓶颈，一是医工融合型人才缺失，二是数据孤岛。深度学习需要大量高质量数据进行训练，但满足条件的医疗数据却相对较少，而且医疗数据相对封闭，加上医疗数据需要大量人工标注，这也大大制约了医疗人工智能的发展。此外，技术的发展也可能带来诸多安全和伦理问题。

在新冠疫情深刻改变着世界医疗健康行业的当下，人工智能和医疗行业的融合正在为医疗技术的创新和进步提供新的动力。智慧医疗和 AI 技术的发展，很大程度上能为医生赋能，为医护工作者带来便利。在未来，智慧医疗的应用场景将会不断拓宽，"人工智能（AI）＋医疗"的智慧医疗产品将会更多地参与到区域医疗，分级诊疗，互联网医疗，防病保健智能科普，疫病的预警、预防和治疗及医教协同等工作中去。

本章小结

本章第一节介绍了人工智能的定义、发展史及其在医疗领域的进展，加深读者对人工智能的全面认知，并初探在医学尤其是中医药领域的应用。第二节首先介绍了自然语言及自然语言处理的概念，并按照任务层级和任务类别两个维度阐述了自然语言处理的任务，同时结合中医学引出了自然语言处理的具体应用。然后在图像处理部分介绍了图像的数字化表示，并以图像分类任务为例，对特征提取和深度神经网络进行了概述，引出了图像处理在医学影像及中医药领域的应用。最后在音频处理部分，介绍人工智能音频处理的基本原理、主流技术及在医疗场景中的落地应用概况，主要技术包括经典的 HMM–GMM 模型、端到端的模型。第三节展望了人工智能的发展趋势，介绍了国家对人工智能的发展规划及人工智能在中医药领域的相关政策文件，探讨了人工智能的伦理问题、挑战，介绍了人工智能治理的方向和原则，最后阐述了人工智能在中医药领域的市场探索，对人工智能的前景提出了展望。

复习思考题

1. 请理解并简述什么是人工智能（可以多维度）。
2. 人工智能技术的发展主要经历了哪些阶段？
3. 人工智能在中医药领域有哪些突破性的进展？
4. 简述自然语言处理在中医学中的应用。
5. 简述图像处理技术在医疗领域的应用。
6. 语音识别技术在医疗场景的应用目前存在哪些痛点？
7. 《新一代人工智能发展规划》中"三步走"指的是什么？
8. 简述人工智能带来的伦理挑战。
9. 人工智能 6 个治理原则分别是什么？

第二章 人工智能在中医药领域的应用 ▷▷▷▷

第一节 中医药领域人工智能分析与应用现状

一、中医药领域人工智能应用基本情况

医疗被认为是人工智能在各产业中有望最先落地的产业，人工智能技术为医疗产业赋能，不仅使医疗生产活动成本降低、效率提升、效果增强，而且牵动整个医疗产业链发生新变化。当前，人工智能技术已在医学影像、体外诊断、智能康复和健康大数据等方面取得了实际应用（表2-1），形成了"AI+健康医疗"的模式。

表 2-1　目前市场医疗人工智能应用现状

热点应用	需求度	已有产品	市场热度
个人管理	较低	Deepmind health	较低
疾病预测	较高	Watson、Hanover	高
智能影像	高	CheXNet、MURA	高
手术机器人	高	DaVinci、STAR 系统、Remebot	高
康复机器人	较低	Harness	较高

1. AI+ 疾病诊疗　检验医学是疾病诊疗的重要辅助手段，标本采集、流水线、审核等检验环节已逐步实现自动化，在大大缩短检测时间的同时，提升了检测结果的准确率。名为 Veebot 的自动采血机器人成功率已达到 83%，并将整个采血流程时间缩短到1 分钟内。IBM Watson 是一个庞大的认知生态系统，其核心理念是认知计算，即综合神经网络、深度学习及机器学习等核心技术，教会 Watson 像人脑一样进行理解式的学习。Watson 肿瘤治疗（Watson for oncology）可实现精准治疗决策，提供乳腺癌、肺癌、子宫癌等多种癌症的诊疗服务。Watson 临床试验匹配（Watson for clinical trial matching）能够帮助确认临床试验匹配的潜在人选。如今，Watson 已经被运用到超过 35 个国家、17 个产业领域，如在医疗保健方面，它可以作为一种线上工具协助医疗专家进行疾病的诊断。医生可以输入一系列的症状和病史，基于 Watson 的诊断反馈，做出最终的诊断并制定相关的治疗计划。AI 辅助在线诊疗平台可与医疗不发达地区实现远程共享，提升基层诊疗水平。

2. AI+ 医学影像识别　早诊和预警是人工智能应用在医疗领域的重要发展方向和价值体现。腾讯觅影基于深度学习技术开发的疾病筛查系统，可实现肺癌、食管癌、结直肠肿瘤、眼底病变等疾病的早期筛查，对早期发现食管癌的准确率高达 90%。

3. AI+ 健康管理　人工智能在健康监测、慢病管理、情绪调节、合理膳食指导等方面提供医疗护理和健康指导。以慢病管理为例，讯飞医疗慢病管理系统实现了慢病管理的全场景、全流程、用户全生命周期的覆盖，投入使用以来使医生管理效率提升 5 倍以上，有效提高了高血压控制率，降低了心脑血管病住院率。

4. AI+ 机器人　人工智能应用于医疗咨询、医疗引导、智能问诊、手术操作等。智能咨询、导诊等服务给人们的生活带来了极大的便利，尤其在新冠疫情暴发后，交叉感染和资源紧缺的问题尤为突出，非接触的咨询、引导、问诊模式在一定程度上减少了交叉感染，提高了工作效率。在手术操作方面，机器人手术系统辅助下的微创手术已达到常规手术水平，甚至 EndoWrist 机器人手臂可以深入狭窄空间，实现人手无法完成的精准技术操作。

近年来，人工智能作为计算机学科的一个分支，以其独特的优势给中医药领域注入了新的活力，使中医药的传承与创新翻开了崭新的一页。人工智能与中医药领域的深度融合有效提升了中医信息的精准性和可重复性，实现了中医信息的开放与共享，突破了中医现代化的发展瓶颈，进一步推动中医向智能化、规范化、标准化方向发展。虽然中医信息人工智能现阶段还存在一定的问题，但"人工智能 +"的模式是大势所趋，其潜力不可估量，人工智能将为中医药领域带来前所未有的变革，促进形成产学研协作创新的良好态势，加快科研成果的有效转化，提高中医药的综合实力及影响力，助力我国医药健康产业发展。

人工智能在中医学中的应用主要体现在数据挖掘、图像处理、模式识别及专家系统等方面，特别是大数据分析已广泛应用于中医药行业，主要体现在名老中医知识图谱的构建、中医优势病种数据处理、基于大数据研究慢病中医药防治及中医临床技能数字化评价等。开展中医药人工智能研究的单位多集中在中国中医科学院、上海中医药大学、广州中医药大学、天津中医药大学等中医药高等院校及科研机构。近年来中国科学院、天津大学、哈尔滨工业大学、香港理工大学、郑州大学等综合大学也纷纷加入中医药与人工智能研究中。国外，美国中医药研究院与美国人体科学研究院、美国 Rocky Mountain Herbal 研究所、日本东京大学、韩国尚志大学东方医学研究所等也在开展慢性肝炎中医诊疗系统等专家系统研究。国内近两年相关上市产品也逐步丰富，主要集中在中医健康管理系统、中医信息融合知识服务平台、移动医疗服务平台、中医门诊信息系统、中药材电商、中医工具类产品、保健按摩类产品、中医问诊类产品等。

二、中医药人工智能的主要应用领域

人工智能技术为解决中医药现代化和科学化问题提供了新的途径，而中医药数据挖掘、中医诊断、中医专家系统、中药新药研发与中医诊疗设备等相关研究逐渐成为目前中医药领域的研究热点（图 2-1）。人工智能技术将众多中医古籍、临床资料数字化，大力挖掘相关数据并进行分析，辅助临床诊疗工作。人工智能技术拥有独立自主的诊疗功能，其通过大数据学习可达到与临床专家高度匹配的诊疗结果，同时还可利用已达到中医临床专家水平的人工智能技术培养中医人才。此外，人工智能为中医诊疗设备的研究注入了新的动力，具有高灵敏度的算法、高可靠性的传感采集设备及正在逐步完善的行业标准或许将成为四诊客观化、国际化的重要基石。人工智能技术将中医全面融入生活，从健康管理、诊断、治疗等方面全方位服务患者，对中医的发展产生正面、积极的影响，使其在理论、人才培养、规范化、客观化的科学进程等各方面均获得长足的进步，尽快实现现代化和国际化。

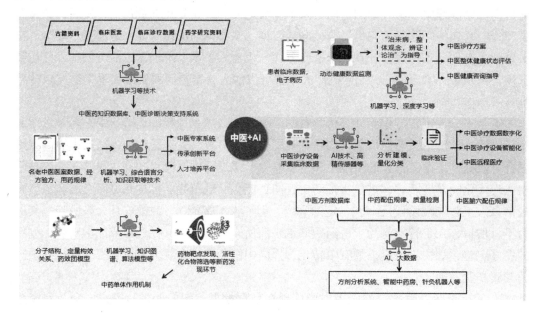

图 2-1　人工智能在医疗领域的应用

（一）中医药数据挖掘

中医药经过几千年的沉淀积累了数量庞大的各种数据信息，特别是古籍资料、临床医案和老中医经验。大数据技术促进了传统中医药典籍电子化；现代研究积累的大量中药和方剂的药理研究资料和作用机制资料也形成了标准数据库。将中医典籍和临床诊治经验转化为数据，使得个性化、碎片化的中医临床经验以规范数据方式呈现，有助于发现用药规律与重点事件的关系，也能在研究名老中医用药规律中起到辅助作用。目前，中医药数据挖掘已被广泛应用于中医药古籍检索和名老中医经验挖掘整理。以 AI 为支撑，以数据分析为核心，开发中医方剂分析系统，辅助知识提取与知识库建设，方剂库建立与完善，用药经验和数据库的整理与挖掘。日常医疗活动也在中医电子病历的推广应用下积累了海量的数据。例如，从数据庞大的方药中发现药物配伍规律及潜在药物、核心药物、核心处方等为临床医生提供诊疗策略，模拟中医思维方法和处方；应用人工智能技术挖掘中医诊疗海量数据，建立中医临床病证诊断决策支持系统。

诊断决策系统是人工智能在生物医学领域的重要应用，面对海量的生物医学数据，计算机和互联网技术的成熟为临床诊断决策系统的发展提供了新途径。诊断决策系统是通过结合医生智力资源和计算机的 AI 处理能力来进行决策的，并帮助决策者利用数据和模型去解决推理性结构化问题。目前，中医决策系统可以实现多主体互问、互诊的"四诊合参"的模拟，使得望、闻、问、切的诊疗方式形成独立的诊治智能体，在依靠病证数据库和用户信息数据的基础上，较为正确地给出合理的诊断结果，再通过医－患、医－医相互之间的协调、协商功能达到彼此认同的一个或多个合理的诊断结果。

中医药历史悠久，流派众多，各家理论思想亦不尽相同，如何在个性用药中发掘共性规律，完成对立统一的理论延伸，是现代中医人需要思考的问题。除去辅助临床实践，数据挖掘在学术理论研究中同样担当重任。从科学、系统的角度为中医学理论体系服务，大数据把中医典籍和临床诊治经验全部转换为数据，形成海量的中医大数据，这样个性化、碎片化的中医临床经验就有了科学的表达方式，个人经验通过数据方式就可以相互传递和交流。

（二）人工智能与中医诊断

目前在中医诊断领域，以舌诊、脉诊、色诊为代表的四诊客观化技术逐渐成熟，形成了舌诊仪、脉诊仪、色诊仪等多种中医诊断仪器。现代中医诊断技术的发展使中医在面色、舌质、舌苔、语音、脉搏等症状信息方面实现客观数据化，在问诊主观症状方面实现规范化和定量化，这为诊断技术数据化、智能化应用奠定了重要基础，也为辨证论治的疗效评价提供了技术手段。

借助高精传感器、AI、5G 信息化技术开发新的脉诊、舌诊设备，克服一些传统问题。

脉诊设备采集获取脉象信号的关键是准确定位患者的桡动脉，集中研发具有易定位、高精度、低干扰的脉诊探头，探头应具备在桡动脉纵向、径向和垂直三个方向灵活运动的能力，方便粗调、细调定位，以满足个体的差异性和中医的指法要求；探头采集的电压或电流信号及时转换为数字信号，方便信息反馈。可以将采集到的脉搏压力、光电容积和心电信号，经预处理电路进行脉动信号的放大、滤波、品质优化等预处理，并变换为数字信息输入计算机进行处理分析。此外，尝试研制具有谐振频率的脉诊探头，确保压力脉搏波与超声脉管图像的同步性、采集位置的一致性，从而为浅表血管的动态跟踪扫描提供技术保障。

舌诊仪应积极研发可伸缩式紫外光源采集探头，解决舌图像采集时存在的"看不见"和"拍不全"的问题，对隐藏体质信息进行参数化、定型化分析。舌图像探头光源可以考虑从色温、照度、显色指数、光谱分布等方面研究舌象，采用色差纠正、图像分割、智能匹配等技术优化识别率，从而推进中医舌诊客观化研究的深度和广度。

人工智能应用于诊断领域，一是提高了诊断技术和诊断数据的规范性。如舌诊是中医望诊中不可或缺的步骤，随着图像分析技术的日渐成熟，可根据患者的舌诊环境、吐舌姿势进行调整，多维度采集舌态，完整分析舌象，精确评估舌苔。二是应用四诊数据化信息挖掘疾病诊断特征及疗效评价。四诊信息研究尤其是舌诊、脉诊在常见慢性优势病种的疾病诊断、疗效评价方面已取得一定成果。如应用舌诊仪、脉诊仪判断肝癌患者与健康人群舌脉差异；应用舌象客观检测参数，评价肺癌临床疗效等。三是从大量的中医四诊数据中抽取隐含、未知、有意义的与诊断分类、证候分类有关的知识模型或分类原则，进行证候诊断分类。如以原发性肾小球肾炎患者为研究对象，建立不同证候舌象、舌苔标准；通过中医脉图信息结合问诊、望诊参数建立冠心病证候诊断模型等。中医疾病诊断是一个复杂的过程，涉及望、闻、问、切等多个不同角度。利用计算机信息技术、互联网、先进算法、人工智能等手段，结合医生智力资源对获取的生物医学数据进行诊断分析，已成为中医药诊断的新方向。

(三) 中医专家系统

因为中医信息的复杂性及缺乏统一的诊断标准，所以建立完整的、真实的四诊信息数据库，开发出更智能的中医诊断系统是人工智能和中医专家未来需要研究的关键方向。四诊数据化是关键，智能化数据算法是核心。中医专家系统是一项集中医诊断学、计算机科学、管理科学等为一体的新兴研究。其内部含有医学专家水平的知识经验，应用综合语言分析、知识获取等技术，模拟医学专家诊病临证的思维过程。最初的专家系统主要是模仿诊疗过程技术特征，就是把单个或多个医生的诊疗知识灌注在计算机里，再加上一些算法来输出诊断，给予治疗建议。多采用"临床信息采集－挖掘提取经验－临床应用验证－机理机制研究－理论指导临床"模式，通过确定名老中医临床诊病要素，结构化数据转化，汇总并建立名老中医诊疗信息数据库，综合运用聚类分析等多种数据挖掘方法，实现名老中医经验传承及对名老中医的经验整理与初步诊疗系统的构建。1978年，我国第一个专家系统"中医关幼波肝炎诊断治疗程序"由中国科学院自动化研究所与北京市中医医院关幼波教授等合作研发成功，是国际上第一个中医专家系统。近年来，利用卷积神经网络、递归神经网络、深度神经网络等深度学习算法在医学领域的应用优势，智能决策系统借助计算机的 AI 处理能力，能便捷、客观地收集有效的决策信息，过滤医学决策的不确定因素及进行风险值的评估，建立临床诊疗数据共享机制，实现诊疗信息融合，完善诊断决策系统，多层次、多角度、多指标，既全面深入地研究中医病证关系，也有助于中医个体化治疗。目前，国内部分研究机构已运用人工智能技术开展中医药专家系统研究。例如，中国中医科学院研制的中医临床科研信息共享系统平台、中医传承创新平台、中医临床大数据挖掘分析平台、中医临床决策支持系统；北京科技大学研制的名老中医经验传承和辅助诊疗平台等。此外，美国 Rocky Mountain Herbal 研究所采用面向对象方法开发的中医专家系统，目前主要进行系统安全性和有效性方面的临床研究；日本东京大学利用语义网络描述法、假设－测试推理策略，研制了慢性肝炎中医诊疗系统。在新冠疫情期间，通过对古典医籍、用药规律、名老中医传承平台数据的整理与挖掘，中国中医科学院中医药数据中心研发中医智能处方推荐系统，建立新冠疫情诊疗专题知识库，为医生提供中医药治疗辅助开方功能，提高一线人员的工作效率。

（四）人工智能辅助中医临床

一是以人工智能技术为支撑、方剂数据分析为核心，开发中医方剂分析系统，辅助知识提取与知识库建设、方剂库建立与完善、用药经验整理与挖掘等应用。将中医辨证思维与 AI 技术渗透融合，塑造智能化、客观化且可重复操作的规范性系统模型，可以为中医辨证的科学性提供理论支持，同时为中医临床诊疗提供更加高效、便捷的助力。二是应用于中药房，当区块链、大数据、人工智能等技术应用于中药房中药质量管理上，中药质量检测将变得非常简单，大数据挖掘分析出是不是超剂量使用、选药是不是适宜，对于不合理用药向医生实时预警，核查药物"十八反""十九畏"及妊娠禁忌等，降低错误发生率。三是应用于针灸等非药物疗法，通过人工智能算法管理研究中医腧穴配伍规律，指导针灸临床。如 2017 年亮相世界针灸学术大会的数字经络智能针灸机器人，能够在经络腧穴学、腧穴解剖学指导下，结合混沌理论与分析几何学，进行自动取穴，还衍生出智慧针灸、无线控制平台等，赋予机器人临床、科研双重能力。

（五）中药新药研究发展

随着大数据时代的来临，AI 技术在新药研发中的应用越来越广泛，通过大数据和机器学习的方法，在药物分子挖掘、生物标志物筛查、新药有效性与安全性评价方面，发挥减少药物研发成本、提高药物研发效率、增强新药安全性的作用。一是在人工智能的协助下，通过虚拟筛选技术对药用物质资源进行筛选，增强甚至取代传统高通量筛选过程，降低检测成本，提高检测效率。二是通过深度学习分析化合物构效关系，早期评估新药研发风险，极大地缩短了评估时间，大幅度降低药物研究成本。AI 领域中的自然语言处理、机器学习、深度学习、知识图谱、计算机视觉等相关技术，有助于解决药物研发领域的痛点，这些技术、算法模型在蛋白结构及蛋白 – 配体相互作用预测、药物靶点发现、活性化合物筛选等新药发现环节均已得到广泛应用。通过计算机模拟技术，进行分子结构、定量构效关系、药效团模型等药物设计，推动靶向药物机制研究，参考该研究思路，对中药单体作用机制的研究也是当下中药新药研发的一大特色。

2022 年 4 月，中国中医科学院黄璐琦院士团队与北京交通大学研究员周雪忠团队联合研发的"面向精准医学的中医证候本体及'病 – 证 – 方'网络关联定量计算平台"正式上线。该平台是一个"病 – 证 – 方"关联智能化计算平台，采用定性和定量相似性计算方法，以症状、基因、网络模块和网络密度等 6 类特征向量，证实了同类证候在宏观症状表型和微观分子机制层面的相似度均显著高于不同类证候，且方 – 证对应的证候和方剂在宏观症状表型和微观分子机制层面的对应性也显著高于证候与随机组方。平台系统整理了 319 个证候的编码、主证、次证、舌脉、病位证素、病性证素等信息，以症状、体征为桥梁，建立了《常见中医症状 – 人类表型本体对照表》，实现了症状与基因相互关联。研究团队建立了 2650 对中医证候 – 中医症状关联、1600 对中医证候 – 中药方剂关联、141036 对中医证候 – 基因间接关联、1689384 对疾病 – 基因关联、805922 对疾病 – 西医症状关联、973619 对中药方剂 – 靶点关联等，并在此基础上，实现了中

医证候 – 中医症状 – 基因 – 分子通路 – 分子网络 – 西医症状 – 疾病 – 方剂等跨尺度、多维度信息关联的检索和免费下载功能。平台中还嵌入了以上述特征向量为基础的中医证候编码预测工具，其预测准确性可达 80%。同时，还创建了病 – 证、证 – 证、方 – 证和病 – 证 – 方关联度评价功能模块，并以丰富多样和自定义可选的图形化方式呈现了中医证候、疾病、中药方剂的生物分子内涵和网络调控机制，为中医证候的客观分类和分子基础的挖掘，以及"病 – 证 – 方"关联机制的科学阐释提供一个工具和支撑。新冠疫情期间，研究团队曾借助该平台开展针对化湿败毒方治疗新冠疫毒闭肺证作用机制的研究，明确了化湿败毒方改善新冠多个常见临床症状，如发热、咳嗽、咽痛等的作用靶点和潜在分子机制，并发现了该方对新冠疫毒闭肺证患者凝血功能障碍的干预潜能。此外，针对中药成分与原理复杂性、生产制造及临证应用特点，整合生产工艺、中药制剂、质量控制等现代制药技术与人工智能、增材制造（3D 打印）等新技术，突破传统中药"刚性"生产加工技术的局限，创新中药高效、节能、环保且具有数字通信、感知、分析、决策、控制等"柔性"个性智能化功能的单元或模块化技术，实现中药生产技术单元设备模块可拆卸、可移动、可连接及组合后的功能互联，为复杂中药质量可控、载药量精确及个性化新型药物剂型生产提供关键技术支撑。

（六）基于物联网和移动互联网的健康管理产品

中医健康管理就是运用中医学"治未病""整体观念""辨证论治"的核心思想，结合现代健康管理学的理论方法，通过对健康人群、亚健康人群及患病人群进行中医的全面信息采集、监测、分析、评估，以维护个体和群体健康为目的，提供中医方面的健康咨询指导、中医健康教育及对健康危险因素进行中医相关的各种干预。如基于中医原创思维的中医整体健康状态辨识系统、气血津液状态辨识系统，建立常见证型干预方案数据库，构建健康状态动态测量的中医药临床疗效评价系统，可为人工智能的中医整体健康状态评估、干预与评价系统研发提供理论与方法学依据。针对中医健康信息连续采集、动态监测、健康辨识、健康管理等问题，重点开展中医信息获取、分析与处理、微弱信号检测等共性技术研究，推动人体传感器网络、医疗设备物联网、智慧医疗和中医健康服务的发展，满足中医健康自主管理等新型服务业发展的需要。

（七）中医智能诊疗设备的研发

中医诊疗设备是中国传统中医与现代科技相结合的产物，是当前中医药产业链、创新链和服务链融合发展的关键环节，也是实现中医药现代化最重要的切入点。近年来，中医药 AI 进入了高速发展新阶段，中医智能诊疗设备得以进行深入研究和相关尝试。按照用途，中医诊疗设备可分为诊断类、治疗类、其他类共三类设备。在诊断类设备精细化分类的基础上，对诊断信息进行快速、精准识别，并将诊断信息快速导入诊断设备对应的医疗门类中，加快了诊断信息的处理效率和整合效率，有助于相关医疗人员快速获取所需信息，精准得出诊断结果，进行后续治疗。现代技术通过精密的仪器进行"透视"与量化，寻找出疾病的症结是有效治疗的关键。目前中医诊疗技术注重收集和感受人体微妙的变化。如面诊仪实现了面部末梢血流灌注情况的精准评价，使面部定位分割更为精确。中医诊疗设备通过 AI、5G 等技术的加持，更适用于健康管理场景多样化的服务特点，更符合现代快节奏的社会生活。首先，便携式和智能化的新型针灸、推拿、拔罐、健康监测等设备适用于个人的健康管理与养生保健。其次，针对家庭康复场景，中医设备在设计或者开发系统时，要考虑到操作的简便性和界面的友好性，呈现"便携性、家庭性、智能化"，使患者和家属可以简单快速地掌握操作方法，以便更适用于家庭保健与康复治疗。智能化的诊疗设备也有利于发展中医远程医疗、移动医疗、智慧医疗等新型医疗服务模式。在疫情防控中，结合应用最新技术成果（如人工智能、远程诊疗、医疗机器人等）的各类创新型的技术及医疗设备打破了空间的壁垒，实现远程诊疗模式。中医智能诊疗设备也为远程专家会诊提供了保障，通过高效组织远程专家会诊，使临床一线的医护人员得到中医诊疗技术上的具体指导。

第二节　人工智能在中医药领域应用的优势

相比较其他的工程应用类学科，人工智能技术具有更强的学习与推理能力，大规模数据的并行处理能力，能够应对更为复杂的环境与问题，因此，其在中医药领域的应用有其他技术所不具备的独特优势。

一、高效的诊断与治疗辅助

从临床的诊断与治疗过程的辅助出发，人工智能在中医领域所展现的优势显而易见，尤其是当我们将其与其他技术进行比较时。中医是一个拥有深厚历史和丰富经验的医学体系，其中包含了数千年的治疗知识、草药配方和临床经验。这个体系中的每一部分都是基于古代与当代中医师的观察、实验和总结。想要在这样一个复杂而又庞大的体系中寻找针对特定病症的治疗方法，对于人类医师而言，既费时又可能存在遗漏。

尽管传统的技术手段，例如统计学方法或简单的数据库检索系统，可以在某种程度上协助医生进行诊断和治疗，但它们在处理复杂的中医数据时面临许多困难。这些技术很大程度上依赖于预先定义好的参数和算法。而面对中医领域中错综复杂的体质分类、诊断逻辑和治疗建议，它们很难做到既快速又准确。但是人工智能，尤其是深度学习模型，却能够模拟和扩展人类的认知能力。通过对大量的中医数据进行学习和训练，这些模型可以深入地理解和解析中医的核心知识和经验。例如，对于一个具有特定症状的患者，人工智能可以快速地筛选出数千年来所有相关的治疗方案，并为医生提供最匹配的建议。更进一步地，人工智能可以辨识不同患者的体质，提供个性化的治疗建议，使得治疗方案更加贴合个体，从而显著提高治疗的有效性。而模式识别和预测分析的能力，使得人工智能可以帮助医生发现和诊断之前难以觉察的复杂症状组合，为患者提供及时和准确的治疗方案。这种在准确性和效率之间取得的平衡，让人工智能成为中医领域的得力助手，也使得中医在现代医疗环境中焕发新生。

二、中医药知识的现代化整合与传播

在中医药知识的现代化整合与传播这一领域，人工智能展现出其独特的魅力。中医，作为一种古老的医学体系，拥有大量的经验和知识体系，包括了丰富的经典文献、临床案例和草药配方，为现代医学提供了宝贵的资源。但是，这些资料的复杂性和多样性常常让传统的技术手段在整合和传播时遇到难题。以中医经典文献为例，传统的数据库系统和搜索引擎在处理这些文献时往往受限于预设的关键词和算法逻辑，难以准确捕捉中医术语和古老文献的真实含义。更何况，由于历史和文化的背景，很多中医文献中的描述具有一定的模糊性，这使得传统技术难以进行准确解读。

但是，借助人工智能，特别是自然语言处理技术，对这些文献的解析和理解已经达到了新的高度。例如，开发一款基于人工智能的中医辅助诊断系统能够快速检索《黄帝内经》《伤寒论》等经典文献，可以为医生提供与病人症状相关的历史案例和治疗建议。这不仅大大减少了医生的工作量，还提高了诊断的准确性。再如，开发基于深度学习技术的中草药配方推荐系统可以根据患者的具体情况，从数千种草药中精确推荐最适合的草药组合，大大提高了治疗的个性化水平。此外，人工智能技术还可以帮助医学研究者对中医的古老文献进行智能分析，挖掘其中的隐含知识，如通过对古籍中的草药描述进行智能识别，研究者可以迅速找到具有相似疗效的草药，为新药研发提供重要线索。

不仅如此，人工智能在数据分析、模式识别和预测建模方面的出色能力也使得它能对中医知识进行智能推荐和个性化传播，比如为学生和医生提供个性化的中医学习路径，或者为普通人推荐与其身体状况相关的中医保健知识。

三、助力中医药研发与创新

在探讨"助力中医药研发与创新"时，人工智能与传统方法同样呈现出令人瞩目的差异。

中医药的特质决定了其研发之路与西医有所区别。传统上，因为中医药中涉及的成分丰富，例如多种植物、动物和矿物，配方与应用中的配伍关系往往更加复杂。而长久以来，人们都习惯于依靠大规模的实验和长时间的观察来进行中医药的研发，但这样的方法显然在效率和准确性上都有所限制。相对之下，人工智能技术，特别是机器学习和深度学习，为我们提供了对大数据进行迅速而精准分析的能力。

考虑新药的筛选过程。首先，结构生物学与分子模拟技术的结合为中医药的研究带来了巨大潜力。传统的药物研发常常涉及到对活性成分与靶标蛋白之间相互作用的研究。人工智能能够在此过程中起到至关重要的作用。例如，机器学习算法可以在大规模的分子数据库中迅速识别可能的药物分子，而深度学习技术则可以对成分与靶标蛋白之间的结构和亲和力进行预测。这种方法大大加快了新药分子的筛选速度。其次，基于AI的实验自动化也正在改变中医药研发的格局。传统的实验方法通常需要大量的手工操作和时间投入。但现在，一些高度自动化的实验平台已经能够在人工智能的指导下自动完成实验流程，如自动化的高通量筛选技术。这不仅显著提高了实验的效率，还大大减少了因人为因素导致的误差。此外，人工智能还能够帮助研究者从不同的角度对中医药进行解读。例如，通过对大量患者的实际疗效数据进行分析，机器学习模型能够挖掘出某一中药配方对某一特定人群可能存在的独特疗效或者副作用，这为个体化治疗提供了有力的数据支持。还有，神经网络在中医药的研发中也发挥着越来越重要的作用。复杂的神经网络模型能够对多种成分、多种配伍关系进行模拟和计算，帮助研究者理解不同成分之间可能存在的协同作用或拮抗作用。

　　人工智能在药效验证上的应用也是一个亮点。传统的方法可能需要进行多轮的临床试验，而人工智能能够对大量的临床数据进行智能分析，提前发现药物可能的疗效和副作用，这不仅缩短了研发周期，还可以大幅减少研发成本。再举一个具体的例子，有研究团队已经利用 AI 技术对传统中医文献进行深度挖掘，期望从中发现新的治疗策略或药物配方。这些 AI 模型通过对古籍的语义理解，已经找到了一些与现代医学相匹配的治疗方法，这在没有 AI 技术支持的情况下是难以想象的。

　　综合看来，人工智能为中医药研发与创新带来了革命性的变革，相比于传统的方法，无论是在研发效率、准确性还是深度上，AI 都赋予了中医药更广阔的研究空间和更大的创新潜力。

四、推动中医药临床操作技能传承与应用

　　推动中医药临床操作技能的传承与应用，是中医药文化传统继续流传的关键。人工智能在这方面与其他技术相比，有着无法替代的优势。

　　传统上，中医药的临床操作，如脉诊、针灸和推拿，往往依赖师徒之间的口耳相传。比如，某些特定的脉诊技巧，可能仅在某个流派或某个师门中流传。这种依赖人的传承方式效率低下且易受时间和地域的局限。而今，借助 AI 技术，我们可以模拟这些操作，构建数字化的模型，再结合大数据进行分析。以脉诊为例，现在有的医院和研究机构利用传感器收集患者的脉搏数据，通过 AI 进行分析，能够更精确地判断脉象的细微差异，从而更准确地进行诊断。

　　除此之外，现代的 AI 技术还结合了计算机视觉和机器学习，对中医的"望、闻、问、切"四诊进行了深入研究。以"望"诊为例，利用计算机视觉技术对舌象、面色等进行捕捉和分析，AI 系统可以对这些图像数据进行深度学习，识别出症状特征，为医生提供更为详尽的参考信息。与此同时，借助虚拟现实（VR）和增强现实（AR）技术，AI 为中医药的教学和培训开辟了新的途径。想象一下，学生戴上 VR 眼镜，就能进入一个模拟的临床环境，进行针灸或推拿的操作练习。在这个虚拟环境中，AI 会实时地为学生提供反馈，指出操作中的不足之处，确保技能的精确传承。

　　再者，人工智能还具备对大量中医药文献进行自动化解读的能力。比如，《黄帝内经》《伤寒论》等经典古籍，内含丰富的医学理论和实践经验。AI 可以通过深度学习分析这些文献，挖掘其中的知识结构和治疗方法，为现代医学带来古人的智慧，同时也可能发现一些历史上被忽视的珍贵技巧。因此，人工智能为中医药临床操作技能的传承与应用提供了强大的工具和支撑，使得这一古老的医学体系得以在现代社会中焕发新的生

机和活力。

第三节 人工智能在中医药领域应用过程中面临的问题与前景展望

一、人工智能在中医药领域应用过程中面临的主要问题

中医药人工智能虽有所发展，各种产品推陈出新，但其核心技术尚未根本性突破，使中医药智能化进展受到一定的制约，目前该领域主要面临有如下六方面问题。

（一）中医诊疗数据问题

传统诊断受到医生的主观经验影响，导致其结果缺乏统一标准。同时，现代中医诊断设备未在临床广泛应用，不同企业之间的设备标准各异，数据采集难以共享。如脉诊设备和舌象仪采集存在定位不精确、数据准确性不高等问题。为了实现真正的数据化，需要推动建立数据编码标准，并利用 5G 技术和人工智能技术来优化数据采集。

对于中医与标准化，现存在几大矛盾：证候的标准化、治则治法的标准化和处方的标准化。这些都限制了深度学习在中医领域的应用。2018 年，国家发布了电子病历系统的分级评价标准，但中医方面仍存在许多问题。研究表明，国内中医住院病历中的某些信息填报不完整或缺失率高。同时，电子病历系统的统一性、兼容性、安全性等方面也存在问题。

（二）诊疗设备应用问题

中医诊疗设备在临床和家庭的推广应用上还面临挑战。一方面是技术问题，如设备的稳定性和可靠性；另一方面是市场接受度问题，如群体观念的转变需要时间，以及现有产品不满足临床和家庭的真实需求。家用中医设备虽然销量增加，但技术含量普遍不高，且质量不稳定。许多中医设备无法自主学习和判断，需依赖人工处理数据。

（三）中医药与人工智能人才短缺

中医药现代化涉及多个学科领域，而目前的人才培养方式仍过于单一。中医领域缺乏既懂工科又懂医学的复合型人才。大多细分的研究方向上，医学与工程的结合仍然是形式上的，真正的交叉研究还很少。为了促进中医药与人工智能的融合，中医药教育应该更加开放，吸引来自不同背景的学生进入这个领域。

（四）中医药原创优势资源流失加剧

西方发达国家积极进入中医药领域，利用技术与产业优势，迅速占领国际市场。他们不仅研发并推广先进的中医技术设备，还积极获取和掠夺中药资源和知识产权。例如，日本、韩国和美国已开展中医推拿机器人研究，许多西方发达国家同样积极投入研

发中医诊疗系统。同时不少跨国大型企业还寻求合作或收购，抢占传统中药市场，我国中医药自主发展面临的战略压力加大。

（五）中医药设备现状及自主创新能力不足

中医药与现代科技存在明显差异，使得两者间的融合与交流困难。复合型人才短缺，限制了中医药技术装备的创新。我国在中医药领域的科技投入相对较少，产学研合作不足，导致研发成果难以有效转化。中医药技术装备缺乏核心技术和创新理念，无法满足不断拓展的市场需求。

（六）中医医疗器械注册及标准化问题

我国将医疗器械分为三类进行管理，其中第三类为风险最高的。目前，中医诊疗设备尚无获得三类医疗器械证书的产品，市场准入困难重重。中医器械标准化体系不健全，存在与现代技术接轨的问题。虽然有超过 1200 项医疗器械标准，但中医器械相关的标准较少，这对中医诊疗设备的发展与普及造成了制约。未来，建立中医器械标准化技术委员会，完善标准体系，是加强中医智能设备创新的关键。

二、人工智能在中医药领域应用的前景展望

人工智能思维模式与中医思维过程存在相似之处，均注重整体，强调动态，重视经验，关注预测。人工智能技术克服了人脑在接受、存储、处理信息的局限性，扩展了人脑的思维活动，模拟了人类的智能活动。将人工智能技术应用于中医药领域，可为中医原创思维的创新提供策略，加速传统医学与现代技术的融合发展，大数据发展模式能为中医药科学性提供有力证据，提高临床诊疗水平和临床服务能力，甚至颠覆现代中医药诊疗模式。

（一）为中医原创思维的创新提供策略

中医药是我国为数不多的引领世界、具有原创优势的领域，必须坚持中医药原创思维引领，强调原始创新，注重彰显中医药特色优势。同时，传承与创新双轮驱动，在传承基础上创新，在创新中更好地传承，不断形成新特色、新优势。人工智能思维模式与中医象思维在思维过程上存在相似性，思维特点上有注重整体思维、强调开放动态、重视经验思维、关注预测推理的共同特性。相较于象思维，人工智能思维模式则更显得直观而清晰，具有稳定性、可重复性，但更强调逻辑性，缺乏直觉、灵感、顿悟、想象等非逻辑性思维，且在整体性、动态性、预测性等方面，因受现有技术及逻辑思维等限制有待完善。人工智能技术发展逐渐成熟，克服了人脑在接受和处理信息速度上的局限性、存储和记忆上的局限性、思维活动过程中可靠性和精确性上的局限性，具有惊人的"记忆力"、敏捷的运算速度、精确的逻辑推理能力，有力地延伸和扩展了人脑的思维活动。尽管人工智能的潜力远未完全发掘出来，但它为中医象思维的发展开辟了新的思路，人工智能技术在中医药领域的研究与应用已成为中医药现代传承战略的重要方法之

一。中医药以其独特的"系统整体观"研究人体，其记录的许多生命现象无法用非信息技术揭示，基于中医药健康认知观，全面、实时地感知、采集、传递和集成分析生命信息难以实现。20世纪以来，新一轮科技革命浪潮涌起，科技发展日新月异。特别是随着大数据、云计算、物联网、人工智能等新兴信息技术的高速发展，局面有了根本性改观。主流的生命观、科学观已经发生变化，与中医固有的传统整体论科学特征有越来越多的融合点，尤其值得强调的是，新兴信息技术以系统科学为桥梁，与中医认知模式及技术本征（"信息医学"）内在契合，恰好为破解传统中医药知识与现代科技体系之间的"通约"壁障提供了前所未见的强大技术手段。

（二）为中医药带来现代医疗模式颠覆

以四诊信息技术数据化为前提，结合现代医学临床数据，在病证共性的前提下以数据融合为基础、人工智能技术为核心，综合现代系统生物学、网络药理学等学科知识，有效扩大中医辨证论治的数据依据，有望建立集诊断、治疗、疗效评价于一体的智能化现代诊疗模式（图2-2）。

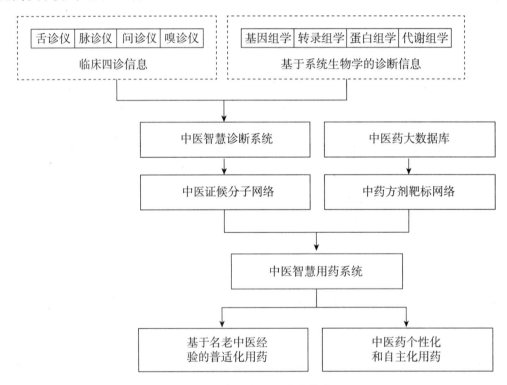

图 2-2　智能化现代诊疗模式

伴随互联网＋医疗健康、人工智能与信息技术的快速发展，临床数据不断累积，如何将技术与数据进行整合，创新中医诊疗模式，是建设智慧中医诊疗模式的关键。概而言之，智慧中医诊疗模式以"诊""疗""智慧"三方面为其核心。其中，"诊"是利用传感、音频、视频等智能感知设备完成中医远程"望、闻、问、切"，提升专家远程诊疗过程中四诊信息的可靠性与诊断辨证的准确性。"疗"是以患者为核心，在治疗常规疾病的基础上，建立患者疑难病证远程就诊体系与慢性病随访、管理制度，同时发挥中医"治未病"优势，从根本上减少疾病发生率。"智慧"是智慧中医不同于一般互联网医疗的关键，其关键在于运用人工智能技术，对海量中医数据进行深度挖掘，分别从医者角度发掘出名医诊疗疾病的核心治法与方药，从患者角度对患者病证进行精准化预防、管理。

中医自古以来讲求个体化治疗，其辨证论治理念就是建立在对个体证候特征辨识的基础上，这与精准医学的理念不谋而合，在一定程度上亦属于精准医疗的概念。在智慧中医平台的建设中，对患者疾病进行精准预防及管理，是智慧中医诊疗模式的重要内容。智慧中医的精准医疗，不仅包含现代医学的疾病，也包括中医的证。其中，对疾病以现代化的医学检测为导向，以患者"生物大数据"为基础，对患者高风险的重大疾病进行随访筛查、早期诊断和亚健康的调整，达到精准预防。当然，伴随中医精准医疗的发展，发现中医体质、证候背后的生物学基础，并将二者结合是未来的大趋势。

（三）为中医药学科学性提供证据

大数据是人工智能技术的基石，中医研究者从大量的临床数据中挖掘其潜在的客观规律，在一定程度上可为阐释中医诊疗疾病的科学性提供依据。同时，结合大数据研究思维和方法，能够帮助改善目前中医临床研究中遇到的问题，建立符合中医药特点的临床试验系统，促进研究者进行更贴近临床实际的研究，描述疾病的发生发展规律，增强研究的临床真实性，有效指导临床实践，扩大中医临床应用范围和信心。AI有望在疗效评价、疾病预测等方面助力中医发展。辨证论治既是中医最大的优势与特点，也是中医疗效难以评价的原因之一。现代医学以循证证据为主要的疗效评价依据，而中医由于其辨证属性，往往很难用大样本、多中心、随机双盲等方法进行循证评价，因而也就难以获得高等级的证据以证明其"有效"。AI或可实现中医疗效评价客观化，如贝叶斯网络能描述复杂事物之间的因果关系，可用于多种干预措施的临床疗效评价，以明确每一种措施与各个临床结局指标之间的因果关系。而不同诊次的处方，或中医与现代医学的干预措施之间，都可以看作是不同的干预措施而运用贝叶斯网络，以阐明其与患者临床结局之间的因果关系，从而实现客观化的中医疗效评价。

（四）为中医临床水平提高和服务能力提升提供支撑

一方面，21世纪是循证医学时代，也是数据引导策略的新时代，大样本数据库所能带来的不仅仅是数字的堆砌，其真正价值在于能帮助研究者深入、全面与准确地研究或解决重大的临床问题，使结论更接近于真实世界的实际问题，从而优化或革新临床诊疗模式，有效提高临床诊疗水平。另一方面，可靠的四诊信息与准确的诊断辨证，结合互联网实现中医远程诊疗，可有效弥补基层中医的技术短板，提升基层中医辨证论治水平，充分发挥中医简、便、廉、验的特点与在"治未病"方面独有的优势，提升中医药服务能力。

　　构建"互联网+"整合型医院服务体系,实现信息共享。通过搭建互联网医院数据互联互通平台,打造安全保障体系和标准规范体系,实现"互联网+"对医院服务体系的全面整合,可以把医疗资源和医生智力资源配置到一些匮乏的地区,在一定程度上促进、改变资源不均衡的情况。利用移动互联网,通过手机App、预约挂号、自助服务、在线支付、远程平台等,搭建起覆盖诊前、诊中、诊后的线上线下一体化医疗服务模式,实现在线问诊、远程会诊、在线随访等功能;在医联体内部,"医-患"在线联动,让患者在家门口就能享受上级医院专家服务,"医-医"在线联动,推动优质医疗资源下沉,提升基层医疗水平;引入智能专家系统,通过大数据与人工智能技术,使老百姓就近即可获得世界先进的诊疗方案;依托医院数据中心,建立临床知识库和临床决策支持系统,通过机器学习等人工智能算法为医生临床诊疗提供辅助决策。通过"互联网+分级诊疗",打造云门诊、云会诊、云转诊、云查房、云教学等五种应用场景。

(五)使中医全过程健康管理成为可能

　　状态是中医健康理论研究的核心,由于中医思维的模糊性与复杂性特点,长期以来,四诊信息的采集依靠传统的望、闻、问、切,辨证方法繁多且难以形成共识,疗效评价仅限于定性而不能实现定量。中医健康状态辨识过程的客观化、规范化与标准化成为制约中医健康管理发展的障碍。应用人工智能技术,建立状态表征参数的采集、存储、分类、融合的标准,构建状态辨识的算法模型,实现干预方案的自动匹配与疗效的可测量、可重复、可评价,为中医全过程健康管理提供技术平台。以中医状态理论为核心构建的中医健康状态辨识系统,涵盖信息智能感知模块、信息智能融合模块、状态辨识算法模块、干预方案模块、随访与疗效评价模块5个联动模块,可实现中医四诊信息量化采集和智能化辨识,同时开展线上咨询和线下诊疗双重医疗服务模式,从而为使用者提供实时、整体、动态、个性化的闭环式中医健康管理服务,不仅为累积中医临床大数据提供了可用平台,也为发展中医健康管理产业提供了可用工具。借助互联网、物联网、云计算、虚拟现实及可穿戴、移动终端等技术装备,研制中医药智能机器人、远程服务平台等中医药技术装备,实现诊疗数据收集、传送、保存、展示及分析的数字化、远程化和智能化,使中医诊疗模式突破医院和诊所的局限,使优质的中医药服务得到最大限度的扩展,并延伸到家庭和个人健康服务。在健康管理过程中,首先与用户签订协议,在用户了解并同意的前提下通过智能识别,如RFID、全球定位系统(global positioning system,GPS)等技术,完成数据及信息的远距离实时连接传输,再通过信息集成后生成的数据,以实现识别后定位、跟踪并监控的实时高效且更加严谨的健康管理系统。针对健康管理场景多样化的服务可及性难题,突破多模态健康信息检测和监测、行为理解、情绪感知和推理规划等关键技术,搭建高性能计算集群、健康档案管理、健康数据分析、健康跟踪、早期预警和在线互动健康干预等系统,满足专业医疗机构、健康服务中心和家庭个人等健康管理场景多样化的服务需求。中医健康管理嵌入居家养老的医养结合模式主要包括通过多种途径采集、分析、整理与归纳居家老人的健康信息,通过可穿戴的智能医疗设备和智能医疗App,将健康信息上传至智能医疗终端平台，平台通过规范收集海量中医临床案例，利用大数据对老年人群未来健康发展趋势进行预测，完成健康状态评估。管理团队根据评估结果及实际健康状况，采取线上线下结合的方式开展健康干预、健康教育，实现健康管理的永续循环，提升老年人群身体健康水平。

（六）为中医药技术装备带来突破

中医药技术装备作为中医药原创智慧的重要物化载体和自主知识产权的重要介质，是创新中医药传统传承方式、加速中医药原创知识与技术实现产业化的关键。针对中药共性关键技术与工程化、产业化瓶颈，先行寻求中药质量综合控制关键技术装备、中药智能化制造装备的突破，显著提升我国现代中药产业创新发展能力和国际竞争力。"互联网+""人工智能"已成为家用医疗设备发展的重要依托。此外，中国作为世界人口第一大国的巨大市场空间，也为打造中医药技术装备国产品牌和完整产业链提供了优越条件。推动中医药原创资源与现代科技融合创新发展，促进中医诊断、治疗、康复和养生保健的标准化、客观化，势将催生保持中医原创特点、用现代科技武装、以健康医学为核心的健康医学新模式，由此打破西方在关键技术领域的专利壁垒和政策约束，促使我国实现"换道超车"，成为健康医学新赛场的主导者。

家庭和（或）个人用中医药方法的养生保健、理疗康复需求增加，引发中医药保健服务和产品市场呈现爆发式增长趋势，对中医药技术装备的服务需求也大幅度增加。集现代先进科技于一体的中医药装备必将成为个性化、智能化、互联化健康维护体系中不可或缺的利器。同时，借鉴吸收新一代信息技术、精密制造、新材料、人工智能、机器人等现代工业技术，研制开发一批创新性强、技术难度大、智能化程度高的中医临床诊疗关键技术装备。充分发挥中医药原创科技优势、中医药健康服务巨大潜能，针对脏腑客观化实证和病机辨识、中医病证信息获取及辨识技术落后、中医药治疗原理复杂、疗效证据缺乏数据支持、治疗及康复技术装备缺乏、中药材原料保障与质量可控程度低、中药制造装备亟待升级等"卡脖子"问题和具体需求布局，借鉴吸收新一代信息技术、精密制造、新材料、人工智能、机器人等现代科学技术，突破一批中医体表机器视觉信息获取与分析技术、脏腑磁功能成像技术、中药材生产与质量保障全链条关键技术、中药药性客观化辨识及质量生物评价新技术、中成药绿色智能制造关键技术等跨学科融合创新核心技术，研制一批太赫兹光谱中医诊断成像、网络化中医居家健康管理、道地药材品质智能化辨识、中药饮片多品种兼容式柔性自动化生产、个性化中药复方制剂生产与质量在线监测等创新性强、技术难度大、智能化程度高的关键技术装备，搭建一批具有世界一流水平的中医药健康信息大数据平台、关键技术装备创新平台、临床应用评价平台、质量检验检测平台和标准化技术平台，示范一批中医药关键技术装备成果转移转化新机制的示范园区与"政产学研用"结合新模式的产业集中发展区，满足中医药治未病与健康服务的急迫需求，提升中医药技术装备与产业创新发展能力。

针对中医四诊合参信息融合权重确定等难题，重点突破望、闻、问、切等多模态诊断信息采集和高通量融合信息特征提取等关键技术，构建基于中医医理的多模信息多层次融合模型，研发中医多模态信息融合辨识装备。以满足广大群众中医药健康需求为出发点和落脚点，面向基层医疗机构、养生保健机构和社区家庭，先行突破满足基层医疗服务与养生保健需求的便携式中医药技术装备，保障医疗卫生重点前移、下移。如针对主动健康的个体维护需求，应用声、光、电、磁的生物学效应，研制便携式和智能化新型针灸、推拿、拔罐、刮痧等健康调理装备。同时，面向大型医疗机构，融合先进技术，研发科技含量高、应用价值大、前沿引领性强的大中型中医药技术装备，形成战略制高点，助力科技强国建设。

（七）中医药创新平台建设

建立中医药健康信息大数据开放平台，开展中医特色健康管理合作试点，加快建设和完善基础数据库，制定信息共享和交换标准，鼓励各机构推进中医药健康大数据规范采集、存储，畅通部门、区域、行业之间的数据资源共享通道，打造中医健康云，推进数字化中医健康辨识设备、可穿戴设备、健康医疗移动应用等产生的数据资源规范接入，有计划地稳步推动中医药健康大数据开放，推动中医药健康大数据资源开放共享，充分释放数据红利。

针对名老中医递减式传承的问题，应用大数据分析、视觉识别、互联网＋等现代科学技术，建立逻辑型中医知识数据库；挖掘中医思维特征，通过大数据分析构建思维模型，构建中医隐性知识库（包括人文知识、语言文化、思维方式等）；建设集"信息采集－数据管理－知识检索－分析挖掘－名医经验－远程考核"功能于一体的名老中医研究平台，通过深入挖掘名医经验的显性知识与隐性知识，提炼独特辨证方法、特色诊疗技术，将名老中医的挖掘整理、临床疗效研究、师承推广、基层培训、远程考评、远程会诊、个人学习记录、个体化临床记录等多项功能融为一体，实现名医经验的物化，开发名医经验的中医辅助诊疗系统。

以中医药原创理论为基础，瞄准世界科技前沿和顶尖水平，以健康需求为导向，有效集聚多学科领军人才和一流创新团队，打造国际领先的现代前沿技术与中医药协同创新平台；以服务中医药装备的临床应用为目的，结合中医药装备制造业的特点，充分利用目前已有的临床评价基地，优选具备一定规模、具有较强的科研能力和管理水平的医疗机构，建立中医药创新装备的临床评价平台；搭建跨区域的中医药装备临床评价平台，通过各地区的联合评价，提供更广泛的临床证据，针对安全性、有效性进行包括产品安全、生物兼容性、风险管理等方面进行评价。同时加强上市后跟踪和评价，共同构成评估决策，为中医药创新装备的上市和上市后监管提供有效依据；建立中医药装备质量检测平台，提高中医药装备标准化与效能水平。形成国际认可的、可推广的中医药装备安全与效能评价标准，为更好地阐释中医药装备作用疗效提供技术保障。

建立涵盖中医健康服务、中药生产加工及相关软件等领域的质量检测平台，从中医药装备质量监控和评价的角度，以满足质量发展评价、状态监测、趋势分析及预测预警等需求建立中医药装备质量监测和预警指标体系；构建中医药装备质量检测数据共享平台。从中医药装备的功能、应用流程及软件架构等方面开展相关信息的收集、分析和利用，并在此基础上搭建行业内数据共享平台，促进相关标准的制定和推广；建立中医药关键技术装备标准化平台，整合与中医药装备标准化研究密切相关的中药材生产基地示范基础、装备制造基础、中医药技术研究与应用基础、检验检测基础、标准化研究基础、装备平台基础等多方面的各环节产业链优势，搭建基于信息化、自动化、智能化技术的中医药装备标准化研究平台。在规划和编制涵盖中医、中药两大专业分支领域的中医药装备标准体系的基础上，科学、全面、系统地引领中医药装备系统更新和技术升级。

本章小结

本章介绍了中医信息人工智能技术在中医药临床诊疗及基础科研中的应用情况，探讨了当前应用过程中存在的问题。第一节介绍了中医信息人工智能基本情况，在医学影像、体外诊断、智能康复和健康大数据等方面的实际应用情况，形成了"AI+健康医疗"的模式；同时介绍了人工智能在中医药数据挖掘、中医辅助诊疗系统、中药新药研究发展、中医智能诊疗设备研发等方面的应用。第二节介绍了人工智能在中医药领域中展现了显著的优势，包括高效的诊断与治疗辅助、现代化整合与传播中医知识、助力中医药研发与创新，以及推动中医药临床操作技能的传承与应用，从而为现代社会的中医药发展与普及提供了有力支持。第三节通过对中医药信息人工智能技术应用及发展的概述，引出了中医信息人工智能在当前应用过程中存在的问题，探讨了数据标准化、人才资源、核心技术、研发平台等方面的不足。同时展望了人工智能技术在中医药领域的应用发展趋势，具体包括人工智能在中医原创思维、诊疗模式、中医药科学性、临床诊疗水平和临床服务能力、中医全过程健康管理、中医药技术装备、中医药创新平台建设等方面的应用前景。

复习思考题

1. 请简述人工智能技术在中医药临床诊疗、基础科研中的应用情况。
2. 请简述人工智能技术在中医药领域应用的主要优势有哪些？
3. 当前人工智能技术在中医药领域应用中主要存在的问题有哪些？
4. 请对中医药的人工智能应用前景做出展望。
5. 根据目前本领域研究进展，设计一个中医药人工智能相关的研究方案。

第三章　中医智能诊断 ▷▷▷▷

第一节　脉诊

一、脉诊客观化的目的和意义

脉诊是传统中医四诊中独具特色的诊法之一。它在我国的起源很早，在《周礼》中就有"以五气（闻）、五声（问）、五色（望），视其死生，两之以九窍之变，参（切）之以九藏之动"的记载。马王堆出土的《脉法》《阴阳脉死候》《足臂十一脉灸经》三部古医书，都记载了与脉诊相关的问题。此后，《黄帝内经》《难经》《脉经》等一系列典籍的问世，详细记载了脉诊的系统理论和应用指南，进一步完善了脉诊的内容。至今，脉诊在中医认识疾病本质、推测疾病病因、判断疾病预后中仍然发挥着极为重要的作用。

长期以来，中医通过手指感受脉搏的跳动情况，体验脉动应指的形象，用语言文字描述脉象，以主观经验辨析脉象，从而对病情进行诊断。但由于"脉理精要，其体难辨"，脉象的文字描述往往晦涩难懂，虽经历代医家的发微解难，仍难免"在心易了，指下难明"。因此，中医需要积累大量的临床经验才能掌握脉诊的技巧及诊断方法。与此同时，患者的脉象信息不能记录，无法进一步对其机理进行分析研究，传统的中医脉诊无法精确地对脉象信息进行描述，缺少客观化指标，极大地阻碍了中医脉诊的传承与发展。因此，中医脉象的客观化、标准化研究成为必然发展趋势。

二、脉诊仪硬件

脉诊仪的研发结合了脉诊理论与现代科学技术，致力于解决传统脉诊存在脉象描述抽象、诊断主观性等不足，辅助客观诊断。纵观脉诊仪的发展历程，其进步主要体现在脉象采集装置和脉象分析处理两个方面。脉象采集装置客观记录了桡动脉脉搏波信号，脉象分析处理则包括提取可用于分辨不同脉象或者不同疾病的脉象特征参数，以及运用机器学习算法预测脉象类型等，从而辅助诊断。

（一）脉诊仪采集装置

脉诊仪采集设备一般由采集电路、机械装置及电源等辅助模块组成，主要是采集人体桡动脉处脉搏搏动信息，并转化为可量化的客观数据。脉象信号的准确获取是脉搏信息分析的前提。

如图 3-1 所示，脉诊仪采集电路中通常有传感器、信号调理电路、模数转换电路、微控制单元（micro controller unit，MCU）和数据通信模块。脉象传感器首先将血液流动时血管壁振动等变化转换为电信号，然后调理电路将含有噪声的微弱模拟信号滤波并放大，随后由模数转换电路转换为计算机可处理的数字信号，最后由 MCU 通过数据通信模块传输至上位机中。而脉诊仪机械装置一般包括壳体、加压装置、定位装置、穿戴装置等，是采集电路的重要载体，辅助实现不同的信号采集过程。

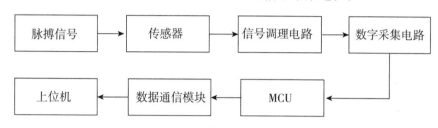

图 3-1　采集电路的一般组成

（二）脉诊仪传感器

1. 工作原理　脉象传感器是脉诊仪的关键硬件，是脉搏波信号采集的源头和核心，采集设备的研究在一定程度上受到传感器技术的限制和影响。脉诊仪传感器的工作原理是通过转换元件将脉搏搏动产生的一系列压力等非电量转化为便于测量的电量，如图 3-2 所示。其中，敏感元件直接感受压力等非电量，转换元件将敏感元件感受或响应的被测量转换成适于传输或测量的电信号，通过转换电路，把转换元件输出的电信号变换为便于处理、显示、记录、控制和传输的可用电信号。

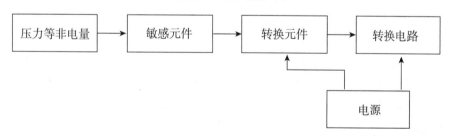

图 3-2　脉诊仪传感器工作原理

2. 脉诊仪传感器类型　目前国内外研制的性能各异的脉诊仪，其主要区别在于传感器类别及传感器探头的分布与组合方式。根据其工作原理的不同，用于脉诊仪的传感器主要有压力传感器、光电传感器、超声多普勒等。在已有的采集设备研究中，压力传感器的应用最广泛。随着光电传感器、超声多普勒、柔性传感器等新型传感器的出现，脉搏波采集设备变得越来越丰富。

（1）压力传感器　压力传感器通过感受桡动脉处压力的变化来描述压力脉搏波，与中医"浮、中、沉"取脉原理相符。根据测量原理的不同，压力传感器可以分为压电式传感器、压阻式传感器和压磁式传感器。

压电式传感器：利用压电材料的物理特性将脉搏的压力信号转换为电信号。根据压电材料的不同又分为压电晶体式传感器、压电陶瓷式传感器、压电聚合物传感器和复合压电材料传感器。压电式传感器在灵敏度、频响、稳定性和软组织声阻抗匹配方面表现较好，但是存在电荷易跑失而不宜进行静态压力的测量，并且信号放大需要特殊的电荷放大器导致成本较高，因此，压电式传感器的通用性受到限制。

压阻式传感器：根据电阻率随受力变化的原理制成，利用电阻的变化来反映脉力的变化。其原理简单，应用广泛，但是由于在测试时必须将应变片贴在试件或传感器的弹性元件上，所以黏合剂性能的优劣直接影响传感器工作特性，制约了它的精度、线性度及使用范围。压阻式传感器根据压力传导介质的不同，可分为固态压阻式传感器、液压传感器和气导式传感器。

压磁式传感器：又称磁弹性传感器，能够借助磁弹效应，将作用力变换为传感器磁导率，根据磁导率的变化信息输出相应的电信号。压磁式传感器具有输出功率大、信号强、结构简单等优点，但是这种传感器信号采集电路复杂，并且受噪声干扰严重，故在材料选择和处理等理论和技术上尚需进一步研究。

（2）光电传感器　光电传感器是将光信号转换为电信号的一种器件，其工作原理是基于光电效应。光电效应是指光照射在某些物质上时，物质的电子吸收光子的能量而发生了相应的电效应现象。根据朗伯 – 比尔定律（Beer–Lambert law），物质在一定波长处的吸光度与它的浓度、吸收层厚度成正比，与透光度成反比。因此，当恒定波长的光照射到人体组织上时，通过人体组织吸收、反射衰减后测量到的光强在一定程度上反映了被照射部位的结构特征。

日本研究人员 Mikio Aritomo 等最早利用光电传感器进行脉搏信号的采集，研发了基于光电传感器原理的脉搏描记系统。光电传感器根据布置方式的不同可分为反射式光电传感器和透射式光电传感器两种。例如，利用光电传感器采集指端容积脉搏波，当一定波长的光束照射到指端皮肤表面时，光束将通过透射或反射方式传送到光电接收器。在此过程中，由于受到指端皮肤肌肉组织和血液的吸收衰减作用，光电接收器检测到的光强度将会减弱。其中皮肤、肌肉和组织等对光的吸收在整个血液循环中是保持恒定不变的，而皮肤内的血液容积在心脏收缩舒张作用下呈搏动性变化。当心脏收缩时，外周血管血容量最多，光吸收量也最大，检测到的光强度最小；而在心脏舒张时，外周血管血容量最少，检测到的光强度最大，使光电接收器检测到的光强度随之呈脉动性变化。再将此光强度变化信号转换成电信号，经放大器后便可获得容积脉搏血流的变化。

（3）超声波传感器　超声波传感器是将超声波信号转换成其他能量信号（通常是电信号）的传感器。超声波是振动频率高于 20kHz 的机械波，它具有频率高、波长短、绕射现象小等特点，特别是方向性好、能够成为射线而定向传播。超声波对液体、固体的穿透本领很大，尤其是在不透明的固体中。超声波碰到杂质或分界面会产生显著反射形成反射回波，碰到活动物体能产生多普勒效应。基于多普勒效应，向流动的血液发射超声波，获取发射波与回波之间频率差，可以计算血液流动的速度。由于动脉脉搏发出的信息是复合信息，因此通过超声多普勒中显影和三维重建技术，可以获取桡动脉的血流速度、脉管的三维运动和管腔容积等多种信息。

此外，以纳米技术、石墨烯技术和光纤技术等新技术制成的传感器也在脉诊仪中得到了应用。

3.传感器分布与组合方式 目前临床广泛应用的脉诊仪多采用单探头的压力传感器，但其获得的信息难以全面反映脉象"位、数、形、势"四要素的信息。"寸、关、尺"三部九候的同步检测是脉诊客观化研究长期实践的目标，因此脉象传感器的探头由单探头逐渐发展到三探头、多探头、阵列式。

（1）三探头传感器 21世纪初，已有学者对多探头传感器脉诊仪进行研究，脉诊仪传感器由3个独立的、设计参数相同的压力传感器组成，并通过3个手动调节按钮使三部传感器能在X、Y、Z三维方向上自由移动以模拟中医诊脉时的各种指法。三探头传感器虽然能够实现同时检测寸、关、尺三部的脉搏信息，但通过手动调节螺杆加压和定位脉搏部位的方式影响采集脉搏信息的准确性，并且采集效率较低。

（2）阵列式传感器 阵列式传感器经历了由普通型到柔性材料型发展的两个阶段。在第一阶段，研究者大多利用半导体材料，模拟医者手指把脉的情形，设计n×m式传感器阵列，以实现对寸、关、尺三个部位脉搏信息的多点采集。材料和技术的发展为脉诊仪传感器的制作提供了新的思路与方法，随着仿生学技术在传感器研发的广泛应用，利用仿生学原理和柔性材料制备的传感器，让阵列式传感器的研究进入到第二阶段。柔性阵列式传感器是由与人手指硬度相接近的材料与压力传感器阵列一起构成模拟指面的压力敏感表面，形成柔性面接触型传感模式，具有客观、全面地模仿人类触觉的特点。柔性阵列式传感器具有良好的柔韧性，能够更方便地对人手腕皮肤表面进行脉搏信息的获取，在脉象研究领域展现出良好的应用前景。

（3）复合式传感器 为了对脉搏搏动的位、数、形、势进行综合检测，研究者们尝试将两种或多种工作原理不同的传感器结合起来。由于压力传感器符合中医诊脉的操作原理且应用最为广泛，故大多数研究以压力传感器与其他类型传感器结合为主，如压力传感器与光电传感器、超声多普勒传感器结合。复合式传感器采集到的脉象信息更为丰富，但也面临如何减少传感器之间的相互影响、减少多部位测量造成的误差等问题。

三、脉象信号分析方法

脉象信号分析包括脉象信号特征提取与脉象信号模式识别。

（一）脉象信号特征提取

脉象信号是一种人体的生理信号，具有幅值小、频率低等特点，蕴含着丰富的信息，通过脉象信号特征提取，可对这些信息进行挖掘与分析。由于在采集过程中外部因素对脉搏波信号的干扰较大，因此首先需要进行降噪处理。数字滤波器在脉搏波信号的降噪处理中应用较为广泛，主要有IIR（无限长冲激响应）滤波器和FIR（有限长响应）滤波器，两者各有优劣。随着小波分析的发展，通过小波变换实现脉搏波信号的滤波研究也逐渐深入，取得了较好的效果。此外，自适应滤波、形态滤波、经验模态分解滤波等算法在脉搏波信号的噪声去除处理中也获得了明显的成效。

常用的脉象特征提取方法主要包括时域分析法、频域分析法、时频域联合分析法、非线性动力学方法等。

1. 时域分析法　时域分析法作为最早提出的一种脉象信号分析方法，至今仍得到普遍的应用。该方法主要针对脉象信号的波形图进行分析，提取脉图上多个具有生理意义的时域特征点，分析一个心动周期内脉图的高度和脉动时相的关系。提取的特征点包括脉图的波峰、波峡的高度（h）及相应时值（t）、脉图面积（As、Ad）等多项参数，如图 3-3 所示。时域分析法是目前使用最为广泛的一种脉图分析方法。

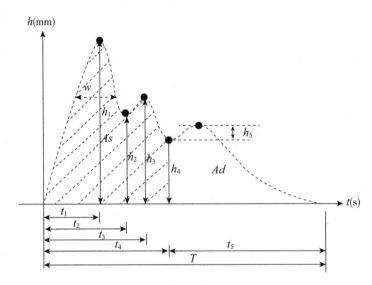

图 3-3　脉图及时域特征点

图 3-3 中，h_1 表示主波幅度，为主波波峰到脉搏波图基线的高度；h_2 表示主波峡幅度，为主波与重搏前波之间的低谷幅度；h_3 表示重搏前波幅度，为重搏前波峰顶到脉搏波图基线的高度；h_4 表示降中峡幅度，为降中峡谷底到脉搏波图基线的高度；h_5 表示重搏波幅度，为重搏波峰到降中峡谷的垂直高度；t_1 表示脉图起点到主波峰点的时值；t_4 对应于左心室收缩期；t_5 对应于左心室舒张期；T 为脉图起始点到终止点的时值，对应心脏舒缩活动的一个周期；w 表示主波上 1/3 处的宽度；As 为收缩期面积；Ad 为舒张期面积。由于采集脉象时，人工辅助取脉加压对脉图幅值参数有影响，故研究者们常通过计算幅值参数的相对比值作为脉图特征参数，如 h_2/h_1、h_3/h_1、h_4/h_1、h_5/h_1 等。早在 1979 年，上海中医学院（现上海中医药大学）的学者利用复旦大学研发的脉象仪记录了 94 人的脉象信号，分别定义了滑脉、平脉、细滑脉等六种脉象的波形特征。

时域分析法的最大优点是直观，但在实际工作中会遇到一些难以解决的困难，如有些脉图上的特征点不太明显，难以提取，并且时域特征无法"纵观"全局，只局限在脉图曲线的某些点上，没有将脉图曲线所包含的信息全部利用起来，因而在揭示脉图全部的内在规律时有局限性。

2. 频域分析法 频域分析法是应用频率特性研究线性系统的一种图解方法。通过傅里叶变换将信号从时域转换到频域，得到相应的脉搏频谱曲线，然后提取频域特征，以建立其与信号之间的相关性。频域分析主要包括功率谱分析、倒谱分析和双谱分析等。

功率谱分析利用广义平稳随机过程的 N 个样本数据估计该过程的功能谱密度，用非参数化方法或参数化谱估计算法，提取信号谱特征值，它表示了信号功率随着频率的变化关系。

倒谱分析是对频谱取对数进行傅里叶变换，将频域内的周期成分转化为倒谱上的单根线谱及其倒谐波，从倒谐峰的特征中得到脉搏周期。

由于频域分析的参数比较抽象，难以表征其临床意义，故临床应用受限。

3. 时频域联合分析法 时频分析法是运用时间域和频率域的联合分布信息，描述信号频率随时间变化的方法，对分析非平稳信号和异常信号有较大的优势。它的研究始于20 世纪 40 年代，为了得到信号的时频谱特性，许多学者提出了各种形式的时频率分析方法，如小波变换和希尔伯特－黄变换（Hilbert–Huang transformation，HHT）等。

小波变换是一种信号的时间－频率分析方法，具有多分辨率的特点，即在高频部分具有较高的时间分辨率和较低的频率分辨率，而在低频部分具有较低的时间分辨率和较高的频率分辨率，适合于分析非平稳的信号及提取信号的局部特征。小波变换的独特能力使其成为分析脉搏波的有力工具。已有研究基于小波变换提取脉象信号的时频域特征，用于疾病分类，获得了较好的分类结果。

HHT 可以根据信号的局部时变特征进行自适应的时频分解，克服传统方法中无意义的谐波分量表示非平稳、非线性信号的缺陷，并且可以得到极高的时频分辨率，具有良好的时频聚集性。有研究基于 HHT 变换分析了冠心病患者支架植入手术前后的脉图信息，发现植入支架后有 82% 患者的 C_3 模态出现明显改善，接近于正常人的状态。

时频域联合分析法可以从时域和频域两个维度上细致地观察信号，但是脉象的时频参数比较抽象，生理意义不明确。

4. 非线性动力学方法 非线性时间序列分析是研究非线性动态系统各类运行状态的定性和定量变化规律的方法。其基本思想：系统中任一分量的演化都是由与之相互作用的其他分量所决定，因此，这些相关分量的信息必然隐含在任一分量的发展过程中，于是就能够从某一分量的时间序列中找到系统原来的规律。人体生理时间序列如脉搏波是由非线性系统（心脏等）产生的具有高度复杂性、非均匀性及随机性的生理信号。非线性时间序列分析方法已广泛应用于生物医学信号的分析，刻画生物医学信号的非线性特征，实现对生物信号识别、短期预测等。非线性动力学时间序列方法主要包括关联维数、李雅普诺夫指数、递归图及递归定量分析、样本熵、多尺度熵、延时矢量方差等。

（1）递归图及递归定量分析 递归图（recurrence plot，RP）是研究系统非线性动力学特征的有效工具。对于非线性系统而言，相空间重构是研究复杂系统的基础。根据Takens 嵌入原理，选择合适的嵌入维数和延迟时间，对实际或观测的手段获得的时间序列（如人体生理信号中的脉象信号），可以重构一个与原动力系统拓扑结构等价的相空间。相空间上的点作为行和列构造二维递归图，递归图能够直观地将信号高维空间内的运动状态映射到一个二维平面中，直观地表现信号的复杂性和非稳定性。但是递归图只能对系统动力学特征作定性的分析。因此，为了量化递归图中表现出来的系统递归现象，Zbilut 和 Trulla 等提出了递归定量分析（recurrence quantities analysis，RQA），定义了 RQA 参数，主要包括递归率（recurrence rate，RR）、确定性（determinism，DET）、对角线长度的均值（average diagonal length，L）、递归熵（entropy of diagonal length，$ENTR$）、层状度（laminarity，LAM）、竖直/水平线段长度均值（trapping time，TT）和最长竖直/水平线段长度特征（length of the longest vertical line，V_{max}）。不同的 RQA 参数描述了系统不同的动力学行为。有研究用递归图和递归定量分析（RQA）研究了冠心病患者脉图，提取了脉图的 RQA 参数；通过绘制脉图 RQA 参数的 ROC 曲线，评估 RQA 参数鉴别冠心病的诊断价值，结果显示 RQA 参数能有效区分冠心病组和正常组。

（2）样本熵与多尺度熵　熵定义为信息的产生率，样本熵（sample entropy，SE）是一种度量时间序列复杂度的方式，通过度量信号中产生新模式的概率大小来衡量时间序列的复杂度。样本熵表示时间序列在单一尺度上的复杂度，样本熵值越小，时间序列的复杂度越低。为了计算不同时间尺度下信号的复杂度，多尺度熵（multiscale entropy，MSE）被提出来，它是将样本熵扩展到多个时间尺度，计算不同尺度的样本熵。有研究基于样本熵分析了冠心病和正常人两组脉图的异同，基于多尺度熵分析了冠心病、高血压和正常人三组脉图的异同，研究发现疾病组脉象信号的样本熵值、多尺度熵值显著小于正常组。熵值的降低表明系统的复杂度降低，一般认为系统的复杂度降低将伴随某种病理状态的改变，复杂度的降低已被指出是病理动力学的一个普遍特征。

非线性动力学方法比较敏感，容易获得差异性的参数。该方法在解决生命系统的问题上有独到之处，即不需要考虑所研究系统的内部机理，仅根据系统输出信号重构与实际系统拓扑结构等价的相空间，通过输入和输出之间的关系来研究系统的特性。该方法仅强调了外部观测和系统在某方面的整体功能，医学解释不足。

（二）脉象信号模式识别

模式识别是信号处理与人工智能的一个重要分支。模式识别系统组成如图3-4所示。

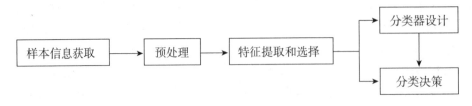

图 3-4　模式识别系统组成

脉象信号模式识别主要是对采集到的脉象信号进行滤波、周期提取、求平均波等预处理后，在此基础上进行特征参数提取与降维，并采用模式识别方法，训练具有较高识别率的分类器。脉象信号模式识别常分为两个阶段：特征降维与模式识别。

1. 特征降维 在模式识别系统中，获得对分类最有效的特征，同时尽最大可能减少特征维数是特征降维的主要任务。通过数据降维，可以消除维数泛滥及原始高危空间的多余不相关成分，方便原始数据的可视化，提高特征对分类的有效性，避免信息干扰。

目前常用的降维算法有线性降维和非线性降维两种。线性降维的主要方法是主成分分析法（principal component analysis，PCA）和多尺度变换（multi-dimensional scaling，MDS）。这两种方法主要通过数据样本的线性映射，将高维空间中的原始数据投射到低维空间中，它们对具有线性结构的数据集处理效果较好，并且具有较低的计算复杂度。如主成分分析是借助一个正交变换，将本来具有某种相关性的原向量转化成其分量不相关的少数几个主成分（综合变量）的统计分析方法，这些主成分能够反映原始向量的绝大多数信息。但是针对非线性数据集的处理时，在降维过程中会损失原数据的一些重要特性。非线性降维可分为全局降维算法和局部降维算法，主要的方法有等距映射（isometric feature mapping，ISOMAP）、局部线性嵌入（locally linear embedding，LLE）、核主成分分析（kernel PCA，KPCA）、拉普拉斯特征映射（laplacian eigenmaps，LE）等。这几个算法都是通过找出每一个数据点周围的局部信息，通过非线性映射将高维空间的数据投影到一个低维特征空间中，从而来保持原始数据集的局部结构特性。

2. 模式识别 模式识别是通过计算机用机器学习等算法来研究模式的自动处理和判读，常用的模式识别算法如下。

（1）最近邻法（k-nearest neighbors，KNN） KNN是最简单的机器学习算法之一，其核心思想是如果一个样本在特征空间中的k个最相邻的样本中的大多数属于某一个类别，则该样本也属于这个类别，并具有这个类别上样本的特性。

（2）支持向量机 SVM主要解决二分类问题，在解决高纬度、非线性、小样本等实践中极具优势，具有可推广性。

（3）决策树（decision tree，DT） 一种基本的分类与回归的方法，树模型由结点和有向边组成，通过递归地特征选择、决策树生成和剪枝的学习过程来形成最好的分类。

（4）随机森林（random forest，RF） 基于集成学习的思想，将多棵决策树合并在一起以获得更准确和稳定的分类与预测的方法，是一种高度灵活的机器学习算法。

（5）卷积神经网络 通过模拟人类神经元结构逐层进行信息传递，实现特征的自动提取。这些特征在许多研究中被证实比传统人工提取的特征更具表征力，能获得更好的分类和识别效果。

随着人工智能的快速发展，模式识别算法被逐渐应用于脉搏波分析研究中。如有研究提取了冠心病与正常组脉搏波信号的时频特征和样本熵特征，并基于随机森林算法建立了冠心病与正常人群的分类模型，达到了90.21%的识别率。

综上所述，脉搏波信号的研究主要围绕预处理、信号分析和识别展开。在实际应用过程中，常根据不同类型信号的特点和研究目标选用合适的方法来完成信号的分析与识别。

四、脉诊客观化应用研究

脉象是脉搏的形象和动态，通过脉诊仪在桡动脉处采集的压力脉搏波信号称为脉图。由于脉象的复杂性，通过脉图分析来研究脉象是解开脉象现代科学本质的必经之路。脉图分析与识别技术为深入挖掘寸口脉诊的临床诊断价值提供了客观手段。

（一）脉图分析与识别研究

脉象与心脏搏动、脉道通利和气血盈亏直接相关。不同的脉象会呈现出不同形态的脉图，如滑脉在一个心动周期内的脉图具有明显的双峰，重搏前波消失，降中峡降低；平脉呈现三峰形态，主波、重搏前波、重搏波三峰逐渐下降；弦脉则主波较为宽大，重搏前波较高，有时可能与主波融合。

在脉图的分类识别研究中，一般先由中医师对脉象类别进行标记，工程人员对脉图进行采集及特征提取，然后再建立脉图分类模型。时域分析法、频域分析法、时频域联合分析法是常用的脉图特征提取方法。脉图特征的准确提取是脉象分类识别的前提与关键。利用模式识别等算法对脉图特征数据集进行学习，可建立脉象分类模型。随着深度学习算法的快速发展，特征自学习成为可能。有研究将脉图时间序列作为深度学习网络的特征输入，结合时序卷积神经网络特征自学习方法，更好地提取脉图信号的细节信息和形态变化特征，为脉象的分析和识别研究提供了新的思路与方法。

（二）脉图分析在心血管疾病诊断中的应用研究

《素问·六节脏象论》曰："心者，生之本……其充在血脉。"心脏节律性收缩和舒张引起血管壁搏动，这种搏动沿着动脉树传播，受到流经各级动脉及分支中各种生理因素如血流、血压、血管壁弹性等的影响，使动脉波中包含极丰富的心血管系统生理病理信息。中医脉诊寸口诊法可视为获取心脏搏动产生的脉搏波在桡动脉处显现的部位、速度、振幅、节律和形态的窗口。通过检测脉图可获得脏腑病变信息，尤其是心血管结构与功能的变化。随着脉象客观化研究的日益深入，许多学者对心血管疾病尤其是冠心病、高血压的脉图特征与分类识别、脉图特征与中医辨证的关系、脉图特征与现代医学检查指标的相关性进行了研究，并取得了一定的进展。如有研究者开始了脉图特征在冠心病患者冠脉病变严重程度评估中的应用研究，具体如下。

1.研究对象 临床采集拟行冠状动脉造影检查的疑似冠心病患者共 529 例，其基本信息如表 3-1 所示。根据冠状动脉造影检查报告，将血管管腔狭窄直径 < 50% 病变患者纳入正常对照组（$n = 115$），根据血管管腔狭窄直径 ≥ 50% 的病变累及主要冠状动脉的支数，将冠心病患者分为 1 ~ 2 支病变组（$n = 277$）、多支（3 支及以上）冠脉病变组（$n = 137$）。

表 3-1 冠脉不同病变范围患者的基本信息

组别	例数	性别		年龄	身体质量指数
		男	女	($\bar{x}\pm s$，岁)	($\bar{x}\pm s$，kg/m^2)
正常对照组	115	67	48	62.98±11.372	24.922±3.461
1～2支病变组	277	169	108	66.56±9.779▲	24.408±3.520
多支病变组	137	100	37	66.79±11.641▲	24.364±3.290
统计量值	–	χ^2=7.430		F=4.798	F=1.063
P	–	0.024		0.009	0.347

注：与正常组比较，▲$P < 0.05$。

表 3-1 显示，三组人群在年龄和性别上存在统计学差异，冠心病组年龄大于正常对照组，且男性比例更大。年龄与性别是冠心病不可改变的危险因素。

2. 特征提取与比较 基于时域分析、多尺度熵分析提取了正常组、1～2支冠脉病变组、多支（3支及以上）冠脉病变组患者的脉图时域特征和多尺度熵特征。提取的时域特征包括 h_3/h_1、h_4/h_1、h_5/h_1、t_1/T、t_1/t_4、T、w_1 和 w_2，提取的多尺度熵特征包括 5 个尺度的样本熵，表示为 $MSE_1 \sim MSE_5$。运用统计分析方法对三组脉图特征进行组间比较，实验结果显示三组脉图时域特征和多尺度熵特征具有统计学意义的差异，如表 3-2 和表 3-3 所示。

表 3-2 冠脉不同病变范围患者的脉图时域特征比较 [$M(Q_1, Q_3)$]

时域参数	正常组（n=115）	1～2支病变组（n=277）	多支病变组（n=137）	Z	P
h_2/h_1	0.881（0.686，0.954）	0.939（0.846，0.973）▲	0.927（0.742，0.972）	11.690	0.002
h_3/h_1	0.753（0.537，0.842）	0.817（0.718，0.893）▲	0.776（0.609，0.887）	12.448	0.002
t_1/T	0.164（0.130，0.197）	0.156（0.123，0.192）	0.169（0.141，0.205）*	7.925	0.019
T	0.824（0.721，0.925）	0.851（0.762，0.945）	0.817（0.731，0.889）*	9.059	0.011
w_1	0.199（0.152，0.228）	0.211（0.171，0.238）	0.194（0.163，0.227）*	8.696	0.013
w_2	0.148（0.110，0.174）	0.164（0.122，0.194）▲	0.143（0.118，0.183）	9.456	0.009

注：与正常组比较，▲$P < 0.05$；与1～2支病变组比较，*$P < 0.05$。

表 3-3 冠脉不同病变程度患者的脉图多尺度熵特征比较 [$M(Q_1, Q_3)$]

MSE 特征	正常组（n=115）	1～2支病变组（n=277）	多支病变组（n=137）	Z	P
MSE_1	0.045（0.034，0.08）	0.040（0.032，0.07）	0.039（0.032，0.049）▲	7.524	0.023
MSE_2	0.093（0.070，0.168）	0.082（0.065，0.145）	0.079（0.065，0.101）▲	7.535	0.023
MSE_3	0.143（0.107，0.264）	0.125（0.099，0.227）	0.121（0.100，0.156）▲	7.516	0.023
MSE_4	0.194（0.145，0.369）	0.171（0.134，0.315）	0.164（0.135，0.214）▲	7.504	0.023
MSE_5	0.248（0.184，0.484）	0.216（0.170，0.411）	0.208（0.171，0.272）▲	7.344	0.025

注：与正常组比较，▲$P < 0.05$。

3. 模型建立　运用机器学习算法——随机森林，基于不同的脉图特征集分别建立冠脉病变范围评估模型并进行比较，其结果如表 3-4 所示。

表 3-4　冠脉不同病变支范围评估模型比较（识别率 %）

模型	正常组（$n=115$）	1～2 支病变组（$n=277$）	多支病变组（$n=137$）	平均识别率
模型 1	86.95	55.23	80.51	74.25
模型 2	87.38	72.21	80.86	80.15
模型 3	89.16	67.10	86.65	80.98

注：模型 1= 基本信息 + 时域特征；模型 2= 基本信息 +MSE 特征；模型 3= 基本信息 + 时域特征 +MSE 特征。

4. 结果分析　表 3-1 显示，行冠脉造影检查的冠心病非高危人群（冠脉正常组）高达 22%。因此，对疑似冠心病患者全部进行冠脉造影检查并非临床最优的选择，会给患者带来不必要的经济和心理负担。因此，寻找一种在行冠脉造影前对冠心病疑似患者的冠脉情况进行评估的无创、便捷且与心血管信息直接相关的生理信号具有非常现实的意义。而中医脉诊正是无创、便捷获取心血管信息的有效途径之一。寸口脉诊实质上是对动脉内血流动力学情况包括心血管状态的综合判断，借助心血管系统这一信息平台，综合来自全身各系统的信息来反映全身的生理病理改变。

表 3-2 显示，脉图时域特征组间存在统计学差异，与正常组比，1～2 支冠脉病变组脉图时域特征 h_2/h_1、h_3/h_1、w_2 增大（$P < 0.05$），与 1～2 支病变组比较，多支冠脉病变组脉图特征 t_1/T 增大（$P < 0.05$），T、w_1 减小（$P < 0.05$）。三组脉图时域特征的变化表明，随着冠脉病变的发生，患者动脉顺应性降低，血管外周阻力升高（h_2/h_1、h_3/h_1 增大），动脉内高压持续时间延长（w_2 增大），当病变范围进一步发展到 3 支及以上时，心功能减弱，心脏射血能力降低（t_1/T 增大），动脉有效血容量不足，动脉内高压状态持续时间缩短（w_1 减小），心率代偿性增快（T 减小）。因此，脉图时域特征组间差异在一定程度上反映了冠脉不同病变程度患者心血管功能状态的变化。不仅如此，表 3-3 显示，脉图多尺度熵特征组间也存在统计学差异，随着冠脉病变范围的扩大，多支冠脉病变组 MSE_1～MSE_5 均减小，反映冠脉多支病变组脉象信号时间序列复杂度降低，这可能与心血管系统的调节能力减弱有关。

表 3-4 显示，模型 2 对 1～2 支冠脉病变组的识别率最高，为 72.21%。模型对正常组和多支病变组的识别率最高，分别为 89.16% 和 86.65%，并且该模型的平均识别率也是最高的，为 80.98%。因此，当脉图时域特征和多尺度熵特征全部参与建模时，模型的性能最佳。

第二节 舌诊

一、舌诊的客观化

舌诊是传统中医"四诊"中"望诊"的重要内容，是辨证论治的重要手段之一。中医舌诊主要以望舌为主，运用视觉对人体舌象进行有目的地观察，以了解健康状况、测知病情的方法。包括望舌质与望舌苔，其中望舌质涉及舌神、舌色、舌形、舌态及舌下络脉，望舌苔涉及苔质、苔色等。医生通过舌象特征的变化进行临床诊断。

舌诊具有无创伤、无副作用、简单易行等优点。传统中医通过肉眼观察了解、预测人体健康状况。由于患者所处环境、精神状态及医生的经验有所不同，使得舌诊结果也会有所不同。因此，舌诊具有主观性，依赖医生的经验，且由于用语言文字描述舌象和病证，导致长期以来舌象难以精确记录和保存，舌诊的宝贵经验难以科学、量化地得以保留，极大地限制了中医学的传承和发展。

随着计算机、图像处理、人工智能技术的发展，逐渐形成以数字图像处理技术为基础的舌诊客观化研究体系，舌诊客观化研究主要针对舌图像及其序列展开，也有部分研究针对反射光谱展开。将数字图像处理技术与中医专家的临床经验相结合，实现中医舌诊的客观化、标准化、智能化，是中医学实现重大突破、取得更大发展的新途径。随着医工交叉学科的不断深入，借助图像处理技术实现中医舌诊的客观化研究是中医学现代化发展的热点之一，特别是人工智能技术的发展促进了深度学习在中医舌诊客观化、智能化的应用。目前舌诊客观化研究的主要内容包括舌图像采集、颜色校正、舌图像分割、特征提取及分类与预测。舌诊客观化图像处理的一般流程如图 3-5 所示。

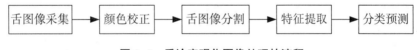

图 3-5 舌诊客观化图像处理的流程

二、舌图像采集

对舌象进行客观化处理，需要正确获取舌图像数据，因此中医舌图像标准化采集是舌诊客观化的基础，然而目前舌图像采集规范仍未形成统一标准。目前广泛采用的是国际照明委员会（法语：Commission Internationale de l'Eclairage，CIE）推荐使用的代表日光的标准光源 D65，即以显色指数（Ra）为 95、色温为 6500K 的自然光作为采集数字化舌图像的标准光源，照明光源的几何条件按照 45°/0°（照明角度 / 观测角度）安排光路。这是因为该条件既符合目视观察条件，又可有效解决舌面反射问题。虽然采集的基本条件有所确定，但具体的光源数量、多光源的位置设定、电荷耦合器件（charge coupled device，CCD）相机的参数等具体采集条件仍然难以统一，这在很大程度上限制了数字化舌图像数据的兼容性和通用性。现有的专业舌诊仪由于采用专业数码相机、专业光源和遮罩材料等，且体积较大，不便于普通患者日常使用。目前，随着电子产品的普及，使得智能手机、平板电脑、CMOS 相机等终端设备进行舌图像采集的需求日益增多，研究在自然光照环境下的舌图像采集与诊断也是当前研究的热点问题之一。舌图像采集的硬件设计汇总如表 3-5 所示。

表 3-5　舌图像采集的硬件设计汇总

时间	采集设备	采集箱体	光源环境	布光设计	舌镜距离
21 世纪初	数码卡片相机、数码摄像机	长方箱体、小型环绕箱体、积分球、局部暗箱	自然光、荧光光源、卤钨灯、相机闪光灯	45°/ 垂直	28cm
21 世纪 10 年代	数码单反相机、高清摄像头	附有吸光材料的箱体	氙灯、发光二极管	漫射 / 垂直、多次漫反射	对焦函数自动调整、20 ～ 30cm
21 世纪 20 年代	手机、数字摄像头	镜面玻璃外壳	自然光、发光二极管	智能补光（软件功能设置）	智能调节

三、舌图像颜色校正

舌象的颜色是进行临床辨证论治的重要依据。由于人眼的色适应和颜色恒常性，当照明条件发生变化时，人眼视觉系统有一种能尽量使感知色的差别趋于最小的倾向。而在通过图像采集设备采集舌图像时，对同一入射光来说，由于设备各通道的光敏特性不同，得到的颜色值也不同。同一数码相机随时间的增长，其光敏特性也会变化。不同的采集环境，不同的采集设备，导致非标准采集环境下舌图像的颜色差异较大，给舌诊的客观化带来很大困难。因此，如何在不同设备间和不同采集条件下保持色彩的一致性和重复性，即如何对舌图像进行颜色校正，这是计算机辅助中医舌诊必须解决的难题，是对舌象进行分析之前的关键步骤。

为了使不同设备的颜色表述具有较高的一致性，需要建立不同设备的颜色空间和确定的与设备无关的颜色空间之间的映射关系，从而可采用统一、确定的颜色空间来表述舌图像。在舌图像处理中，常用的颜色空间有 RGB、HSV、CIE-L*a*b*、YCrCb 等。表 3-6 为几种常用颜色空间列表。

表 3-6　几种常用颜色空间列表

颜色空间	含义及特点
RGB	三原色空间（红绿蓝），易于显示，是最通用的面向硬件的彩色模型。它将色调、亮度、饱和度三个量放在一起表示，很难分开
HSI/HSV	HSX 空间（X 可能是 I 或 V），H 是色调，S 是饱和度，I 是强度，V 是明度，是为了更好地对颜色进行数字化处理提出来的，接近人眼对色彩感知的原理，可较好地反映人对色彩的感知和鉴别能力
YCbCr	YCbCr 空间，Y 是指亮度分量，Cb 指蓝色色度分量，而 Cr 指红色色度分量。人的肉眼对视频的 Y 分量更敏感，因此在通过对色度分量进行子采样来减少色度分量后，肉眼将察觉不到图像质量的变化

续表

颜色空间	含义及特点
CIE-XYZ	XYZ 是对 RGB 的一种线性变换，变换后的颜色空间，XYZ 作为三基色，分别代表了 RGB 三基色刺激值的概念，并且三个值都可用正数去匹配所有颜色，每种颜色都可以表示成 XYZ 的混合。与人的视觉感知十分吻合，能够使色彩和强度保持独立。有 1931CIE-XYZ 和 1964CIE-XYZ 两种表色系统
CIE-L*a*b*	CIE1976 年提供的均匀色彩空间，L* 为明度，a* 为红/绿值，b* 为蓝/黄值。经常用 Lab 作为 CIE1976（L*，a*，b*）色彩空间的非正式缩写（也叫作 CIELab，它的坐标实际上是 L*、a* 和 b*）
CIE-LCH	L 代表明度，C 为色度，即色彩饱和程度，H 为色调，即色彩的总体倾向。CIE-LCH 颜色模型采用了同 L*a*b* 一样的颜色空间

在颜色空间的选取上，由于 RGB 颜色空间是设备相关空间，从数码相机得到的舌图像颜色就是 RGB 色度值，但由于 RGB 颜色空间会随着设备而改变，会导致舌图像颜色的失真，不能实现数据的共享，且 RGB 颜色空间不属于人眼视觉度量空间，因此直接利用 RGB 颜色空间进行舌图像的计算分析会带来较大误差。

选取合适的数字化舌图像处理分析的颜色空间，可在很大程度上避免颜色失真带来的不良影响。通常可以通过确定源颜色空间到目标颜色空间的映射关系来实现颜色空间的转换。例如，要减小由于不同环境、不同相机、不同设置产生的色彩偏差，可以借助 CIE-XYZ、Lab、HSV/HSI 等过渡性的转换空间，对舌图像进行颜色校正。常用的颜色校正方法主要有基于多元线性回归的颜色校正方法、基于神经网络的颜色校正方法、基于支持向量机的颜色校正方法、查表法等。

1. 基于多元线性回归的颜色校正方法 多项式回归的颜色校正方法是根据实际采集的色标图像 RGB 的三刺激值和对应色标的标准三刺激值，通过多项式拟合和最小二乘法获得模型系数矩阵作为这个回归模型中的参数，对图像进行校正。多项式回归方法需要存储空间少，计算速度快，容易实现。多项式回归法可以直接利用其图像的 R、G、B 值作为输入向量，也可以将输入向量的坐标进行各种组合，如交叉积、平方项、立方项等，以提高回归效果。其中的关键技术是关于多项式中输入向量组合的选择，并不是项数越多，回归效果越好，而是要根据自己的实际情况合理选择。多项式回归方法的优点是无须将 RGB 色彩空间图像转换到其他色彩空间，缺点是其颜色校正精度还有待于提高。

2. 基于神经网络的颜色校正方法 近年来，随着人工神经网络技术的发展，人们开始利用神经网络的非线性映射、可学习分类及高速并行处理的能力来解决多因素、多重非线性和高维复杂度特性的色彩重现问题。基于反向传播神经网络（back propagation，BP）的色彩匹配方法的优点是无须根据色彩学基本理论建立显式的非线性转换关系，如果样本精度高，网络结构设计合理，这种方法可达到接近查表法的精度，而所需存储空间却非常少，其样本测试的工作量也低于查表法，但缺点是 BP 神经网络收敛速度慢、易陷入局部最优、网络参数对训练样本敏感、容易产生过学习问题、计算代价高等。

3. 基于支持向量机的颜色校正方法　支持向量机是在高维特征空间使用线性函数假设空间的学习系统，它由一个来自最优化理论的学习算法训练，该算法实现了一个由统计学习理论导出的学习策略。算法将实际的问题转化到高维特征空间，在高维空间中用线性判别函数实现原空间中的非线性判别，并且算法的复杂度与维数无关。近几年支持向量机被引入解决颜色校正问题。和 SVM 相似，支持向量回归（support vectors regression，SVR）也是使用非线性核函数把训练数据转化到高维特征空间，这样就转化为线性回归问题。在解决回归问题时，引入 ε 不敏感损失函数，这个损失函数可以忽略真实值某个范围内的误差。在舌象诊断系统中，SVR 方法经常应用在舌图像颜色校正领域，以便把非标准环境下采集的舌图像校正到标准采集环境下。实验表明，SVR 的方法明显优于基于多项式的方法和基于神经网络的方法。

四、舌图像分割

舌图像分割是舌诊客观化的基础，其准确性会直接影响智能舌诊系统的分析结果。舌图像分割从应用的角度可分为两个方面的内容：舌体分割和舌质舌苔分离。舌体分割和舌质舌苔分离是中医舌诊客观化研究的基础和重要内容之一，是后续舌体特征提取与识别的基础。

1. 舌体分割　早期的舌体分割算法多采用传统的图像处理方法，如阈值法、边缘检测法和基于区域的分割方法等，基本都是利用图像的颜色或亮度信息来确立分割阈值或提取边界。由于每个人的面部唇色与舌色颜色接近，同时舌图像的采集过程也会受到光线的影响，这些因素都加剧了舌体分割算法的不稳定性，影响了舌体分割的精度。

1988 年，Kass 等人提出了主动轮廓模型，将图像分割问题转换为求解能量泛函最小值问题，为图像分割提供一种新思路。主动轮廓模型的主要原理通过构造能量泛函，在能量函数最小值驱动下，轮廓曲线逐渐向待检测物体的边缘逼近，最终分割出目标，也称为 Snake 模型。有研究结合舌体的位置、颜色等先验信息，应用 Snake 模型进行舌体分割时，分割的稳定性和准确率都有所提高。还有研究通过滤波的方式去除图像中的噪声，之后在基于色调、饱和度和亮度的 HSI 颜色空间中，利用两个 Snake 模型分别从舌头的内外两侧进行轮廓定位，实现舌体分割。该类方法首先结合先验知识确定舌体的粗略形状，然后利用 Snake 模型进行精细化分割。Snake 模型的最大缺点是受限于先验知识获得的初始形状的位置，当初始形状位置不合适时，就会导致最终的分割结果较差。

随着人工智能技术、计算机视觉的发展与广泛应用，许多学者将深度学习应用到舌体分割中。与传统方法相比，基于深度学习的分割方法具有以下三个优点：①在计算机视觉中识别率可达到最高；②可以充分利用大型数据集进行自动特征学习；③可以最大限度地实现特征表示和分类器性能的联合优化。目前，基于深度学习的舌体分割方法主要有卷积神经网络、全卷积网络、基于编解码器的模型等。

（1）卷积神经网络（CNN）　卷积神经网络是深度学习中应用最广泛的架构之一。一些最著名的 CNN 架构包括 AlexNet、VGGNet、ResNet 和 DenseNet 等。如有人设计了一个结合 Res-50 和 DeepMask 的舌体分割网络，以 50 层的 ResNet 为骨干网络，用来获得更高的分类精度和更低的训练误差。有研究通过亮度识别和图像增强等预处理，设计了增强的 HSV 卷积神经网络预测舌体轮廓。这使得整个分割过程变得复杂。还有研究提出一种新型的辅助损失函数与 CNN 相结合，利用大量数据学习来建立端到端的分割模型。

（2）全卷积网络（fully convolutional network，FCN）　全卷积网络用卷积操作代替了 CNN 中的全连接操作，其架构交替使用多层普通卷积和池化操作。FCN 可以解决全连接层中输入图像的大小必须固定的问题（即可以处理任意大小的输入图像）。有研究提出了基于 FCN 的分割模型并结合深层语义信息和浅层外观信息进行舌体区域的语义分割。还有研究采用了 FCN 来处理舌体轮廓模糊且和周围组织颜色相近的问题，获得更好的分割结果，为后续的舌体分析和辨证诊断做准备。

（3）基于编解码器的模型　所谓编解码结构就是指整个网络中存在一个主要的编码器模块和一个解码器模块。编码器主要用来从输入中提取特征图谱，而解码器主要是将经过编码器处理得到的特征进行进一步的特征优化和任务处理（比如分割任务），逐步实现对每个像素的标注。比较经典的有 UNet 和 SegNet 网络。UNet 多用于医学图像分割的网络。UNet 对 FCN 进行了进一步延伸，将图像从像素到高语义的特征图谱（feature map）的过程看成编码器，从高语义到像素级别的分类（Score Map）的过程看作解码器，进行了卷积加深处理。不同于 UNet，SegNet 采用了完全对称的编解码结构策略，即编码器与解码器的结构完全对称。已有相关研究利用 UNet 获取舌体图像特征，结合颜色空间与 UNet 对舌体病证进行语义分割，结合 UNet 和迁移学习，设计迭代跨域舌体分割的框架。在用 SegNet 分割方面，有研究将亮度统计与 SegNet 结合起来进行舌体图像分割。通过将训练图像的像素分为舌体区域和背景两类，采用编码器网络提取特征，再利用解码器网络对上采样层的图像信息进行丰富，从而获得池化过程中丢失的信息，提高分割精度。

从早期的阈值分割，到中期以 Snake 模型为主流的模型法，到目前基于深度学习的网络算法，舌体分割的精度和自动化程度逐步提高。传统的检测分割方法计算成本低，但是效果较差，基于深度学习的分割算法能实现图像端到端的分割，效果好但计算成本高，一般都需要 GPU 的计算，影响实际落地应用。

2. 舌质与舌苔分离　中医理论认为舌质的变化主要反映脏腑的虚实和气血的盛衰，而舌苔的变化主要用来判断感受外邪的深浅、轻重及胃气的盛衰。舌质与舌苔的准确分离是后续舌体特征提取和识别的基础，是中医舌诊客观化工作的关键。舌苔从舌体中分离的质量将影响后续分析的准确性，从而影响临床的诊断和治疗。目前，国内学者对舌质与舌苔自动分离的算法研究主要集中在阈值法和聚类法。

传统阈值分离法通常根据专家提供的数据和实验结果确定经验阈值，利用该阈值对舌图像进行二值化，进而分离舌苔和舌质。然而舌苔和舌质颜色种类多，用单一固定的阈值分离舌苔和舌质，大大降低了舌苔、舌质的分离准确率。有研究在传统阈值分离法的基础上，提出了使用多个色彩通道动态选取阈值的方法，但由于某些舌苔和舌质灰度级极其相似，舌苔和舌质可能会交汇出现，呈现苔中有质、质中有苔的情况，影响舌苔和舌质的分离精度。

基于聚类的分离法自适应性更强，且能减小舌苔、舌质交汇造成的分离误差。有研究将舌图像分别投影到不同颜色空间的 R 通道、L* 通道、a* 通道和 H 通道上，并对舌图像各通道像素进行 K-means 聚类得到 2 个集合，比较后发现 a* 通道舌图像聚类效果最好。然而，K-means 聚类算法对初始中心点位置极其敏感，随机选择的初始聚类中心点可能会导致聚类结果陷入局部最优解。有研究提出将彩色图像由 RGB 颜色空间转换为 L*a*b* 颜色空间，避免了因 RGB 颜色空间各色彩通道高度线性相关而引起的误差。待分割图像每个像素由 L*、a*、b* 的 3 个分量组合表示，将所有像素作为聚类样本进行 K-means 聚类，可以获得较好的聚类效果。基于深度学习的方法因其训练需要大量的样本数据以及舌图像的特殊性，影响了此方法在舌苔和舌质分离的应用。

五、舌象特征

中医舌诊中舌象特征包含内容较多，主要包括：舌质的颜色、老嫩、胖瘦、齿痕、点刺、裂纹；舌苔的颜色、分布、厚度、腐腻、润燥；舌下络脉的色泽及曲张度等。按舌象特征的物理分布可分为舌质特征、舌苔特征和舌下络脉特征 3 类。要进行舌象客观化研究，需要提取舌象的客观化特征。舌象特征提取主要包括舌象颜色提取、舌体纹理分析、舌点刺或瘀点识别、齿痕舌特征提取等。

1. 舌象颜色　《中医临床舌诊图谱》中将舌色分为淡白、淡红、红、暗红、绛、紫、蓝和青共 8 种，将苔色分为白苔、黄苔、黑苔、灰苔共 4 类。正常人一般舌质为淡红色，舌苔微白隐红，如果发生了病变，会出现红、白、青、紫等几种不同的色泽。"望舌色"是中医舌诊的重要内容之一，临床医生主要凭肉眼判断，而在中医舌诊客观化研究领域，一般将舌质颜色的最佳显现区域划分为舌左、右侧区及舌尖区，并转化为不同的颜色空间，通过计算机算法实现舌质颜色识别或分类。有研究在选用 CIEL*a*b* 颜色空间的基础上，采用聚类分析法观察舌色的聚集情况与舌色分类间的关系，形成样本训练集，再通过 k 均值聚类算法计算每种舌色的聚类中心，对不同种类舌色分类色度数据进行标定，通过分类器实现舌色的自动识别与分类。有研究尝试了在不同色度空间中，使用不同的聚类尺度对舌图像进行颜色匹配，提出了新的聚类尺度，为基于颜色内容的舌图像数据库的研究提供了一种有效的手段。有研究基于 HSI 颜色空间，提出了可以将舌质与舌苔在二者颜色发生混叠的区域分离开的松弛算法，进而统计出舌质和舌苔的颜色并对二者进行量化分析。对苔色的空间分布特征描述，可将 CIEL*a*b* 颜色空间转化的 CIE-LCH 空间，通过对明度 L、色度 C、色调 H 这 3 个参数进行定量分析，实现苔色的分类及判断。有研究表明，从数字舌图像中通过统计各类苔色色度值分布特征，发现明度 L 参数在舌苔类型分类中最具参考价值，将颜色数据的定量分析和舌苔的空间分布相结合可有效实现舌苔自动分类诊断。

2. 纹理特征　舌象纹理的内容主要包括：舌质老、嫩、光剥；舌苔的腻、腐、糙；舌象的点刺、瘀点、裂纹等。由于纹理特征分析方法的局限，目前只能对部分特征进行数据分析。通常有两种方式来描述舌象的纹理特征，一种是根据其现有的结构，它的基元主要集中在特定规则的空间中；另一种是基于统计理论，对舌图像区域内定量统计灰度分布。舌象纹理的变化主要是灰度的变化，可应用灰度差分统计方法对舌图像表面纹理进行描述，从而对应建立各类舌象特征的图像库，建立表示图像灰度级的空间相关矩阵（灰度共生矩阵）。灰度共生矩阵是图像中像素对的联合概率分布，是一个对称矩阵，它不仅反映图像灰度在相邻方向、相邻间隔、变化幅度的综合信息，也反映了相同的灰度级像素之间的位置分布特征，是计算纹理特征的基础，但这种方法没有充分利用像素相对位置的空间信息。通常可以采用 Tamura 和 Gabor 纹理算法提取舌图像特定区域的纹理特征。

六、舌象的分类与预测

舌象分类是舌诊客观化的重要内容之一，主要分为四个大分类任务，分别是舌色分类、舌形分类、苔质分类和苔色分类。舌象分类任务不仅难度大，并且没有公开的数据集，这给舌象的分类带来了不小的困难。随着深度学习的迅速发展，利用深度学习结合图像处理技术进行舌象分类与诊断，能够挖掘出具有更强表征力的特征，使分类与诊断结果更加准确。在中医对舌象进行分类和诊断的时候，最常见的是根据舌色和苔色进行分类研究。有研究提出了一种 SVM 的两阶段多色分类方法，首先利用 k 均值聚类将舌象聚类为图像背景（黑色）、深红色区域、红色/浅红色区域和过渡区域四个群集，然后利用 SVM 进行三分类。哈尔滨工业大学利用 12 维的颜色比例特征向量，并结合其他颜色信息（如亮度），提出了对舌图像颜色进行分类的算法，取得了较好的效果。

除了通过舌色、苔色来进行舌象分类，舌象的其他特征分类研究也在逐步开展。舌象粗糙与细腻等纹理特征是区别老、嫩舌的重要特征，可以通过统计对比度、熵、平均值、二阶矩阵等纹理参数，通过纹理分析来实现老、嫩舌的识别；对裂纹舌的识别，可以根据 2 维 Gabor 小波系数能量分布与裂纹的关系，定性地分析裂纹是否存在及其数量多少，将舌纹理定性地分为无舌纹、有少量舌纹和有舌纹 3 种情况；对点刺舌的判断，可以通过颜色更深更红、灰度特征较邻近区域灰度值小、形态大小较为接近等特征，统计颜色模型各参数，从而分类判断，再将彩色图像转换为灰度图像，进行模板灰度相对差值的阈值判断。对胖瘦舌的判断，通常可以通过二次函数、四次函数、高斯函数等曲线拟合函数的方法，以及提取几何特征、开口大小等确定舌体胖瘦，将舌体分为正常舌、胖大舌、胖大有齿痕舌、瘦小舌 4 类。

目前，基于深度学习的舌象分类方法大多针对单个标签进行分类，比如以单独的舌色、苔色、腐腻或舌形为主要研究内容，当面对多个分类标签时，如分类舌色和苔色常训练两个分类模型，会消耗过多的计算量和时间，并且还忽略了不同分类任务之间可能存在关联，不能将有效信息完全利用。目前基于深度学习的舌象分类多是将问题转化为多类别分类或多标签分类。多类别分类需要训练多个分类模型，这种实现方式由于同一张舌图像有多个标签，导致舌色和苔色分类任务侧重提取的特征可能会发生混淆，从而造成舌象分类标签的混乱，模型预测的结果也不准确。当类别数目较多时会导致精确度降低，造成标签歧义性。

七、应用举例

以下应用 AlexNet 网络，对舌体的胖瘦进行分类。本例只在理论上进行 AlexNet 神经网络模型的验证，不做精度、特异性和鲁棒性等方面的考量，特此说明。

1. 实验环境　实验环境为处理器型号为 Intel(R) Core(TM) i7-6700，主频 3.4GHz，内存 8G，计算机采用 Windows10，64 位系统，Python 采用 3.6 版本，PyTorch 采用 1.8.1 版本，集成开发环境为 PyCharm2020.1，训练过程中采用梯度下降算法作为模型训练算法。

2. 实验数据　在实验数据方面，所采用的数据图像均从某医院获得，被试者正对成像设备，摆正头部位置，在放松状态下，充分吐露舌头，获得舌图像。选取拍摄质量较高的 1010 张各类舌图像预处理后作为实验的数据集，图像全部为 RGB 色彩模式，舌图像分辨率不一，均被等比例缩放为 224×224 的 JPG 格式彩色图像。其中胖大舌 394 张（包含齿痕舌），正常舌 300 张，瘦小舌 316 张。图 3-6 为实验数据图像样本，（a）为正常舌，（b）为胖大舌，（c）为胖大有齿痕舌，（d）为瘦小舌。

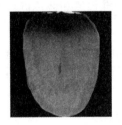 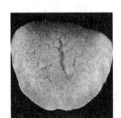 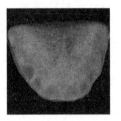 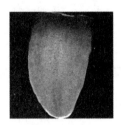

　　（a）正常舌　　　　　　（b）胖大舌　　　　　　（c）胖大有齿痕舌　　　　　　（d）瘦小舌

图 3-6　实验数据舌图像样本实例

3. 网络模型

（1）主干网络　采用 AlexNet 卷积神经网络，如图 3-7 所示，原有 AlexNet 采用了多 GPU 并行的结构。后来由于计算机性能的提高，也可在一块 GPU 上或 CPU 进行。

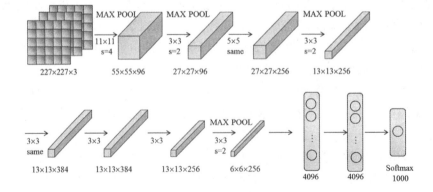

图 3-7　AlexNet 卷积神经网络结构

设输入图像长度为 W，宽度为 H（一般情况下 W=H），通道数为 C，卷积核大小（kernel_size）为 K，卷积核的通道数只与输入图像的通道数有关，一般应与输入图像的通道数一致，卷积核数量（kernel_num）为 N，卷积运算步长（stride）为 S，填充大小（padding）为 P（一般用 0 填充），则每一级的输出尺寸如下。

$$\text{wide} = \frac{W-K+2P}{S}+1 \tag{3-1}$$

$$\text{height} = \frac{W-K+2P}{S}+1 \tag{3-2}$$

从图 3-7 中可以看出，在 AlexNet 的网络结构中，共包含 5 个卷积层、3 个池化层、3 个全连接层和 1 个用于多分类的归一化指数函数 Softmax 层。

卷积层 1：输入为 227×227×3 图像（边缘扩充，原始图像大小为 224×224×3），卷积核的数量 N 为 96；卷积核的大小 K 为 11×11×3；步长 S 为 4，不扩充边缘，P=0。
卷积后的特征图输出大小为
wide=（227-K+2P）/S+1=（227-11+0）/4+1=55
height=（227-K+2P）/S+1=55
N=96
然后进行局部响应归一化（local response normalized，LRN），之后进行池化，池化核大小为 3，S=2，P=0，最终获得第一层卷积的特征图，大小为 27×27×96。

卷积层 2：输入为第一层卷积的特征图 27×27×96，卷积核的数量 N 为 256 个，卷积核大小为 5×5×48，P=2，S=1；然后做 LRN，最后采用最大池化，池化核大小为 3，S=2；最终获得第二层卷积的特征图，大小为 13×13×256。

卷积层 3：输入为第二层的输出 13×13×256，卷积核的数量为 384 个，卷积核的大小为 3×3×384，P=1，第三层不做 LRN 和池化，最终获得第三层卷积的特征图，大小为 13×13×384。

卷积层 4：输入为第三层的输出，卷积核的数量 N 为 384 个，卷积核的大小 K 为 3×3×384，P=1，和第三层一样，没有 LRN 和池化，最终获得第四层卷积的特征图，大小为 13×13×384。

卷积层 5：输入为第四层的输出，卷积核的数量 N 为 256 个，卷积核的大小 K 为 3×3×256，P=1。然后直接进行最大值池化，池化核的大小为 3，S=2，最终获得第五层卷积的特征图，大小为 13×13×256。

第六、七、八层是全连接层，每一层的神经元的个数为 4096，最终输出 Softmax 为 3，全连接层中使用了 ReLu 和 Dropout 函数。

（2）数据增强　性能优秀的卷积神经网络依靠大量图像训练而得，而医学图像不易采集，训练过程中极易过拟合，因此需要对舌图像进行扩充。在深度学习领域中，常见的数据扩充策略有图像随机旋转、调节亮度、加入随机噪声和随机裁剪等方法。然而由于舌图像的特殊性，并不是每一种数据扩充方式都适用。例如，随机旋转会导致舌头产生歪斜，而歪斜在舌象中本身就是一种特征；随机裁剪会改变舌头形状，使得图像失去完整形状信息。在本实验中，利用 Python 中 skimage 库通过增加噪声、逆时针旋转、高斯模糊，利用 util 库调节亮度、颜色增强、对比度增强和锐度增强的方法，实现舌图像训练集的扩充。对数据集以 8∶1∶1 划分训练集、验证集和测试集。

（3）激活函数　一般神经元的激活函数会选择 sigmoid 函数、双曲正切 tanh 函数或 ReLu 函数。sigmoid 函数公式为 $sigmoid(x) = \dfrac{1}{1+e^{-x}}$，也叫 logistic 函数，用于隐层神经元输出，取值范围为（0，1），一般用来做二分类，由于在接近 0 或 1 时会饱和，在这些区域梯度几乎为 0，导致网络训练出错；tanh 函数的公式为 $tanh(x)=2sigmoid(2x)-1$，它将输出压缩到 [-1，1] 之间，也存在饱和问题，但它的输出是以 0 为中心的，tanh 函数在特征相差明显时效果很好，比 sigmoid 函数更受欢迎；ReLu 函数选择非线性非饱和函数 $y=\max(0，x)$，它能在正半区时保持梯度不衰减，从而缓解梯度消失问题，而在负半区导数为 0，利用网络的稀疏性，缓解过拟合，且 ReLu 函数计算简单，计算量节省很多。三个常用激活函数的曲线如图 3-8 所示。

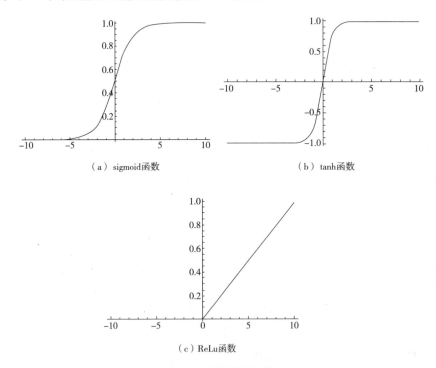

（a）sigmoid函数　　　　　（b）tanh函数

（c）ReLu函数

图 3-8　常用激活函数

AlexNet 用 ReLu 替代 sigmoid 作为激活函数，解决了在较深网络中存在的梯度弥散问题。有实验结果表明，相比于反正切函数，AlexNet 训练速度大约有 6 倍提升。

（4）Dropout 策略　由于卷积神经网络模型的复杂性，当训练样本不足时，不可避免地会导致过拟合问题。AlexNet 在最后两个全连接层中使用了 Dropout 函数避免过拟合，即：在一次训练过程中，按照一定的比例随机更新卷积神经网络中每层神经元节点的部分节点，网络结构可以得到大大的简化，降低训练时间。

4. 算法性能评估　在卷积神经网络的调参过程中，一般参考训练集和验证集准确率的变化来判断网络是否达到稳定状态及最优。通过训练过程中训练集和验证集准确率的变化确定迭代次数，当验证集准确率趋于平稳时，表明模型收敛，可选择此时的迭代次数作为网络训练的迭代次数，然后将训练与验证集合并作为新的训练集训练模型，最后在测试集上计算评价指标。

衡量分类结果的评价指标有准确率、精度、特异性等指标。模型准确率定义如下。

$$模型准确率 = \frac{模型判断正确的样本量}{总样本量} \tag{3-3}$$

除了模型准确率，在临床诊断中，医生往往更关注分类模型中每种类型的灵敏度与特异度。灵敏度和特异度的计算如表 3-7、3-8 所示。

表 3-7　分类混淆矩阵

指标		判断类别	实际类别	
			阳性	阴性
预测结果	阳性		TP	FP
	阴性		FN	TN

注：TP 为 True Positive，表示真阳性，即金标准为阳性且模型预测为阳性的样本量；TN 为 True Negative，表示真阴性，即金标准为阳性而模型预测为阴性的样本量；FP 为 False Positive，表示假阳性，即金标准为阴性而模型预测为阳性的样本量；FN 为 False Negative，表示假阴性，即金标准为阴性且模型预测为阴性的样本量。

表 3-8　分类评价指标

指标	表达式
准确率	（TP+TN）/（TP+FP+FN+TN）
灵敏度	TP/（TP+FN）
特异度	TN/（TN+FP）

注：除此之外，为了更直观地分析分类模型的准确性，基于分类混淆矩阵，接受者操作特征曲线（receiver operating characteristic curve，ROC）和 ROC 曲线下面积（area under the curve，AUC）也被用来衡量分类模型的性能。

5. 实验设计和结果　本次实验默认损失函数为交叉熵，默认学习率优化器为Adam，默认批处理大小为 32，初始学习率为 0.002。首先确定模型迭代次数。在 808例训练集和 101 例验证集上记录训练过程中损失的变化并绘制模型学习曲线。当验证集损失趋于平稳时，表明模型收敛，选择此时的迭代次数作为网络训练的迭代次数。训练过程如图 3-9 所示，图 3-10 为迭代精度曲线，预测结果示例如图 3-11 所示。

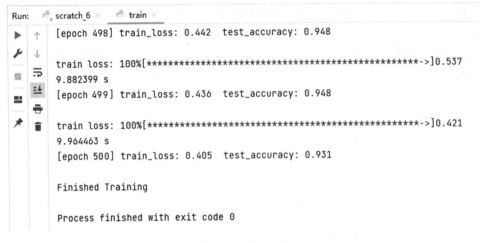

图 3-9　训练过程

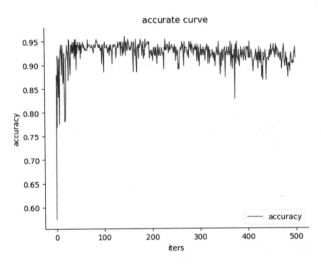

图 3-10　训练精度曲线

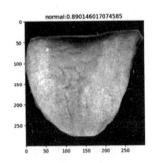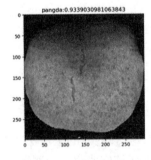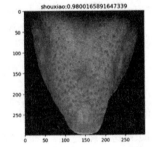

图 3-11　预测结果示例

第三节 色诊

医生运用视觉，对人体全身和局部之"色"等有目的地进行观察，以了解健康或疾病状态，称为色诊。色诊为中医望诊的一部分，色诊尤其是面部色诊反映内脏病变较为准确，实用价值较高，因而望面色成为中医常用的独特诊法。

一、色诊的内容

（一）色诊专指颜面气色

《难经》曰"望而知之谓之神"，《素问·阴阳应象大论》曰"善诊者，察色按脉，先别阴阳"。由此可知，色诊在中医四诊中的地位极为重要。色，本为会意字，甲骨文中像一个人驮另一个人，仰承其脸色，其义为脸色。《说文解字》："色，颜气也。"《素问·脉要精微论》曰："夫精明五色者，气之华也。"《康熙字典》曰："人之忧喜皆著于颜，故谓色为颜气。"色的本义是颜面之气，以后才逐渐引申出景色、物色、女色等。中医色诊理论源自《黄帝内经》，尤其注重面部色诊法。《黄帝内经》涉及色诊共52篇136节，内容丰富。凡单独写"色"或者"五色"而不另加标明者，均为阐述颜面气色。另包括目色、络色、爪甲色共6篇6节，全部另加标明，可见其所占的绝对优势。《黄帝内经》与《说文解字》《康熙字典》对"色"的解释也完全一致，专指颜面气色。色诊理论经历代医家的阐发，其内容不断丰富完善，《伤寒论》《金匮要略》中包括了面色、目色、苔色、便色等丰富的诊法。《医学准绳六要》首次提出了"望色"一词，以后历代重要中医诊法及望诊著作中多沿用，其观察范围不断扩大，其内容涵盖皮肤、黏膜、爪甲、毛发、舌、舌下、分泌物、排出物等，但重点仍是对面部气色的观察。因此，后世认为望色的观察部位既有面部，又包括全身，但由于色的变化在面部表现最明显，因此常以望面色来阐述色诊的内容，而《黄帝内经》中"色"则专指颜面气色。

（二）色诊的主要内容

中医"色"本义为颜面气色，内涵包括颜色、色泽、色部、色势、色情。中医"色"可准确地反映人体脏腑经络气血的状态，犹枝叶与根；"色"具有明显的生命特征，其反映的生命结构具有整体性、多样性、恒动性；"色"与疾病部位、疾病性质、病程演变息息相关。中医对"色"的认识体现了中医以整体观念、恒动观念、辨证观念认识生命运动和疾病变化规律的特有视角。

1. "色"可指颜色 《黄帝内经》对"色"的描述丰富，尤其侧重对"五色"的论述。中医"色"可指颜色，具有明显的生命特征，是对活体生命颜色的观察，其反映的生命结构具有整体性、多样性。《灵枢·五变》曰："何以候骨之小大，肉之坚脆，色之不一也……其地色殆然，不与其天同色。"《灵枢·逆顺肥瘦》曰："愿闻人之白黑肥瘦小长，各有数乎？……广肩腋项，肉薄厚皮而黑色……瘦人者，皮薄色少……视其白黑，各为调之。"中医的"色"所反映的生命结构不仅具有多样性，且有规律可循，当时的学者已经将五色、五形、五方、五味、五音、五脏、五官等联系起来，形成了五行理论。《灵枢·本脏》曰："赤色小理者心小……白色小理者肺小……青色小理者肝小……黄色小理者脾小……黑色小理者肾小。"《灵枢·阴阳二十五人》曰："木形之人……似于苍帝，其为人苍色……火形之人……似于赤帝，其为人赤色……土形之人……似于上古黄帝，其为人黄色……金形之人……似于白帝，其为人方面白色……水形之人……似于黑帝，其为人黑色面不平。"

疾病部位不同，脏腑经络气血阴阳不同，则颜色不同。五脏气血阴阳属性不同，则颜色不同。《灵枢·五色》曰："以五色命脏，青为肝，赤为心，白为肺，黄为脾，黑为肾。"《儒门事亲·卷七》记载了胆腑受怖的面色："面青脱色，胆受怖也。"

疾病性质不同，气血变化不同，则颜色亦不同。《灵枢·五色》曰："青黑为痛，黄赤为热，白为寒。"《金匮要略·脏腑经络先后病脉证》描述了鼻头色青、色微黑、色黄、色白分别对应不同的疾病性质："病人有气色见于面部，愿闻其说。师曰：鼻头色青，腹中痛，苦冷者死。鼻头色微黑色，有水气；色黄者，胸上有寒；色白者，亡血也。设微赤，非时者死。……又色青为痛，色黑为劳，色赤为风，色黄者便难，色鲜明者有留饮。"《医林改错·卷上·通窍活血汤所治症目》记载了色红与瘀血的对应关系："色红是瘀血。"

2. "色"可指色泽 《素问·脉要精微论》曰："夫精明五色者，气之华也。"华，本义是树木开花，古通"花"，引申为美丽而有光彩的，如华丽、华美等，或者精英，如精华等。《伤寒论·平脉法》曰："寸口脉缓而迟，缓则阳气长，其色鲜，其颜光，其声商，毛发长。"健康状态下，人体阴阳之气是动态平衡的，其面色为红黄隐隐，明润含蓄。病理状态下，气血变化不同，色泽不同，反映的疾病性质和部位不同。

（1）色泽和疾病部位相关 色泽为脏腑经络气血精华的反映，不同的疾病，色泽不同，相同的疾病，不同的病理阶段气血阴阳变化不同，色泽亦不同。《灵枢·经脉》描述了肝病时面尘脱色的色泽变化。"妇人少腹肿，甚则嗌干，面尘脱色，是主肝所生病者。"《素问·五脏生成》则详细地描述了五脏不同病理变化阶段见生和见死之颜色、色泽。"五脏之气，故色见青如草兹者死，黄如枳实者死，黑如炲者死，赤如衃血者死，白如枯骨者死，此五色之见死也。青如翠羽者生，赤如鸡冠者生，黄如蟹腹者生，白如豕膏者生，黑如乌羽者生，此五色之见生也。生于心，如以缟裹朱。生于肺，如以缟裹红。生于肝，如以缟裹绀。生于脾，如以缟裹栝楼实。生于肾，如以缟裹紫。此五脏所生之外荣也。"

（2）色泽和疾病性质相关 疾病性质不同，气血变化不同，色泽亦不同。如水病面目鲜泽；痿病肺热证，色白而毛败，肾热证，色黑而齿槁。《金匮要略·水气病脉证并治》曰："夫水病人，目下有卧蚕，面目鲜泽，脉伏，其人消渴。"《素问·痿论》曰："肺热者，色白而毛败……肾热者，色黑而齿槁。"相同的颜色，色泽不同，医学意义不同。同是血淋，色鲜为小肠实热，色瘀为肾、膀胱虚冷。《丹溪心法·卷三·淋四十三》曰："血淋一症，须看血色分冷热。色鲜者，心、小肠实热；色瘀者，肾、膀胱虚冷。"

同是黄色，有橘子色、熏黄、色暗不明、色光而润、黄而膏润之分，分别对应不同的脏腑和邪气。《伤寒论·辨阳明病脉证并治》曰："伤寒七八日，身黄如橘子色，小便不利，腹微满者，茵陈蒿汤主之。"《临证指南医案·疸》曰："胆液为湿所阻，渍于脾，浸淫肌肉，溢于皮肤，色如熏黄，阴主晦，治在脾。"《医宗必读·黄疸》曰："湿家之黄，色暗不明；热家之黄，色光而润。"《灵枢·五色》曰："黄而膏润为脓。"

3. "色"可指色部　色部为中医特有概念，中医把色和形结合起来，以五行理论为基石，把脏腑、经络、阴阳、气血的变化联系起来，形成了独特的色部理论。色是人体气血的反映，色部为诊察气血的窗口，和病证息息相关，病证不同，气血变化不同，色部不同。《灵枢·五色》曰："黄帝曰：五色之见也，各出其色部。"《黄帝内经灵枢集注·卷五·五阅五使》曰："五官者，五脏之阅也，阅其五官之色证，则知五脏之病矣。"

（1）色部和疾病部位、性质相关　《黄帝内经》对色部的定位均结合了疾病的部位和性质。不同的病位，气血阴阳属性不同，色部不同。《灵枢·五色》曰："黄帝曰：五色之见也，各出其色部。"《素问·刺热》曰："肝热病者，左颊先赤；心热病者，颜先赤；脾热病者，鼻先赤；肺热病者，右颊先赤；肾热病者，颐先赤。"相同的病位，疾病性质不同，气血阴阳变化亦不同，色部亦不同。如同是肝病，肝热病、肝风病、肝中风病对应的色部分别为左颊、目下、绕两目连额上。《素问·刺热》曰："肝热病者，左颊先赤。"《素问·风论》曰："肝风之状，诊在目下，其色青。"《诸病源候论·中风候》："肝中风者，其人但踞坐不得低头，绕两目连额上微青。"

（2）色部和观察对象相关　观察对象不同，色部亦不同。《素问·刺热》《灵枢·五色》《灵枢·五阅五使》《灵枢·大惑论》根据不同的病证和观察对象，分别提出了面部色诊法、明堂色诊法、五官色诊法、五轮学说。《素问·刺热》曰："心热病者，颜先赤。"《灵枢·五色》曰："庭者，首面也……下极者，心也。"《灵枢·五阅五使》曰："舌者，心之官也。""心病者，舌卷短、颧赤。"《灵枢·大惑论》曰："五脏六腑之精气，皆上注于目而为之精。……血之精为络。"以心为例，当观察对象为面部，色部为颜，当观察对象为明堂，色部为下极，当观察对象为五官，色部为舌，当观察对象为舌，色部为舌尖，当观察对象为目，色部为两眦血络。

4. "色"可指色势　色势指色的变化趋势，主要观察色变化的方向和力度。中医"色"是动态变化的，病理状态下，随着病情、病程的变化，人体的气血阴阳发生了改变，色的力度和方向也随之发生改变，体现了中医以恒动观念、辨证观念认识疾病变化规律的特有视角。

（1）色势和疾病部位、性质相关　色势可反映疾病的部位、性质。以浮、沉为例，其浮的力度轻，方向浅，反映疾病部位走向为表；沉的力度重，方向深，反映疾病部位走向为里。《灵枢·五色》曰："五色各见其部，察其浮沉，以知浅深；察其泽夭，以观成败……视色上下，以知病处……色明不粗，沉夭为甚，不明不泽，其病不甚。其色散，驹驹然，未有聚；其病散而气痛，聚未成也。"以疮肿为例观察色，如一般浅表的疮肿以赤色为多；而病患在深部的，则以皮色不变者居多，乃至脓熟亦仅透红一点。

（2）色势和病程演变相关　《灵枢·五色》详述了观察色的浮沉、夭泽、散博、走向（上行、下行、从外走内、从内走外）以判断疾病的浅深、病程的演变及预后。"黄帝曰：其色粗以明，沉夭者为甚，其色上行者，病益甚；其色下行，如云彻散者，病方已……从外部走内部者，其病从外走内；其色从内走外者，其病从内走外。"色势可以分析病变表里、阴阳、新久、轻重、善恶。如疗疮、有头疽等病在未溃脓时，由红肿色鲜转向暗红而无光泽，由高肿转为平塌下陷，是邪毒走黄或内陷之危象。丹毒由四肢或头面走向胸腹者，病情重，为逆证。急黄起病急骤，黄疸迅速加深，身目呈深黄色，甚伴神昏谵语，或衄血尿血，皮下紫斑等，其病情较重，预后较差。

5. 色可指色情　色情实际上是对面部微表情的描述，是人体内在脏腑精气变化或者外界刺激引发的心理变化反映在面色的一种自然反应。《论语》描述了色柔和色厉的微表情，对应不同的心理变化。《论语·季氏》曰："友便辟、友善柔、友便佞，损也。"邢昺疏："善柔，谓面柔，和颜悦色以诱人者也。"《论语·阳货》曰："色厉而内荏。"

色情和疾病部位、性质有关。《灵枢·本神》详细描述了观察患者之形、色，以判断精、神、魂、魄之存亡，得失之意。"心，怵惕思虑则伤神，神伤则恐惧自失。破䐃脱肉，毛悴色夭死于冬……肾，盛怒而不止则伤志，志伤则喜忘其前言，腰脊不可以俯仰屈伸，毛悴色夭死于季夏"。《医宗必读》与《景岳全书》描述了"面色怫郁""色平气怯"的性情与感觉。《医宗必读》曰："太阳、阳明并病，太阳病发汗不彻，转属阳明，续自微汗出，不恶寒，若面色怫郁，痛无常处，是阳明复并归太阳，当再汗，麻黄汤。"《景岳全书》曰："察其形则色平气怯，是皆脾虚不运而痞塞不开也。"《千金翼方》则描述了药后气血阴阳调和的面色微表情变化："主除风气，通血脉，益精气，定六腑，明耳目，悦泽颜色，头白更黑，齿落更生。"神为脏腑精气对外界环境刺激做出的应答反应，外在的"色"和内在的"神"是相互依存、相互影响的，沟通色和神的物质基础为人体精气、血气。任何气血运动的变化均可引发神的变化，反映在"色"上，任何心理的变化亦可引发脏腑经络精气、血气的变化，也反映在"色"上。

二、色诊的原理

《难经》曰："望而知之谓之神。"四诊中将望诊居于首位。《灵枢·邪气脏腑病形》曰："十二经脉，三百六十五络，其血气皆上注于面而走空窍。"色为人体精气、血气的集中直接反映，人体经脉皆上注于面，因此，颜面气色为诊察气血的直接窗口。颜色、色泽、色部、色势、色情均和疾病部位、性质息息相关，因此色诊可以判断疾病的部位、性质。《灵枢·邪气脏腑病形》曰："正邪之中人也微，先见于色，不知于身，若有若无，若亡若存，有形无形，莫知其情。"疾病在尚轻浅不易被发觉的阶段，即可显现于颜面气色，色势又可反映、判断疾病的浅深、病程的演变及预后。因此，《素问·阴阳应象大论》说"善诊者，察色按脉，先别阴阳"。色诊对气血的变化非常灵敏，可反映脏腑经络的气血变化，帮助判断疾病的部位、性质，可反映疾病的层次与病程的演变与预后，为中医重要的、独特的、有鲜明特色的诊断方法。

三、色诊数据的获取

传统色诊主要是依靠人体的视觉对信息进行采集，从某种意义上讲，眼睛本身就是一个精妙的智能仪器。早期的客观化的色诊数据主要为光学数据、红外成像数据、颜色空间数据，这些数据信息都从某个角度上对色进行了阐述，但这些数据信息与人的视觉对外界信息感受之后在大脑中产生的一种综合性感觉仍然有较大的不同。随着科学技术的进步，色诊的数据获取逐步走向智能化，人工智能背景下采集的二维、三维人脸数据逐渐走向模拟人类视觉采集的数据信息。

（一）光学数据的获取

早期研究者利用光电血流容积仪、光谱色度测定法对色诊数据进行采集，探索了色诊客观化的研究方法。光电血流容积检测是基于血液和组织对光线吸收系数的不同，根据光电转换原理，由反射或透射光线的多少反映外周血流容积的变化的无创性检测方法。以 251 例健康成人为研究对象，利用光电血流容积仪，对其额部、左颊、右颊、鼻头、下颏进行色诊信息的采集与分析，研究显示面色红黄明润者快速充盈系数（h_1/t_1）首额＜下颏＜两颊＜鼻尖，血管弹性系数与阻力系数则呈相反变化。研究认为面部血流容积的变化是颜面常色形成和变异的生理基础之一。运用光谱色度测定方法，对健康组人群和疾病组人群面部的 8 处坐标点进行明亮度 L、红光度 a、黄光度 b、饱和度 C 值在波长段 400 ～ 700nm 下的面色反射率值指标进行分析，发现疾病组 L 值明显低于健康组，b、C 值则明显高于健康组；疾病组各波长段下的反射率明显低于健康组。

（二）红外热像数据的获取

红外成像技术或称红外热像技术是利用红外辐射能够成像的原理来研究物体表面温度分布状态的一种技术，又称温差摄影。红外线热像仪可将人体的温度信号转化成电信号，成像于荧光屏上，由于人体表面的温度不一致，在荧光屏上即可呈现出不同色彩的热像图。采用红外线热成像仪对高血压病阳亢型患者、高血压病阳虚型患者、健康人群的面部进行了红外热像信息的采集与分析，研究发现高血压病阳亢型患者面部平均温度明显高于高血压病阳虚型患者的面部平均温度，且前者经常出现小冷斑，后者经常出现冠状大冷斑。对 1668 例正常体检人群督脉、任脉、三焦以及脏腑对应区域面部红外热图不同区域的热值进行数据分析，发现正常人体热结构符合非平衡热力系统的耗散结构。

（三）数字图像数据的获取

随着科技的进步，色诊数据的获取走向简便化、智能化。基于数码相机拍摄，获得图像数据，结合不同的图像模式识别技术进行中医面诊客观化研究是目前中医面色诊客观化研究的主流。数字图像数据已经较为接近人类视觉所感知的信息。早期多采用颜色模型对数据进行分析，尽管采集的信息已经非常接近人类视觉所感知的信息，但采用的是对颜色模型数据的分析，分析的过程依然丢失了很多信息，和人类视觉所感知的综合信息仍然有较大差别。

颜色模型是使用坐标系统和子空间对色彩的阐述，颜色可由三色系数 R、G、B 阐述，也可由亮度、色调、饱和度来阐述，或者亮度 – 色差等来阐述。目前运用较广的颜色模式有 RGB 色彩模式和 HSV 色彩模型、Lab 色彩模型等。使用数码相机对高血压病肝火亢盛证、高血压病非肝火亢盛证、健康人群 96 例研究对象进行面部图像信息采集，对面部五脏色部区域进行 RGB、HSV 和 Lab 颜色空间数据的分析，结果发现三组研究对象在心、肝、脾及左肾区色诊指标具有统计学差异。对 198 例肝硬化患者面部图像的 RGB 和 HSV 色彩模型进行分析，发现肝硬化患者面部整体、眼区、颊区位点 R 值、G 值与肝硬化程度呈负相关，且较健康人群低，肝硬化程度与投射区面色晦暗程度呈正相关。对不同程度的 388 例慢性肝炎患者和 325 名健康人群面部图像五脏各区位点的 Lab 色彩模型进行分析，发现健康人群和慢性肝炎患者在五脏各区位点的 L、a、b 值均有明显差异。

（四）二维、三维人脸数据

近年来，以深度学习为代表的人工智能在医学领域得到了爆发式的发展。人的视觉刺激传递到视网膜后，再经外侧膝状体传至初级视觉皮层，又经数十层传递，才会形成初级视觉信息。深度学习处理图像信息的过程和人类神经系统处理视觉信息的过程非常相似，因此尽管依然为数字图像，深度学习通过层级式网络结构，对图像特征表达进行自动学习，对数据的摄取不局限于颜色、色泽、大小、形态、纹理等传统图像识别的特征，对图像的特征涵盖能力很广，能更广泛地综合人脸数据，更好地模拟人的视觉观察，更贴近中医学色诊所包含的内容。目前已有研究通过"舌面脉信息采集体质辨识系统"采集高血压病肝火亢盛证、高血压病非肝火亢盛证、正常人三组研究对象的面部二维图像，利用计算机视觉领域中深度学习 – 轻量化网络 Xception 算法和 ResNet101 算法构建了高血压病肝火亢盛证面部色诊的分类模型，但所采集的数据仍为二维人脸数据。

机器人、自动驾驶、产品质控等产业促进了 3D 相机的发展和 3D 数据的积累。三维人脸数据是空间坐标，可以精确地转换，准确、深入地评估面部特征的变化，也可以降低表情、拍照角度等因素带来的混淆，已证明能帮助人类观察者给出更准确的年龄估计，目前在整形美容外科、衰老、人体测量学、面部表情等领域研究活跃。比如由美国 3dMD 公司生产的"3dMDFace 摄像系统"进行数据采集三维人脸数据，已经非常接近人类视觉所采集的信息，且研究方法成熟，但目前鲜有结合三维人脸数据的中医色诊研究。

四、色诊数据的处理

随着科学技术的发展，面部色诊客观化分析技术不断更新，发展迅速。传统的图像分类方法采用人工设计的特征，如共生矩阵（GLCM）、Gabor 过滤器及局部二值模式（LBP）等，具有计算复杂、低效，分类精度往往不高的缺点。深度神经网络能对海量数据中隐含的统计模式进行自动挖掘，并对分类任务中最有区分力的图像特征进行自动学习，在计算机图像视觉领域表现突出。传统图像识别算法通过提取图像的颜色、形状、纹理等特征，并进行特征筛选，得到最优特征集，这种人工特征的筛选难以覆盖图像的全面特征，且依赖于大量专业知识。深度学习则通过层级式网络结构，对图像特征表达进行自动学习，将数据从输入层传递到输出层，得到图像的低维特征，不需要手动提取特征，且不局限于图像的颜色、形状、纹理等特征，对图像的特征涵盖能力更广，对数据的提取更为本质，对数据的摄取能力也更强。

深度学习是一种利用复杂结构的多个处理层来实现对数据进行高层次抽象的算法。卷积神经网络是深度学习的热点，特别是在图像识别和模式分类方面，是一种深度的监督式学习的神经网络。卷积神经网络的低层是由卷积层和子采样层交替组成，卷积层和子采样层是特征提取功能的核心模块，更高层次是全连接层，其输入是由卷积层和子采样层提取到的特征，最后一层是输出层，可以是一个分类器，采用逻辑回归、Softmax回归、支持向量机等进行模式分类，也可直接输出某一结果。常见的卷积神经网络有GoogleNet、VGG、ResNet、LeNet、AlexNet等。本部分重点介绍深度学习模型的具体步骤。

（一）建立数据库

对临床资料库筛选的样本进行数据清洗，筛除存在色诊数据损坏、必要临床信息缺失、各项信息不匹配（如人脸图像与性别/年龄明显不符）等情况的样本，将其余样本建成数据集。

（二）数据集划分

根据研究需要，将临床资料库中样本划分训练集和测试集，分别用于模型训练和模型训练完成后的性能检验。

（三）数据预处理

图像数据预处理是对实验图像数据进行归一化操作，主要包括将图像缩放到指定尺寸、维度扩展和去值中心化。调整尺寸是为了适应神经网络输入的需要，去值中心化是通过去除图像的平均亮度值，凸显个体之间的特征和差异，维度扩展是为了实现实验数据的批量输入。

（四）数据拓展

对样本的概括能力是卷积神经网络研究的焦点。数据增强也叫数据扩增，意思是在不实质性地增加数据的情况下，让有限的数据产生等价于更多数据的价值。数据增强是机器学习、深度学习用来提高模型泛化能力的一种常用方法。特别是样本太少，而模型太复杂的时候，为防止模型过度拟合，提高模型泛化能力，很多数据增强的方法已经被提出，如随机剪裁、翻转、平移转换、Dropout、批量归一化、噪声扰动、尺度变换、随机缩放变换、遮挡、配对样本等。目前大多数基于深度学习的医学影像图像识别的论文均采用了数据拓展的方式，如对乳腺病理的识别、基于肺炎胸片儿童肺炎的识别、基于手腕部 DR 影像自动化骨龄检测等。

（五）模型训练

将预处理后的数据投入数种在图像分类任务中广为认可的卷积神经网络分别进行训练，例如 GoogleNet、VGG、ResNet 等。为提高模型性能，可使用强化学习（reinforcement learning，RL）和迁移学习（transfer learning，TL）。强化学习是目标导向的，从白纸一张的状态开始，经由多个步骤来实现某一维度上的目标最大化。最简单的理解就是在训练的过程中，不断去尝试，错误就惩罚，正确就奖励，由此训练得到的模型在各个状态环境中都最好。迁移学习的目标是希望模型或数据可以复用，起到模型泛化的作用，模拟人类的迁移学习经历，比如会拉小提琴的同学，学吉他等乐器时更容易。常用方法有基于样本的迁移学习（instance based TL）、基于特征的迁移学习（feature based TL）、基于模型的迁移学习（parameter based TL）、基于关系知识的迁移学习（relational-knowledge TL）等。由于深度学习模型通常仅在数据量足够大的情况下才能避免过拟合，并且达到超过常规机器学习模型的性能，所以可以在大型公开数据集（如 ImageNet）上预训练模型，能使之更有效地提取图片特征，加速训练收敛，提高模型性能。单个卷积神经网络的表达能力虽然已经较强，但通常也会有个别预测误差较大的样本，通过集成多个不同的模型可以提高预测的准确率。这可以通过两种方式实现：将多个不同网络分别进行训练后，第一种是对它们在测试集上的结果求平均值，第二种是将各网络最后一个全连接层接收的数据（即输出之前的最后一个高维特征向量）集成，然后使用支持向量机（SVM）额外进行数轮训练。

（六）模型验证

在测试集上对训练好的分类模型进行样本内和样本外的测试，根据预测结果计算分类性能指标，模型达到预期性能后，通过可解释性分析，将相关数据进行定量关联。

（七）算法示例

以基于深度学习的高血压病肝火亢盛证为例，该研究在观察了 126 例高血压病肝火亢盛证、130 例高血压病非肝火亢盛证、118 例正常人面部特征的基础上，结合人体特点和计算机自动化特点，经过摸索、验证，利用 MTCNN（multi-task cascaded convolutional networks）人脸检测算法，在病证结合的基础上提出了高血压病肝火亢盛证的色部界定法，利用"计算机视觉领域中深度学习 – 轻量化网络 Xception"构建了高血压病肝火亢盛证的面部色诊分类模型。

1. 人脸检测方法概述　随着计算机视觉领域的深入发展，其研究热点之一的人脸检测技术日趋成熟，作为人脸识别的重要手段，目前已经广泛应用于机场、高铁站、火车站等人口密集场所，并在监控、追踪、自动驾驶等研究领域炙手可热。其中，基于深度学习的人脸检测方法是现阶段的研究重点之一。CascadeCNN 是一种级联的 CNN 网络结构，用于快速的人脸检测，该文提出的边界校订网络和多分辨率的 CNN 网络结构，不仅可以更好地定位人脸位置，而且有比单网络结构更强的识别能力。基于 CascadeCNN 思路进行延伸，MTCNN 是构建级联架构来整合多任务的卷积神经网络，通过构建级联的 P–Net、R–Net、O–Net 网络，实现人脸由粗检到细检，逐步实现人脸的精确检测与关键点定位，由于级联的该网络使用较少的参数，因此该算法具有良好的性能与速度，如图 3–12。本节重点关注 MTCNN 的人脸检测方法。

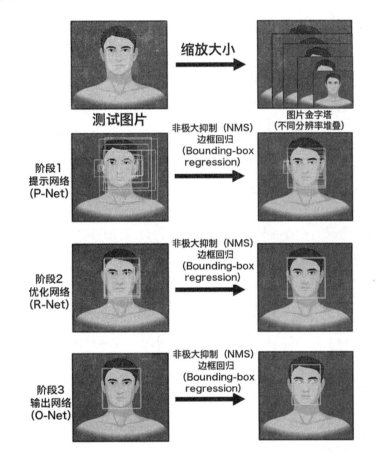

图 3–12 人脸检测方法

2. MTCNN 的网络结构 MTCNN 人脸检测算法是目前效果最好的人脸检测和人脸特征点定位算法之一，通过深层网络提取人脸特征。该方法不仅具有速度快的特点，且在光照变化、部分遮挡和人脸转动的情况下也能得到较好的人脸检测结果。

该人脸检测算法是通过构建级联架构来整合多任务的卷积神经网络来实现的，主要由 3 个网络结构组成，即 P–Net、R–Net、O–Net，其网络结构如图 3–13 所示。

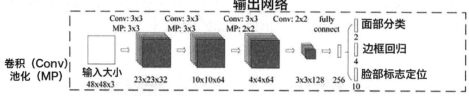

图 3-13　MTCNN 的网络结构

第一阶段 Proposal Network（P-Net），该网络结构主要由全卷积神经网络构成，通过层数较少的 CNN 网络结构可以快速获取候选可能包含人脸的窗体，此时的候选人脸窗体数量较多，这一阶段属于粗检。

第二阶段 Refine Network（R-Net），相比 P-Net 网络结构增加了一个全连接层，通过加深的 CNN 网络结构获取候选人脸窗体，可以丢弃大量的重叠窗体和非人脸窗体，这一阶段属于细检，此时图像中大部分人脸的位置可以得到。

第三阶段 Output Network（O-Net），该网络结构层比 R-Net 层又多了一层卷积层，通过进一步使用更深的 CNN 网络结构，去除不符合条件的候选人脸窗体，保留符合条件的候选人脸窗体，同时对五个人脸面部关键点进行定位。

最终，通过构建级联的 P-Net、R-Net、O-Net 网络，实现人脸的进一步精确检测与定位，获取人脸在图片中的位置及关键点的位置。

3. 轻量化网络 Xception　"计算机视觉领域中深度学习–轻量化网络 Xception"是在其他算法的基础上逐渐发展成熟起来的一种算法。卷积神经网络是深度学习（deep learning）的代表算法之一，是包含卷积计算且具有深度结构的一类前馈神经网络（feedforward neural networks，FNN），包括 VGG、ResNet、Inception 等神经网络模型。深度学习采用层级式、级联式的网络结构，将数据从输入层传到输出层，以上一层的抽象结果作为下一层的直接输入，自动学习图像的特征表达，获得图像的低维特征，无须手动提取特征，并做特征筛选，得到最优特征集。

对"Xception"的认识，首先要了解 Inception 算法。Inception 模块是一大类在 ImageNet 上取得顶尖结果的模型的基本模块，例如 GoogLeNet、Inception V2/V3 和 Inception-ResNet。不同于 VGG 等传统的网络通过堆叠简单的 3×3 卷积提取特征，Inception 模块通过组合 1×1、3×3、5×5 和 pooling 等结构对特征进行提取，用更少的参数和更少的计算开销可以学习到更丰富的特征表示。其主要思想是使用多个尺度的卷积核提取特征，并在同一模块中同时计算 1×1、3×3 和 5×5 卷积，然后将这些滤波器的输出沿通道维度堆叠并传递到网络中的下一层。Xception 是 google 在 Inception 后提出的对 Inception V3 的另一种改进，主要是采用深度可分卷积（depthwise separable convolution）来替换原来 Inception V3 中的卷积操作。Xception 作为 Inception V3 的改进，主要是在 Inception V3 的基础上引入了深度可分卷积，在基本不增加网络复杂度的前提下提高了模型的效果。Xception 网络主要包含三个部分，即 Entry flow、Middle flow、Exit flow。其中，Entry flow 包含 8 个 conv，conv 即卷积层；Middle flow 包含 3*8=24 个 conv；Exit flow 包含 4 个 conv，所以 Xception 共计 36 层。

Xception 的网络结构如图 3-14 所示，作者将其分为三个网络层，即 Entry 网络层、Middle 网络层和 Exit 网络层。其中，Entry 网络层包含 8 个卷积层，该网络层的输入为 299×299×3 的数据格式，所以需要对图像进行预处理，将数据转化为 299×299×3 的格式，以便作为网络的输入，通过该网络的卷积计算，得到 19×19×728 维度的特征图。Middle 网络层包含 24 个卷积层，如图 3-15Middle 网络层，是由 3 层卷积重复 8 次实现的，该网络层的输入数据尺寸为 19×19×728 大小的特征图，经过多层自动卷积计算，获取更加鲁棒的深度特征，该网络层的输出为 19×19×728 的特征图。最后是 Exit 网络层，它包含 4 个卷积层，该网络层的输入为 19×19×728 大小的特征图，最后通过全局平均池化（global average pooling），获得 2048 维特征向量，再通过全连接层，逻辑回归获取最终结果。以基于深度学习的高血压病肝火亢盛证为例，模型最终验证正确率为 85.24%，其中高血压病肝火亢盛证识别准确率为 80.79%，高血压病非肝火亢盛证识别准确率为 85.91%，正常人识别准确率为 88.70%。

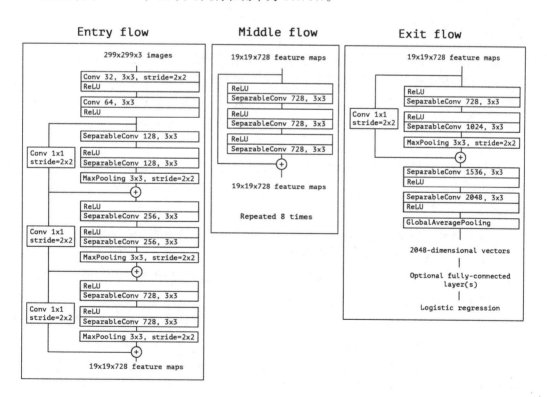

图 3-14　Xception 的网络结构

第四节 问诊

问诊是中医诊断的重要环节之一，在临床诊断中起着非常重要的作用。自古以来，问诊就被古代医家所推崇，早在《黄帝内经》中就有对问诊的丰富记载，后经数千年在历代医家的临床实践中得到了补充和完善，形成了相对成熟的中医问诊体系。传统的中医问诊也存在一些缺点和不足。一直以来，中医问诊都是围绕患者的主观感受进行问询、记录、诊断，可重复性差，缺乏统一的实施标准，主观性强。此外，由于患者的表达能力具有一定的局限性，对于某些症状表现及主观感受的表达缺乏准确性，从而造成中医诊断的漏诊、误诊。因此，如何做到客观、全面、准确的中医问诊是值得深入研究的。

一、问诊客观化采集

由于传统的中医诊断对疾病的严重程度定量化不足，不能满足现代临床实践的要求及临床科研的需要，近年来许多学者在传统中医症状量化方法的基础上，广泛吸收西方医学及心理学等研究中对主观症状量化分级较为成熟的方法，在中医症状的量化表述方面进行了尝试，并运用于临床研究中，如赋权值法、症状加权积分法等。

（一）问诊量表的研究

量表法与中医问诊的内容相似，皆为收集和评定受试者的主观感受。量表具有数量化、全面化、规范化等特点，它能够使研究结果更为准确和清晰，更符合科研严谨的思路和要求。此外，由于量表的结构多维，内容细致，所以能够更好地反映出所收集数据某些内在的综合特质。量表能够有效解决传统中医问诊所存在的诸多问题，并且推动了计算机技术中医问诊采集系统的研制和发展。

借鉴国际通用的量表研制思路与方法来研制问诊量表，是实现中医问诊客观化、定量化的重要途径。量表研制涉及的关键技术环节主要包括问诊条目筛选、条目赋权、考核与验证。

1. 条目筛选 条目筛选是量表制作最为关键的环节。目前的量表研究多采用定性与定量相结合的方式，除了采用专家评分法从主观角度筛选条目外，还需要基于临床调查从统计学角度筛选条目。经典测量理论中不同方法筛选条目的角度存在差异，筛选结果也不尽相同。应尽可能地综合多种筛选方法，力求每一个被筛选出的条目具有良好的敏感性、代表性及独立性等。如经典测量理论计算简便，容易推广，但存在着测验信度的估计精度较低、参数估计对样本的依赖性大、参数指标之间的配套性较差等局限；而项目反应理论可直观地表现出项目难度、区分度特征，具有参数不变性、可提高测量精度和全面性的特点，但其理论建立在更复杂的数学模型之上，不易掌握，测量精度易受测验条件影响，理论体系尚需进一步完善。因此，多种测量方法相互结合有利于实现优势互补，提升条目质量。

2. 条目赋权 条目权重是制定中医证候量表不可或缺的部分，选择适宜的方法进行条目权重的赋值尤为重要。目前中医问诊量表条目常用的量化赋权方法有主观赋权法、客观赋权法和主客观联合赋权法。多数研究分别采用德尔菲法（Delphi）与因子分析法确定主观权重系数与客观权重系数，将两者权重系数相乘并进行归一化处理以得到各条目综合权重，可克服单一赋权方法的不足。

3. 考核与验证 筛选条目后需对量表进行考核以确保量表质量，常用考核指标为信度、效度、反应度、可行性等。一份量表的优劣在于其信度和效度的高低，一份好的量表应该既是可信的又是有效的。信度方面，分半信度、同质性信度和内部相关系数等用于评价内部一致性，重测信度、评分者信度等用于评价稳定性。效度指标相对复杂，按评估的目的和用途不同分为多种评测指标。量表研制应重视考核与验证，并尽可能采用全面的评价指标及统一的评价标准，以提高量表的科学性。

（二）中医心系问诊量表的研制

规范的评定量表应包括量表的名称、形式、测量目的、项目和评定标准等内容。以中医心系问诊量表的研制为例，有学者在中医理论的指导下和文献梳理的基础上，运用量表制作方法研制中医心系问诊量表。借助频次、Delphi法和卡方检验等多元统计学方法筛选条目，不断完善和修改心系问诊量表，并进行重测信度、内部一致性信度和内容效度等评价，具体如下。

1. 中医心系问诊量表维度和条目的构建 首先要确立研究对象，例如文献报道有研究在相关医院心内科门诊及住院部进行心系病例的采集，然后根据诊断标准（中医诊断主要参考《中医病证诊断疗效标准》《中医诊断学》，西医诊断主要参考《西医内科学》）、纳入标准（符合中医心系病证诊断及西医心血管系统常见疾病诊断者，对调查知情同意者）、排除标准（排除精神病患者及伴有其他系统严重疾病者，语言表达能力较差、病情难以叙述者，未获得知情同意、拒绝配合者）等对所采集的病例样本进行筛选，从而收集到合格的临床资料。在中医问诊理论指导下，根据问诊包含的内容，结合专家建议及相关的心病文献研究，以十问歌为纲，反映心系证候的主要症状为主，兼顾其他系统的主要症状，初步构建该量表的结构、维度及维度下条目。结合临床实际对采集表中的症状术语进行修正，组织从事中医基础和临床的资深专家及统计学等相关专家进行多次论证，最终确定采集表的维度及条目，作为心系问诊初始量表，并对量表进行信度和效度评价，以评价量表的稳定性、可靠性及真实性。

2. 中医心系问诊量表的条目筛选 参考临床实际，选择临床出现频次较高的条目，结合专家打分法，按照Delphi法，邀请专家对心系问诊量表中包含的条目进行打分（如必要3分、次要2分、不重要1分），根据打分情况进行条目的取舍。

3. 中医心系问诊量表评价 包括内部一致性信度分析，同一患者和同一医生先后测量的一致性检验，同一份病例量表和同一医生先后两次诊断的一致性检验，评分者信度评价、内容效度评价等。

4. 正式量表的形成 通过以上步骤，完成文献梳理、专家讨论，研制了包括寒热、汗、头身胸腹、饮食口味、二便、睡眠、情绪、妇女 8 个维度、66 个症状变量的中医心系问诊量表，并在此基础上借助多元统计学方法进行症状的筛选，同时对量表的内部一致性信度、重测信度、评分者信度和内容效度进行了评价。该量表为中医心系问诊信息的规范化和数字化奠定了基础。

传统问诊是耳闻口述，如今在信息技术的支持下，如何使中医问诊规范化、程序化和系统化，是问诊客观化的核心任务。中医问诊是一个复杂的过程，临床经验不同，其问诊效果也不一样，因此在问诊量表内容基础上，以问诊的思维为指导，设计中医问诊采集系统，可实现中医问诊数据规范化采集与管理，为中医问诊的规范化、程序化、数字化研究提供便利。

二、问诊症状特征选择方法研究

随着中医诊断客观化和标准化研究的不断推进，关于中医问诊信息客观化分析方法的研究也日益深入。临床医生在进行问诊时并不是泛泛而问，而是围绕患者的主诉有目的地进行询问。通过重点突出的问诊，可以有效地抓住关键信息，帮助医生做出准确的诊断，这在本质上是一个特征选择的过程。利用特征选择的方法，找出能体现特定疾病规律的特征性症状，同样可以帮助研究者抓住病证的主要特征，提高问诊模型的准确率。因此，如何从大量的临床症状中筛选出具有代表性的特征性症状显得尤为重要。随着近年来数据挖掘、机器学习等领域的不断发展，特征选择方法也取得了巨大的进步。尤其是 20 世纪 90 年代以来，随着数据处理需求的不断提高，特征选择方法上的局限性也越来越明显，使得相关研究者对特征选择方法投入了前所未有的重视，各种新方法层出不穷。目前的特征选择方法大致可以分为直接选择和间接选择两类，其中直接选择是指通过特定的方法将原始特征直接分为纳入模型和不纳入模型两个特征子集，而间接选择是指先从原始特征提取新的维度，实现数据降维，再从提取出的维度中总结主要特征。

（一）直接特征选择方法

目前常用的直接选择方法主要分为过滤式特征选择方法（Filter）、封装式特征选择方法（Wrapper）及嵌入式特征选择方法（Embedded）3 种。此外，为了克服单一方法的缺陷，也有将多种特征选择方法联合使用的混合式特征选择方法。

1. 过滤式特征选择方法　过滤式特征选择方法是指先按照某种规则对数据集进行特征选择，再基于选出的特征子集训练模型，特征选择过程与后续建模过程无关，即在建模之前对特征进行"过滤"，筛选出符合要求的特征。如常用的 t 检验、秩和检验、卡方检验等，通过对统计量或 P 值设定阈值的方式可以对特征进行筛选，可以作为过滤式特征选择方法使用。常用的过滤式特征选择方法还包括粗糙集方法、互信息方法、ReliefF 方法等。

有学者利用卡方检验对民航飞行疲劳的中医症状、体征进行排序，从 62 个中医症状体征变量中筛选出 23 个对预测疲劳程度最重要的变量，作为进一步分析的基础。有学者使用粗糙集方法对肝硬化患者的症状、体征进行筛选，之后采用支持向量机方法建立肝硬化患者的证候模型，通过使用粗糙集方法，输入模型的症状、体征从 64 个缩减至 19 个，而模型分类准确率从 76.9% 上升至 84.4%。也有学者将粗糙集与互信息方法结合对慢性胃炎虚证患者的症状进行选择，并在此基础上使用有向有环图建立证候模型，挑选出脾胃气虚证相关症状（体征）19 个，脾胃虚寒证相关症状（体征）17 个，筛选的相关症状基本与中医理论相符，其模型对脾胃气虚证和脾胃虚寒证的分类准确率分别为 74.1% 和 96.0%。另有学者将该方法扩展运用于慢性胃炎 6 种常见证候，其平均分类准确率可达 82.5%。

2. 封装式特征选择方法　封装式特征选择方法是指通过特定的规则选取不同的特征子集并分别进行建模，以最终的建模效果来评价不同的特征子集，选出效果最好的特征子集。如穷举法是最简单的封装式特征选择方法，即通过将所有可能的特征子集全部尝试一遍找出效果最好的特征子集。但通常情况下，穷举法的计算量过大以致难以完成，因此产生了启发式搜索和随机搜索等其他封装式特征选择方法。常用的封装式特征选择方法有遗传算法、递归特征消除算法等。

有学者基于朴素贝叶斯分类方法对 187 例冠心病患者的证候进行分类识别研究，在分类特征的选择上，使用遗传算法对原有的特征进行优化，使用 ROC 曲线评价方法对特征优化前后的分类识别的效率进行比较，结果显示特征优化前，使用朴素贝叶斯分类方法对证候分类识别时对应的 ROC 曲线下面积（AUC）为 0.3865，而基于遗传算法进行特征优化后，使用朴素贝叶斯方法分类识别时对应的 AUC 提高到 0.7633，表明基于遗传算法进行特征选择可以提高分类识别效率。有学者提出了一种融合多个评价标准的递归特征消除算法，对医疗数据进行实验分析，结果表明该方法预测性能优于其他特征选择方法，其预测的 AUC 值、精确率、召回率、F1 值、准确率均有所提升。

3. 嵌入式特征选择方法　嵌入式特征选择方法是指建模过程中使用的模型本身即带有特征选择的方法，如常用的逻辑回归中的前进法、后退法等就属于嵌入式特征选择方法。当嵌入式特征选择使用机器学习算法时，则在机器学习算法训练过程中自动进行特征选择，例如嵌入式特征选择方法包括岭回归、Lasso 回归、决策树等。

有学者基于 Group Lasso 的 logistic 回归模型研究 40 ~ 65 岁女性骨质疏松高危人群危险因素，然后用 ROC 曲线对该模型进行评估，研究结果显示 AUC 为 0.8775（95%CI=0.8412 ~ 0.9138），初步建立了基于北京、上海人口特征 40 ~ 65 岁女性骨质疏松性骨折早期风险预测工具。有学者利用关联原则 Apriori 算法和 ID3 决策树算法来探求症状与"中虚气滞"证之间的关系，筛选出 18 条对于辨证"中虚气滞"有较大贡献的症状。也有学者采用决策树方法筛选气虚的特征性症状，运用非线性分类器，直接以最小化分类器错误率为目标进行证候特征选择。

4. 混合式特征选择方法　当提出特征选择方法时，必须考虑实际的计算复杂度。常用的 3 种特征选择方法中，过滤式特征选择方法一般从特征的结构性出发，计算量小、效率高、速度快，但是最终获得的分类精度不稳定。而封装式特征选择方法是以建模的效果作为评价准则，其计算量大，但获得的分类效果好，因此，封装式方法可以达到比过滤式方法更高的精确度。但封装式方法的时间复杂度远高于过滤式方法，其根本原因在于封装式方法需要结合分类算法对候选特征子集进行交叉验证评价。嵌入式特征选择方法的表现通常在两者之间。因此，为了综合各种方法的优势，过滤式特征选择方法和封装式特征选择方法可以联合使用，通过过滤式方法对特征进行初选，剔除表现较差的部分特征，降低后续计算的复杂度，再利用封装式方法进行选择，以获得更好的分类效果。

有学者提出一个混合优化的特征选择算法（HOML），结合了全局优化能力较强的模拟退火算法、遗传算法及局部优化能力较强的贪婪算法，将该算法与多标记嵌入式特征选择算法（MEFS）和多标记特征降维方法（MDDM）进行了比较，在 UCI 酵母多标记数据集和 555 例冠心病问诊数据集上的实验结果显示，HOML 算法较已有的多种算法有明显提高，在两类数据集的分类平均精度（average precision）上分别可提高 10.62% 和 14.54%。

（二）间接特征选择方法

间接特征选择方法属于机器学习中的降维方法，如主成分分析（principal component analysis，PCA）通过变量变换的方法把若干相关的单一变量变为若干不相关的综合指标变量，使得综合指标变量中的某一个或某几个变量对子数据集中不同样本之间的差异具有更强的代表性，从而实现对数据集的降维。但是医学领域对于模型的可解释性有着极高的要求，因此降维后的综合变量仍需要落实到具体的症状、体征，使其可以被医生所理解。这类数据降维方法应用于中医问诊领域时，其作用仍在于特征选择，但其模型中并不能给出针对原始特征的排序或筛选结果，不属于嵌入式特征选择方法。因此，本文将其单列，称为间接特征选择方法。在中医问诊特征选择中常见主成分分析、聚类分析、因子分析等方法的应用。

有学者用主成分分析法筛选呼吸窘迫综合征（ARDS）患者诊断和疗效评价指标，对患者证候积分化以后，得到治疗前后各证候特征根与方差贡献度、初始因子载荷矩阵、特征向量载荷矩阵及权重，并绘制权重象限图，结果显示自觉发热、喘息有力、喘息无力、咳而有力、泡沫痰、喉中有痰鸣、咽喉痒、便秘、排便困难程度、矢气甚臭、肠鸣辘辘、小便短少、胁胀、少腹满等肺、心、肝、大肠证治疗前权重位于第一象限，惊悸、心闷痛等心、肝证候位于第二象限，治疗后心系证候权重有所上升，认为肺、心、肝、大肠证在 ARDS 中医诊断与治疗过程中具有重要的意义。

有学者将统计方法融入特征选择过程中，利用聚类分析法和主成分分析方法探讨了 276 例乙肝后肝硬化患者的症状组合规律，所得结果与乙肝后肝硬化中医临床辨证基本相符，故认为聚类分析法和主成分分析对症状组合规律、证候规律等方面的研究具有一定的优势。

中医问诊数据是离散型高维多标记数据，在这类数据的分析建模过程中，特征筛选和降维往往能起到提高模型质量的作用。而且由于医学领域的特殊性，医学模型对可解释性的要求远比其他领域要高，一个无法解释的模型是难以被临床医生所接受的。而一旦纳入模型的特征过多，无论这个模型的分类效果多么出色，各个特征之间的交互作用都会使得模型过于复杂而难以解释，这也就使得特征选择在中医问诊客观化、标准化研究中发挥着举足轻重的作用。另外，特征选择并不是中医问诊数据挖掘的全部。无论何种特征选择方法，其效果总要依赖最终建立的模型来呈现。即使是过滤式特征选择方法，虽然它能够体现数据的许多基本特征，是数据挖掘过程中不可或缺的部分，但是由于过滤式特征选择方法无法与具体的模型紧密结合，无法达到最佳的分类效果，随着计算机硬件的不断发展和计算能力的不断提高，研究者将越来越倾向于分类更准确的封装式和混合式特征选择方法，而这些方法都必须与具体的模型紧密结合起来。

三、问诊辨证模型的研究

在中医诊断客观化和规范化研究不断推进和深入的今天，如何使用多种信息处理方法对临床所采集的规范化问诊信息进行证候模型构建及分类，对于提高临床上中医诊断辨证论治的准确率及挖掘中医诊断背后隐匿的科学信息有重要意义。

人体是一个复杂系统，中医辨证是对四诊收集的病情资料进行综合分析，然后对病因、病位、病势等本质进行判断。辨证论治这种"虚实主兼"符合复杂系统解决问题的思想。在问诊数据的辨证中，证型、症状在数据上统称为变量，按照复杂系统理论，这些变量之间有着复杂的联系，有的互为因果或者联系较弱。资深的中医专家在对这些数据分析的时候能够在思维中有意、无意地建立起诊断模型，这个模型包含了变量因果关系的结构，然而人脑的抽象思维难以知道这个模型结构及它的推理过程。而采集的问诊信息包括了被分析的症状信息和资深中医专家分析的证型结果，因此，这些数据中蕴含了中医专家的思维过程。机器学习（machine learning）可以利用计算机在大量数据中学习数据的规律和模式而挖掘出潜在的信息，广泛应用于解决分类、聚类、回归等问题。机器学习应用于中医问诊的任务就是用数学的方式对症状、证型进行分析，进而达到模拟中医专家分析病证的思维过程。机器学习的目的和过程与人类学习有着相似之处，从学习对象和过程来说，可以将机器学习的算法分为无监督学习和有监督学习两类。所谓无监督学习，就是根据无标记（类别未知）的训练样本解决模式识别中的各种问题，常见的无监督学习算法包括聚类分析、隐结构分析、主成分分析和因子分析、决策树及关联规则等。所谓有监督学习，就是用已标记（已知某种或某些特性）的样本作为训练集，建立一个数学模型，再用已建立的模型来预测未知样本。常见的有监督学习算法包括回归分析、人工神经网络、支持向量机、判别分析、贝叶斯网络等。中医问诊的辨证客观化可视为计算机从大量临床问诊样本信息中通过机器学习的算法来探索和发掘隐藏在这些信息背后的辨证规律的过程。

（一）问诊信息分析常用的无监督学习方法

无监督学习是一种对原始数据分类的方法，在分类过程中没有对数据进行标记，也不确定分类结果是否准确。用于中医诊断时，只需要提供症状值，通过算法寻找数据规律。常见的无监督学习有聚类分析、隐结构模型、主成分分析和因子分析、决策树及关联规则等。

1. 聚类分析　聚类分析是研究用数学方法将事物进行分类的方法，是一种常见的无监督学习方法。比如，地质学家为了研究矿物勘探，需要对矿物进行分类，根据各种矿物质的化学和物理特性及元素组成，将具有更多近似特性的事物聚在一起，归纳为不同的矿石种类。中医诊断的辨证论治与之有着相似之处，在中医理论的指导下将所获取的患者的问诊信息如症状、体征等归属于不同的证候，从而为临床治疗服务。虽然在日常生活中人们可以凭借固有经验和专业知识对事物进行分类，但是聚类分析可以从数据分析的角度获得一个更为准确的定量分类方法，具有客观性和科学性。有学者运用聚类分析等方法分析 1019 例血脂异常患者的中医证候研究，将血脂异常的中医证候分为气滞证、痰瘀互阻证、痰浊阻滞证、脾肾阳虚证、脾气虚证、肾阳虚衰证 6 类，并基于此初步建立了血脂异常的基本证候。也有学者运用聚类分析方法研究 260 例类风湿关节炎患者的中医证型分型，将类风湿关节炎分为湿热痹阻、寒湿痹阻、风湿痹阻、肾气虚寒、肝肾亏虚 5 种证型类别，与既往临床研究结果较为一致。以上聚类分析方法的应用皆为疾病的临床辨证论治提供了一定参考。

2. 隐结构分析　隐结构分析是一种特殊的隐类分析，是香港科技大学张连文教授为研究中医证候而开创的方法。张连文等提出一种旨在为中医辨证建立客观、定量标准的研究方法，即隐结构法，基本思想是用计算机取代人类大脑进行数据分析、构造隐结构模型。隐结构模型是用隐结构方法分析数据得出的一种树状图，它作为模型可以揭示数据间存在的某些隐形规律及关联性。隐变量是人脑思维的产物，人脑发明隐变量的目的是要解释在众多事例中所观察到的规律。例如一个计算能力强的学生，其数学成绩、物理成绩往往都比较优秀，反之亦然。那么"计算能力"便作为一个隐变量来解释这种现象。在中医临床实践过程中，"手足心热""口渴咽干""盗汗"这三个症状常常同时出现，那么在中医理论中"阴虚"便作为一个隐变量来解释这种现象：阴虚能够导致手足心热、口渴咽干、盗汗；而患者无阴虚时，这些症状一般不会出现。有学者提取已构建的名老中医专家脾胃病数据库中京津冀地区慢性萎缩性胃炎病案 279 例，通过"孔明灯"软件（隐结构分析软件）分别构建症状及药物的隐结构模型，并运用相关软件进行关联规则挖掘，将该疾病常见证型归纳为浊毒内蕴、胃阴不足、肝胃郁热、肝胃气滞、胃络瘀阻、脾胃虚弱 6 类，同时总结出治疗该疾病的 17 味常用中药及 8 种常用方剂，为中医辨证论治慢性萎缩性胃炎提供了数据化、可视化的临床参考和组方配伍。也有学者对 1274 例慢性支气管炎病案进行症状的隐结构模型构建，探讨慢性支气管炎易发病年龄为 50～60 岁且春冬季节为高发期；53 种证型中常见证型为痰热蕴肺、痰浊阻肺、风寒犯肺 3 类；615 种不同症状中常见咳嗽、气喘、咳痰 3 种及包括舌象、脉象、病位在内的病证组成，为慢性支气管炎的临床辨证论治提供了一定的参考。

（二）问诊信息分析常用的有监督学习方法

用已知某种或某些特性的样本作为训练集，以建立一个数学模型，再用已建立的模型来预测未知样本，这种方法称为有监督学习。常见的有监督学习算法有回归分析、支持向量机和人工神经网络等。有监督学习用于中医诊断时，提供的样本需要是一对"症状值 – 诊断结果值"，并从中寻找规律，较适用于经验的总结。

1. 人工神经网络 人工神经网络（ANN）是对人脑神经系统的信息处理进行抽象模拟而建立的模型，按不同的连接方式可组成不同的神经网络模型。ANN 的非线性特征在自我学习、联想记忆及其他智能处理方面，为解决计算机诊断系统的经验习得问题提供了很好的解决思路和技术。在中医诊断的临床实践中，随着疾病的演变，患者的症状、体征表现具有一定的复杂性，采集到的样本信息存在着较为复杂的非线性关系，ANN 在处理此类信息时有着一定的优势。

ANN 基本结构包括三层：输入层、中间层和输出层。层与层之间的神经元相互连接，连接的强度用一个数值（权值）表示，初始值为任意值。ANN 在构造诊断系统时不要求预先提供知识规则和知识框架，只要求提供大量的实例数据（样本）。每一条实例数据被表示成一对"输入值 – 目标值"的映射关系。经过充分训练（学习）后，ANN 就可以获得对该类数据进行识别的功能。如图 3–15 所示，Sym_1、Sym_2……Sym_n 为中医临床症状（或体征），经过中间层的运算，输出 Syn_1、Syn_2……Syn_n 等证型。

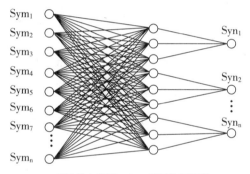

Sym 表示输入症状，Syn 表示输出证型。

图 3–15 基于 ANN 的中医辨证模型

有学者采用基于向量的核函数的 ANN 对 263 份 2 型糖尿病病例样本进行模型构建，选取 41 个症状作为输入层结点，常见 6 类证候（气阴两虚证、阴虚证、气虚证、阴阳两虚证、血瘀证、燥热证）为输出层节点，通过 200 个学习样本训练后建立模型，对 63 个测试样本进行检验，得到的证候模型的识别率达 94.4%，远高于相同样本条件下构建的证候模型 BP 神经网络（多层前馈神经网络），其识别率为 61.1%。

2. 支持向量机 支持向量机（support vector machine，SVM）是基于统计学习理论的分类和预测算法，广泛应用于解决二分类问题，将非线性函数转化为高维函数线性问题，从而在高维空间中寻找最优分类超平面，进而得到最佳决策函数。

SVM 的优点在于对有限小样本有较好的识别效果，其目标是得到现有样本量下的最优解而不仅仅是样本数趋于无穷大时的最优值；算法最终将转化为一个二次型寻优问题，从理论上说，得到的将是全局最优点，解决了在神经网络方法中无法避免的局部极值问题；并且算法复杂度与样本维数无关。采用不同的内积核函数将产生不同的 SVM 算法，目前常用的四类核函数为线性核函数、多项式核函数、径向基核函数、Sigmoid

核函数。

经典的 SVM 只给出了二类分类的算法，如图 3-16 所示，而在数据挖掘的实际应用中，一般要解决多类的分类问题，可以通过多个二类支持向量机的组合来解决。基于多支持向量机的中医辨证模型如图 3-17 所示，图中 Symptom$_1$、Symptom$_2$……Symptom$_n$ 为不同的症状（或体征），经过支持向量机二分类器输出证型 Syndrome$_1$、Syndrome$_2$……Syndrome$_n$。每个二类 SVM 分类器负责一个证型的分类，因此，多支持向量机算法可用于处理中医辨证中的兼证问题。

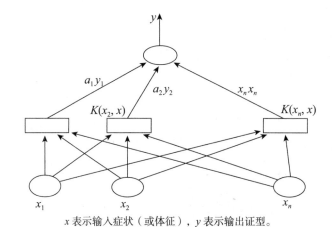

x 表示输入症状（或体征），y 表示输出证型。

图 3-16　支持向量机原理图

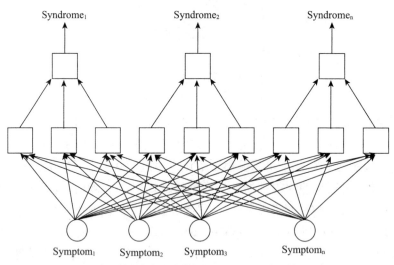

Symptom 表示输入症状（或体征），Syndrome 表示输出证型。

图 3-17　基于多支持向量机的中医辨证模型

有学者用中医问诊采集量表，临床采集 2218 例心血管疾病患者的中医问诊信息，基于径向基核函数、多项式核函数 2 种 SVM 算法建立了心气虚、心阳虚、心阴虚、痰浊、血瘀、气滞 6 个证型的辨证模型并进行比较。研究结果显示，采用径向基核函数的

SVM 模型对 6 个证型的识别率均高于多项式核函数的 SVM 模型，并且径向基核函数的 SVM 模型对心气虚证和心阳虚证的识别率较理想，分别为 89.4% 和 80.44%。

3. 多标记学习　多标记学习是机器学习的一种新的研究方向，是用来解决实际问题中出现的单个示例对象对应于多个概念标记的情况。不同于单标记分类问题，多标记分类问题中存在多个标签，但又不同于多类分类问题，它允许单样本同时属于多个标签。

多标记学习理论与中医临床多兼症的情况相符合。由中医理论可知，症状是患者患病后所表现出来的异常表现，是医生通过望、闻、问、切四诊所获取的疾病信息，也就是特征样本。证型是疾病过程中某一阶段机体对内外致病因素做出的综合反映，也就是样本所属的类别标签。患者的症状具备某一特性可能被判断为某一个或某几个证型，也就是一个样本示例可能被划分到一个类别中，也有可能同时被划到某几个类别中，这就导致传统的单标记学习无法较好地挖掘这一领域所具有的多标记性质。而多标记学习方法可以解决一个样本特征归属于多个类别标签的情况。

因此，多标记学习方法非常适于解决中医领域涉及的机器学习问题。有学者基于互信息量挑选特征提出了标记相关特征的多标记学习算法。该算法通过互信息最大化挑选出与证型最相关的特征子集，输入到多标记分类器中进行训练和测试，建立的模型能很好地处理兼证，适合中医的辨证思想。该模型充分关注了证型和症状的关系，并在冠心病、慢性胃炎中医问诊数据辨证中得到较好应用。

本章小结

本章介绍了人工智能在中医四诊信息分析中的应用情况。第一节介绍了脉诊客观化的目的和意义、脉诊仪、脉象信号分析方法、脉诊客观化应用研究等内容。中医脉诊的许多推理和经验有其合理和实用的一面，但是在现代科学体系下，中医还不被普遍认为是科学，传统中医远不及西医发展迅速和易被认可。因此，脉诊数字化等中医诊断智能化对中医的继承与发扬有着重要的意义。第二节介绍了舌象客观化研究的进展和方法，包括舌象采集、舌象颜色校正、舌象分割、舌象特征提取及分类与预测等方面的内容，特别是卷积神经网络在舌象诊断方面的应用。第三节介绍了人工智能在中医色诊领域的应用，主要内容包括中医色诊的定义、内容、原理及色诊数据的处理。第四节介绍了问诊量表的使用及中医问诊采集系统的设计与建设，为中医问诊信息采集的规范化、客观化、程序化研究提供了方法与手段。随着计算机技术的高速发展，人工智能和机器学习的方法被引入中医领域，对量化的问诊信息进行数据分析，建立症状与证候之间的关系模型，或找出其统计规律，可客观地辅助临床诊断。总之，将信息科学、数理科学、复杂性科学与中医学融合、交叉是中医现代化研究和发展的重要趋势。

复习思考题

1. 脉象仪传感器有哪些类型？
2. 常见的脉图分析方法有哪些？
3. 自行选择舌象处理的某一研究方向（舌色校正、分割、特征提取、分类与预测等），查阅文献，总结相应的研究方法和进展。

4. 试选择某种卷积神经网络，对舌体进行分类（胖瘦、点刺、裂纹等）。

5. 简述深度学习神经网络超参数调优过程。

6. 请总结深度学习背景下色诊图像采集和处理过程。

7. 请自行选题进行一个基于深度学习的中医色诊的相关研究。

8. 简述中医问诊量表研制的关键技术。

9. 特征选择的方法有哪些？

10. 简述几种问诊建模的方法。

第四章 中医专家经验分析 ▷▷▷▷

第一节 机器学习促进名医经验的传承

一、机器学习对于促进名医经验传承的优势

名老中医是中医界的楷模，具有较高的理论水平和丰富的实践经验，代表着中医药学术和临床研究的最高水平。然而，名老中医的成长周期漫长，供需严重失衡。学习、总结和传承名老中医经验成为中医传承与发展的重要课题。

美国斯坦福大学在 1976 年成功研制了用于鉴别细菌感染及治疗的医学专家系统 Mycin，我国也于 1978 年开始中医专家系统的研制，之后各种专家系统如雨后春笋般出现。但早期的专家系统存在以下问题：专家知识获取困难，推理方法单一，需要大量人工来维护和更新程序或规则等。

1956 年的 Dartmouth 会议首次提出人工智能概念，这次会议的参会者之一 M.L.Minsky 将人工智能定义为：研究如何使计算机去做那些靠人的智力才能做的工作。人工智能的特点为：具有感知能力，如中医四诊信息的输入；具有记忆与思维能力，即模拟人脑的智能；具有学习能力及自适应能力，即随着训练数据的增加，系统性能会越来越好；具有行为能力，即对外界的智能化反应，如疾病风险预测等。

机器学习是人工智能的核心技术，著名学者赫伯特·西蒙教授（Herbert Simon，1975 年图灵奖获得者，1978 年诺贝尔经济学奖获得者）曾对"学习"给了一个定义："如果一个系统能够通过执行某个过程改进了性能，那么这个过程就是学习。"从西蒙教授的观点可以看出，学习的核心目的就是改善性能。对于计算机系统而言，通过运用数据及某种特定的方法，比如统计的方法或推理的方法，来提升机器系统的性能，就是机器学习。

机器学习要想做得好，需要走好三大步：①如何找一系列函数来实现预期的功能，这是建模问题。②如何找出一组合理的评价标准来评估函数的好坏，这是评价问题。③如何快速找到性能最佳的函数，这是优化问题，例如梯度下降法就是用于优化的。

机器学习非常适合解决以下问题：采用传统方法需要大量手工修改程序或维护长规则列表的问题；使用传统方法根本没有好的解决方案的复杂问题；系统需要适应变化的环境；洞察复杂问题和处理大量数据。

采用机器学习构建的中医智能系统远比之前的专家系统更优秀，因为程序短、人工

干预少、能自动适应新数据并提高性能。之前的专家系统需要先总结出知识，再教给系统，而采用机器学习技术的专家系统则是机器自己学习。机器学习非常适合从大量的临床数据或文献期刊中快速有效地挖掘名医经验，从而加速中医药现代化发展进程。

二、机器学习系统的类型

机器学习系统的类型可根据是否接受过人的监督训练而分为监督、无监督、半监督和强化学习；可根据是否可以在运用中逐步学习而分为增量学习与批量学习。如果工作方式是简单地将新的数据点与已知的数据点进行比较，则是基于实例的学习；如果是检测训练数据中的模式并建立预测模型，则是基于模型的学习。监督学习按照学习任务可分为分类和回归，分类是预测一个类别标签（离散的），回归是预测一个数值（连续的）。

在监督学习中，提供给算法的训练数据包括所需的解（称为标签）。监督学习算法包括 k- 近邻、线性回归、支持向量机、决策树、随机森林、神经网络等。在无监督学习中，训练数据是没有标签的，重要的算法有：聚类算法，如 k-Means、层次聚类等；可视化与降维算法，如 PCA、t-SNE 等；关联规则算法，如 Apriori、Eclat 等。半监督一般小部分数据有标签，大部分数据没有标签。强化学习的训练数据不是现成给定的，而是由行为（action）实时获得，训练的目的是构建一个"状态→行为"的函数，让智能体不断与环境进行交互，当前的行为影响训练数据的获得，也影响奖励函数的取值，最终获得最大的奖励函数值，一般用于机器人训练。

深度学习是机器学习的一个子集，采用多隐藏层的神经网络结构，可从大量数据中学习。典型的算法有前馈神经网络、卷积神经网络和循环神经网络等。深度学习被广泛应用于图像识别、语音识别和自然语言处理，在医药领域的应用也很广泛，例如医疗图像识别等。

第二节　中医专家经验分析常用的机器学习算法

一、KNN

k- 近邻（k-nearest neighbor，KNN）算法是最简单的机器学习算法之一。该方法用于分类的原理：如果一个样本在特征空间中的 k 个最相似（即特征空间中最邻近）的样本中的大多数属于某一个类别，则该样本也属于这个类别。显然，这种方法是基于实例的学习。图 4-1 中，KNN 会将新样本归为左上角那个类别。该方法在确定分类决策上，只依据最邻近的一个或者几个样本的类别来决定待分样本所属的类别，而不是靠判别类域的方法来确定所属类别，因此对于类域的交叉或重叠较多的待分样本集来说，KNN 方法较其他方法更为适合。

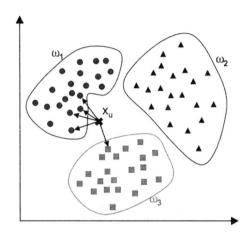

图 4-1 KNN 基于实例的学习

KNN 算法也可以用于回归。KNN 用于回归的原理：通过找出一个样本的 k 个最近邻居，将这些邻居的属性的平均值赋给该样本，就可以得到该样本的属性值。更有用的方法是将不同距离的邻居对该样本产生的影响给予不同的权值，如权值与距离成反比。

KNN 还可用于 One-class 识别，也称异常点或离群点检测。以 j-KNN-d 方法为例，对待测试样本 z，先在训练样本中找到一个离它最近的邻居 B，计算 z 到 B 点的距离为 d_1，找到 k 个离 B 最近的样本点 C1 ～ Ck，C1 ～ Ck 到 B 的距离的平均值为 d_2。若 d_1<=alpha*d_2（alpha 一般取 1），那么接受 z 样本（识别为正类别），否则拒绝它（识别为负类别），这种方法称为 KNN-d。若选择 j 个离 z 最近的 B 点，用上面的方法求出 j 个结果，再投票决定 z 是否被接受，就是 j-KNN-d 方法。

KNN 算法简单，用于分类时，对异常值不敏感，对非线性问题支持良好，使用时虽然需要保存所有样本，计算复杂度和空间复杂度较高，但能提供比较稳定的识别结果，被广泛应用于各个领域。有学者利用 KNN 构建了基于名医病案的中医证型诊断模型。

二、逻辑回归

逻辑回归（logistic regression），也称对数几率回归或对率回归。逻辑回归算法的输出值是 0 到 1 之间的连续值，代表属于正例的概率，所以虽为回归算法，但用于解决分类问题。

其逻辑函数（Sigmoid function）公式如下。

$$g(z) = \frac{1}{1 + e^{-z}} \tag{4-1}$$

如图 4-2 所示，横轴是 z，纵轴是模型的输出，其中，$z = \theta^T x$

z=0，则属于正例的概率值等于 0.5；$z > 0$，则属于正例的概率值大于 0.5。

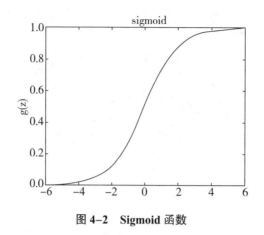

图4-2　Sigmoid 函数

三、决策树

决策树（decision tree）因其形状像树且又能用于决策，故被称为决策树。决策树的树结构包含根结点、内部结点和叶结点。叶结点对应决策结果，其他结点对应属性测试。

决策树从数据中学习如何选择最优划分属性，常用的决策树算法都采用贪心算法。贪心算法（又称贪婪算法）是指在对问题求解时，总是做出在当前看来是最好的选择，也就是说，不从整体最优上加以考虑，算法得到的是在某种意义上的局部最优解。

决策树用自顶向下递归的方式构造决策树，这类算法之间的差别在于创建树时如何选择划分属性和"剪枝"机制。决策树经典的属性划分方法如下。

信息增益最大原则：ID3 决策树学习算法就是以信息增益为准则来划分属性。该方法的缺点是对可取值数目较多的属性有所偏好，且只能处理离散型数据，不能对连续型数据进行分类。

增益率最大原则：C4.5 算法是 ID3 算法的改进，先从候选划分属性中找出信息增益高于平均水平的属性，再从中选取增益率最高的，弥补了 ID3 算法偏向于选择取值较多属性的不足，还增加了对连续型变量和缺失数据的处理，但 C4.5 算法效率较低。C5.0 算法则是在 C4.5 的基础上进一步优化，提高了分类效率和准确性。

基尼指数最小原则：CART 算法在生成子树时，是选择一个属性的一个取值作为切分点，生成两个子树，选择属性和切分点的依据是基尼指数最小。CART 树是二叉树，而 ID3 和 C4.5 可以是多叉树。CART 算法也可处理连续型变量和缺失数据，既可用于分类又可用于回归。在机器学习著名框架 Sklearn 中，基尼指数是默认的决策树属性划分原则。

决策树算法容易"过拟合"。过拟合是指学习器把训练样本本身特点当作所有潜在样本都会具有的一般性质，使学习器在训练数据集上有较好的表现，但在新数据集上的表现不好，即泛化性能不佳。

"剪枝"是决策树算法应对过拟合的主要手段，可通过"剪枝"避免因决策分支过多而导致的过拟合。剪枝有预剪枝和后剪枝两种基本策略。

预剪枝：对每个结点在划分前先进行估计，若当前结点的划分不能带来决策树泛化性能提升，则停止划分，并将当前结点记为叶结点，其类别标记为训练样例数最多的类别；若划分后能提高验证集上的精度，则划分。这种方法能显著减少训练时间和测试时间开销，有些分支的当前划分虽然不能提升泛化性能，但在其基础上进行的后续划分有可能导致性能显著提高。预剪枝基于"贪心"本质禁止这些分支展开，带来了欠拟合风险。

后剪枝：先从训练集生成一棵完整的决策树，然后自底向上地对非叶结点进行考察，若将该结点对应的子树替换为叶结点能带来决策树泛化性能提升，则将该子树替换为叶结点。后剪枝比预剪枝保留了更多的分支，欠拟合风险小，泛化性能往往优于预剪枝决策树。后剪枝过程是在生成完整棵决策树之后进行的，需要自底向上对所有非叶结点逐一考察，所以训练时间开销大。

决策树对连续值的处理：在处理连续属性时，属性值从小到大排序，相邻两属性值区间的中位点作为候选划分点，再选择二分后信息增益最大化的划分点。与离散属性不同，若当前结点划分属性为连续属性，该属性还可作为其后代结点的划分属性。

决策树对缺失值的处理：若样本在划分属性上的取值未知，则可将其同时划入所有子结点，或让同一个样本以不同概率划入不同的子结点中去。

数据归一化：是将数值型数据统一映射到 [0，1] 或 [−1，1] 区间上，将数据转化为无量纲的纯数值，便于比较不同单位或量级的指标。数据归一化也可提高梯度下降的效率，大部分算法需要将数据归一化，而决策树算法则不需要数据归一化。

决策树的优点：树的可视化使结果易于理解，可解释性好；计算复杂度不高；对缺失值不敏感；既可处理离散值，也可处理连续值；不需要数据归一化。

决策树的缺点：如果对树的层数不加限制，易产生过拟合。可通过限制层数，采用"剪枝"或用随机森林算法来防止过拟合。

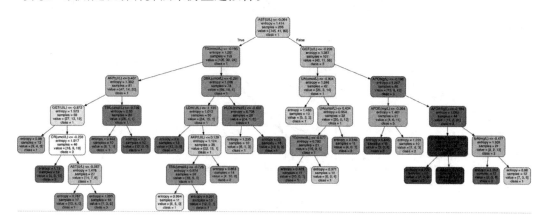

图 4−3a　用于脂肪肝预测的决策树模型

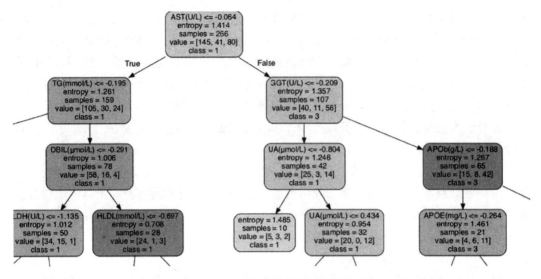

图 4-3b　用于脂肪肝预测的决策树模型的局部分支

决策树在名医诊治规则提取方面应用广泛，例如，图 4-3 是预测脂肪肝的决策树模型，该模型采用的是 CART 算法，属性划分基于基尼指数，产生的是二叉树。

四、支持向量机

支持向量机算法是经典的机器学习算法之一，由 Vapnik 和 Chervonenkis 共同提出。SVM 是一种二分类器，若要进行多分类，可组合多个二分类器来实现。SVM 算法泛化能力很强，在解决很多复杂问题时有很好的表现。如图 4-4 所示，将训练样本分开的超平面可能有很多，哪一个好呢？ SVM 会找到具有"最大间隔"的划分平面，即正中粗浅间的。如图 4-5 所示，"间隔"是两个异类支持向量到超平面的距离之和，而支持向量是距离超平面最近的样本点。SVM 找到的最大间隔划分平面比其他超平面容忍性好，鲁棒性高，泛化能力最强。支持向量机既可分类，也可回归，用于回归的算法称为SVR。

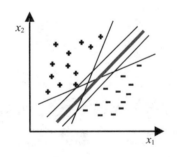

图 4-4　SVM 找到最大间隔超平面

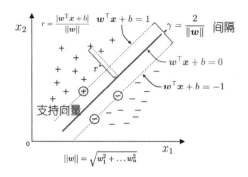

图 4-5 SVM 的超平面、支持向量和间隔

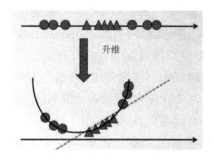

图 4-6 线性不可分的低维特征空间转换为线性可分的高维特征空间

SVM 的思想源于线性学习器，即 Rosenblatt 感知机。感知机可以将线性可分的两种不同类型的样例自动划分为两类。如果原始空间是有限维，即属性数有限，那么一定存在一个高维特征空间使样本线性可分。如果两类样例不是线性可分的，可以使用核函数将实验对象的属性表达在线性可分的高维特征空间上。如图 4-6 所示，线性不可分的一维特征空间通过核函数映射到二维就是线性可分的。如表 4-1 所示，常用核函数有多项式核、高斯核、拉普拉斯核和 Sigmoid 核。

表 4-1 SVM 常用核函数

名称	表达式	参数
线性核	$k(x_i, x_j) = x_i^\top x_j$	
多项式核	$k(x_i, x_j) = (x_i^\top x_j)^d$	$d \geq 1$ 为多项式的次数
高斯核	$k(x_i, x_j) = \exp(-\dfrac{\left\| x_i - x_j \right\|^2}{2\delta^2})$	$\delta > 0$ 为高斯核的带宽（width）
拉普拉斯核	$k(x_i, x_j) = \exp(-\dfrac{\left\| x_i - x_j \right\|}{\delta})$	$\delta > 0$
Sigmoid 核	$k(x_i, x_j) = \tanh(\beta x_i^\top x_j + \theta)$	$\tanh$ 为双曲正切函数，$\beta > 0$，$\theta < 0$

支持向量机泛化性能好，可解释性好，最终决策函数只由少数的支持向量所确定，模型应用的复杂性取决于支持向量的数目。支持向量机属于批量学习，训练时间长，无

法适应百万甚至上亿样本的任务。

　　SVM 广泛应用于各领域的分类任务中。例如，Boser 和 Guyon 等人用 SVM 对手写体阿拉伯数字进行了识别，从而根据手写邮政编码为美国邮政局自动分类邮件；Osuna E 和 Freund R 提出了基于 SVM 的面部识别方法；Joachims 等应用 SVM 对路透社新闻故事数据集进行了文本分类；还有学者采用 SVM 构建了基于名医经验的中医证候分类模型和中医体质判别模型等。

五、朴素贝叶斯模型

　　朴素贝叶斯分类器（naive Bayesian classifier，NBC）发源于古典数学理论，有着坚实的数学基础及稳定的分类效率。同时，NBC 模型所需估计的参数很少，对缺失数据不太敏感。理论上，NBC 模型与其他分类方法相比具有最小的误差率，但实际上并非总是如此，这是因为 NBC 模型假设属性之间相互独立，这就是"朴素"的含义，这个假设在实际应用中往往是不成立的，这给 NBC 模型的正确分类带来了一定影响。在属性个数比较多或者属性之间相关性较大时，NBC 模型的分类效率比不上决策树等模型。而在属性相关性较小时，NBC 模型的性能较好。

　　先验概率是类别 c 占总样本的概率，用 $P(c)$ 表示。后验概率是给定特征 x 后，类别 c 的概率，用 $P(c|x)$ 表示。贝叶斯分类器选择最大后验概率的类别作为预测结果。

　　下面的贝叶斯公式用于交换后验概率中的条件（W）与结果（C）。其中，C 为结果，W 为条件。

$$P(C|W) = \frac{P(W|C)P(C)}{P(W)} \tag{4-2}$$

　　例如：某个医院早上收了 6 个门诊患者，如表 4-2 所示，现在又来了第七个患者，是一个打喷嚏的建筑工人，请问他患上感冒的概率有多大？

表 4-2　患者信息表

症状	职业	疾病
打喷嚏	护士	感冒
打喷嚏	农夫	过敏
头痛	建筑工人	脑震荡
头痛	建筑工人	感冒
打喷嚏	教师	感冒
头痛	教师	脑震荡

　　根据贝叶斯公式可得到

　　P（感冒 | 打喷嚏，建筑工人）=[P（打喷嚏，建筑工人 | 感冒）× P（感冒）]/P（打喷嚏，建筑工人）

　　假定"打喷嚏"和"建筑工人"这两个特征是独立的，则根据公式

P（A1，A2|B）=P（A1|B）×P（A2|B）和 P（A1，A2）=P（A1）×P（A2）

得到以下结果。

P（感冒 | 打喷嚏，建筑工人）

=[P（打喷嚏 | 感冒）×P（建筑工人 | 感冒）×P（感冒）]/[（P（打喷嚏）×P（建筑工人）]

=[（2/3）×（1/3）×（3/6）]/[（3/6）×（2/6）]

=（0.66×0.33×0.5）/（0.5×0.33）

≈ 0.66

因此，这个打喷嚏的建筑工人有 66% 的概率得感冒。

如果 P（c|x）概率出现为零，会导致很多预测概率为零，但是在训练样本中未出现的，可能会在测试样本中出现，解决此问题的方法是采用拉普拉斯平滑系数，即可在概率的分子加 1，分母加上该属性的取值个数，例如：平滑前，P（农夫 | 感冒）=0，平滑后，P（农夫 | 感冒）=1/（3+4）=1/7。

贝叶斯可处理多分类问题，常用于文本分类，以词频为特征，计算文本属于每个类别的概率，再选概率最大的类别，但文本分类用神经网络的效果会更好。NBC 算法比较简单好用，有学者将其用于中医的诊断建模中，实现基于名医经验的自动医疗诊断。

六、神经网络

芬兰计算机科学家 Teuvo Kohonen 给神经网络（neural networks，NN）的定义："神经网络是一种由具有自适应性的简单单元构成的广泛并行互联的网络，它的组织结构能够模拟生物神经系统对真实世界作出交互反应。"人工神经网络是一种模仿动物神经网络行为特征，进行分布式并行信息处理的算法数学模型。

（一）M-P 神经元模型

神经网络的基础是神经元，神经元是以生物神经系统的神经细胞为基础的生物模型。神经生理学家沃伦·麦克洛克（Warren McCulloch）和数学家沃尔特·皮茨（Walter Pitts）于 1943 年开创性地提出 M-P 神经元模型来模拟大脑神经元的行为，该模型如图 4-7 所示，是一个多输入、单输出的信息处理单元。

1958 年，康内尔大学心理学教授弗兰克·罗森布拉特（Frank Rosenblatt）基于 M-P 神经元模型提出"感知机"，这是一个只有两层的人工神经网络，只有输入层和输出层，这种没有隐藏层的感知机无法解决非线性分割的问题。

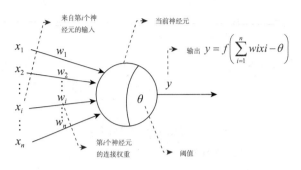

图 4-7　M-P 神经元模型

（二）前馈神经网络

前馈神经网络（feedforward neural network，FNN）是一种最简单的神经网络，如图 4-8 所示，每层神经元与下一层神经元全互联，神经元之间不存在同层连接，也不存在跨层连接，"前馈"指网络结构不存在环或回路。多层前馈网络有时也被称为多层感知机。

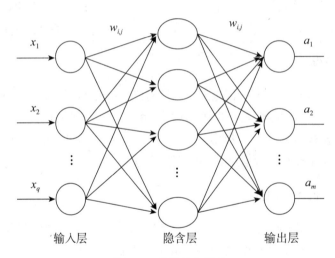

图 4-8　前馈神经网络

（三）激活函数

神经元具有激活和抑制两种状态，神经元理想的激活函数应该如图 4-9a 所示的阶跃函数，但在实际使用中，这种函数具有不光滑、不连续等众多不友好的特性，因为在训练神经网络模型时，通常依赖对某个权重求偏导、寻极值，而不光滑、不连续通常意味着该函数无法连续可导。

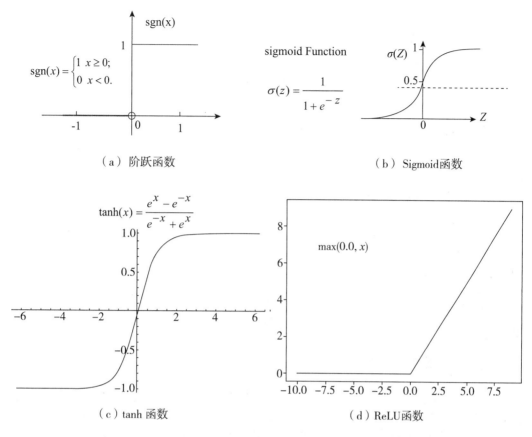

图 4-9　多种激活函数

　　如图 4-9 所示，Sigmoid 和 tanh 函数只对其输入中间点周围的变化非常敏感，这类非线性激活函数不能有效接收梯度错误反馈，每增加一层神经元，错误反馈就会大大减少，这就是所谓的梯度消失问题，从而影响深层网络的学习。

　　ReLU 是一个分段线性函数（piecewise linear function），其函数形式为 max（0.0, x），如果输入为正，直接输出，否则输出为零。ReLU 已经成为许多类型神经网络的默认激活函数，因为使用它的模型更容易训练，并且通常能够获得更好的性能。ReLU 计算成本更低，负输入可以输出真零值，这就是所谓的稀疏表示，有利于加速学习和简化模型，而 tanh 和 Sigmoid 是近似于零输出。ReLU 函数的导数在 x 大于 0 时等于 1，上一层的梯度直接传导到下一层，避免梯度消失现象，所以 ReLU 适用于深度网络。

（四）Softmax 函数

　　Softmax 函数常作为多分类神经网络输出层的激活函数，Sigmoid 则用于二分类，两者的输出值均为 [0，1] 的概率值，Softmax 的输出值表示属于每个类别的可能性，并且约束各节点输出值的和为 1，Sigmoid 则只有一个输出。

（五）BP 算法

所谓神经网络的学习，就是调整神经元的连接权重和阈值。误差逆传播算法（backpropagation，BP）是最成功的训练多层神经网络的学习算法，BP 算法根据梯度下降策略反向传播误差信息，调整全网权重和阈值。

神经网络能够通过学习获得一系列新特征。在神经网络中，原始特征只是输入层，以最少隐藏层的三层神经网络为例，如图 4-8 所示，第三层（也就是输出层）做预测是利用第二层的特征，第二层中的特征是神经网络通过学习后自己得出的新特征。神经网络的最大优点是可以解决特征特别多的复杂问题，最大的缺点是易过拟合。神经网络模型可以处理中医药领域的各种分类问题，也可以解决回归问题，预测各种连续值。

七、深度学习

深度学习采用有多个隐藏层的神经网络模型，这就是"深度"的含义。深度神经网络络和只具有一个隐藏层的浅层神经网络在参数量相等的情况下，学习效率更高，因为增加隐层的数目比增加隐层神经元的数目更有效。

（一）"端到端"学习

在深度学习中，经常有"end to end"（端到端）学习的提法，与之相对应的传统机器学习是"divide and conquer"（分而治之）。

"end to end"说的是，输入的是原始数据（始端），输出的直接就是最终目标（末端），中间过程不可知。比如说，基于深度学习的图像识别系统，输入端是图片的像素数据，而输出端直接就是或猫或狗的判定。这种"end to end"工作方式可节省很多人力，但也有人批评深度学习就是一个黑箱系统，其性能很好，却不知道为何而好，也就是说缺乏解释性。

传统的机器学习通常是用人类的先验知识，把原始数据预处理成各种特征，然后根据特征进行分类。这种分类的效果高度取决于特征选取的好坏。传统的机器学习专家们把大部分时间都花在如何寻找更加合适的特征上，这种工作被称为特征工程（feature engineering），而深度学习不需要做特征工程。

（二）卷积神经网络

卷积神经网络（CNN）在图像分类、语音识别等众多任务上表现出色，近几年深度学习大放异彩，CNN 可谓功不可没。

1968 年，神经生物学家大卫·休伯尔（David Hunter Hubel）与托斯坦·威泽尔（Torsten N.Wiesel）在研究动物视觉信息处理时有了两个重要而有趣的发现：①对于视觉的编码，动物大脑皮层的神经元实际上是存在局部的感受域，也就是说，局部敏感且具有方向选择性。②动物大脑皮层是分级、分层处理的，在大脑的初级视觉皮层中存在两种细胞：简单细胞和复杂细胞（包括超复杂细胞），这些不同类型细胞承担不同抽象层次的视觉感知功能。正是因为这些重要的生理学发现，使得休伯尔与威泽尔二人获得了 1981 年的诺贝尔生理学或医学奖。这个科学发现的意义并不局限于生理学，对人工智能的启发意义在于：人工神经网络的设计可以不使用前馈神经网络的神经元"全连接"模式，减少连接就可以大大降低神经网络的参数量，从而降低复杂性。

1980 年，日本学者福岛邦彦（Fukushima）借鉴了休伯尔等人提出的视觉可视区分层和高级区关联等理念提出了神经认知机（neocognitron），亦译为新识别机模型。1990 年，在 AT&T 贝尔实验室工作的 Yann LeCun 等人把有监督的反向传播算法应用于福岛邦彦等人提出的神经认知机模型，从而奠定了现代 CNN 的结构。相比于传统的图像处理算法，LeCun 等人提出的 CNN（即 LeNet）避免了对图像进行复杂的前期处理，即大量的人工图像特征提取工作，也就是说，CNN 能够直接从原始图像出发，经过非常少的预处理就能从图像中找出视觉规律，进而完成图像识别分类任务，也就是端到端（end to end）的含义。受限于当时的大环境，没有大规模的训练数据，也没有跟得上的计算能力，在手写邮政编码识别问题上，LeNet 把错误率降到 5% 左右。与 LeCun 同在一个实验室的 Vapnik 提出并发扬光大了支持向量机（SVM），在 1998 年，就把同类任务的识别错误率降到低至 0.8%，远超同期的 CNN。随着计算能力的不断提高及算法的改进，如今的 CNN 比 SVM 更适合处理特征多的复杂问题。

LeCun 构造的 CNN 经典模型 LeNet 的结构如图 4–10 所示。

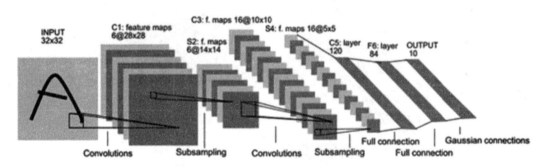

图 4–10 LeNet 模型

C1 卷积层：原始图像 32×32 像素，6 个 5×5 卷积核，步长（stride）为 1，则 C1 层为 6 chanel 的 28×28 的特征图。

S2 降采样层：采用了平均降采样，步长为（2，2），即对相邻 4 个像素取平均，特征图从 28×28 变成 14×14。

C3 卷积层：16 个 5×5 的卷积核，获得 16 个 10×10 的特征图。

S4 降采样层：步长为（2，2），获得 16 个 5×5 的特征图。

C5 全连接层：将 16 个 5×5 的特征图展开成 400 个像素，作为一个整体向量输入全连接层 C5，C5 有 120 个神经元。

F6 全连接层：F6 层有 84 个神经元，有 120 维输入，84 维输出。

输出全连接层：LeNet 是识别手写体 0 ～ 9 的数字，即有 10 个类别，因此共有 10 维输出。输出层的激活函数使用 Softmax，隐层的激活函数为 Sigmoid 或 tanh。损失函数为交叉熵（cross entropy）。

卷积神经网络的精华大致体现在 3 个核心操作和 3 个概念。3 个核心操作是指卷积（convolution）、池化（poling）和非线性激活函数。3 个概念是指局部感受域（local receptive filed）、权值共享（weight sharing）和降采样（subsampling）。

在图 4-11 中，左图相同颜色连接线的权重对应右图卷积核中同颜色的参数，即同颜色连接线存在权值共享，这可以减少参数。假设输入层有 36 个特征，若采用全连接，第二层的每个神经元会有 36 个输入连接，对应学习 36 个参数；而卷积层不是全连接，左图中 CNN 第二层中每个神经元的输入连接只有 9 个，对应 3×3 卷积核的 9 个参数。如图 4-12 所示，降采样可减少分辨率，使特征图变小，从而减少大量参数，目前普遍使用的是最大值池化方法。卷积和池化使 CNN 相对于全连接神经网络减少很多参数，大大降低了复杂性，提高了模型的效率。最后，输出层前面是全连接层，用于检测整张图的特征，而卷积层往往检测局部的特征。

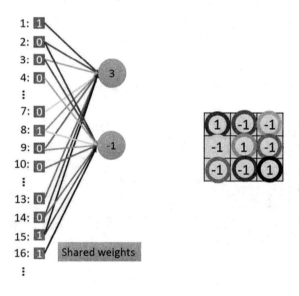

图 4-11　卷积层权值共享且非全连接

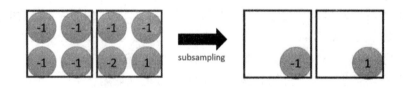

图 4-12　采用 Maxpooling 的降采样

（三）AlexNet

Alex Krizhevshky 构建了包含 65 万多个神经元，待估计参数超过 6000 万的大规模的卷积神经网络 AlexNet，用于解决 Imagenet 数据集 1000 类的图像分类问题，在 2012 年 Imagenet 比赛上获得冠军。基本思想与 Lenet 相同，只是结构更深，如图 4-13 所示。

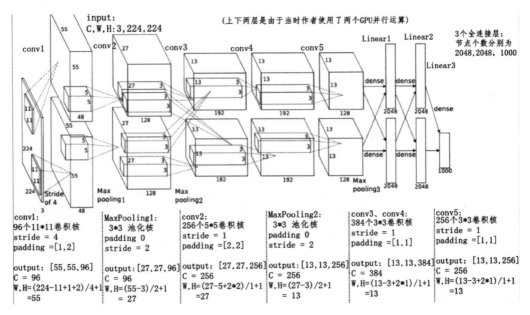

图 4-13　AlexNet 的模型结构

AlexNet 相对于 Lenet 有以下方面的改进。

1. 激活函数以 ReLU 函数代替 Sigmoid 或 tanh，ReLU 函数可避免梯度消失问题，更适合深层网络。

2. 用 Maxpooling 代替 Lenet 的平均降采样。

3. 训练时采用随机丢弃（dropout）方法，防过拟合。

4. 采用了数据增强（data augumentation）技术。

5. 用 GPU 加速 CNN 训练过程。

（四）感受域

感受域（receptive field）也称感受野，是卷积神经网络每一层输出的特征图上的神经元在原始输入图片上映射的区域的大小，即特征图上的一个点对应输入图上的区域。图 4-14 中，绿色特征图中一个点对应的感受野是红色图上 5×5 的区域，即两层 3×3 的卷积核卷积操作之后，第三层特征图上的每个点的感受野是 5×5，等于一个 5×5 卷积核的感受野，但是待求参数从 25 个降到 18 个。因此，用小卷积核叠加代替大的卷积核可以起到降低待估计参数的作用。这也是 VGGNet 用多个 3×3 卷积核替代 AlexNet 中较大卷积核的原因。

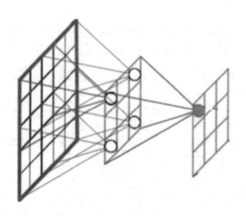

图 4-14　感受域

经典的深度学习模型除了 CNN，还有循环神经网络（RNN）和长短期记忆网络（LSTM）等。深度学习被广泛用于图像识别、语音识别和自然语言处理等，在中医药领域也有广泛的应用，例如，利用 CNN 进行脉象识别和舌象分析，利用 LSTM 进行名医医案的实体和关系的抽取等。

八、集成学习

集成学习（ensemble learning）通过建立几个模型组合来解决单一预测问题。集成学习思想：对于训练集数据，通过训练若干个体学习器，再通过一定的结合策略，最终形成一个强学习器，以达到博采众长的目的。集成学习可以用于分类问题集成、回归问题集成、特征选取集成、异常点检测集成等，所有的机器学习领域都可以看到集成学习的身影。

集成学习如何得到若干个体学习器？有两种选择。第一种就是所有的个体学习器都是一个种类的，或者说是同质的，同质集成中的个体学习器也称为"基学习器"（base learner），有时也被直接称为弱学习器，相应的学习算法称为"基学习算法"。比如都是决策树个体学习器，或者都是神经网络个体学习器。第二种是所有的个体学习器不全是一个种类的，或者说是异质的。比如有一个分类问题，对训练集采用支持向量机、逻辑回归和朴素贝叶斯共三种个体学习器分别进行学习，再通过某种结合策略确定最终的强分类学习器。这时个体学习器一般不称为基学习器，而称为"组件学习器"（component leaner），或直接称为个体学习器。要获得好的集成，个体学习器应"好而不同"，即个体学习器要有一定的准确性，不能太差，并且要有多样性，即学习器间具有差异性。

根据个体学习器生成方式的不同，集成学习可分为多种类型，常用以下两类：第一类是个体学习器之间存在强依赖关系，一系列个体学习器需要串行生成的序列化方法，代表算法是 Boosting 系列算法；第二类是个体学习器之间不存在强依赖关系，一系列个体学习器可以并行生成，代表算法是 Bagging 系列算法。

（一）Boosting

Boosting 算法的工作机制如图 4-15 所示，首先从训练集用初始权重训练出一个"弱学习器 1"，根据学习误差率表现来更新训练样本的权重，使学习误差率高的训练样本点的权重变高（图中点变大），以便在后面的"弱学习器 2"中得到更多的重视。然后基于调整权重后的训练集来训练"弱学习器 2"，如此重复进行，直到弱学习器数达到事先指定的数目 T，最终将这 T 个弱学习器通过集合策略进行整合，得到最终的强学习器。

Boosting 系列算法里最著名的算法主要有 AdaBoost 算法和提升树（boosting tree）系列算法。提升树系列算法里面应用最广泛的是梯度提升树（gradient boosting tree）。

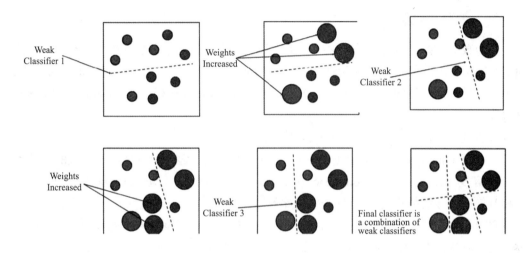

图 4-15 Boosting 算法

Adaboost 的主要优点是不容易发生过拟合，泛化错误率低；易编码；可以应用在大部分分类器上，非常灵活；无参数调整；结果可解释。缺点是对异常样本敏感，异常样本在迭代中可能会获得较高的权重，从而影响最终的强学习器的预测准确性。

（二）Bagging

Bagging 的算法原理和 Boosting 不同，它的弱学习器之间没有依赖关系，可以并行生成。Bagging 的个体弱学习器的训练集是通过随机自助采样得到的。

随机森林（random forest，简称 RF）是 Bagging 的一个扩展变体。其在以决策树作为基学习器构建 Bagging 集成的基础上，进一步在决策树的训练过程中引入了随机属性选择，在训练每棵树时，使用的特征是从所有特征中按照一定比例随机地无放回抽取的。

随机自助采样：随机森林的每棵树使用的训练集是从总的训练集中随机有放回采样出来的，这意味着总的训练集中的有些样本可能多次出现在一棵树的训练集中，也可能从未出现。为什么随机抽样训练集？如果不进行随机抽样，每棵树的训练集都一样，那么最终训练出的树的分类结果也是完全一样的。为什么要有放回抽样？为了防止数据太偏，或不同树差异太大。

随机森林既可用于分类，也可用于回归。对于分类问题，按多棵树分类器投票决定最终分类结果；对于回归问题，由多棵树预测值的均值决定最终预测结果。

随机森林的超参数：树木数量、树的深度、每个树的最大特征数等。

随机森林的优点：特征越多，随机森林的优势越明显，而且不需要降维；具有极好的准确率；容易实现并行化，训练速度快，能够有效地运行在大数据集上；随机性的引入使得随机森林不容易过拟合；既能处理离散型数据，也能处理连续型数据；数据集无须归一化；可以得到特征重要性排序。

随机森林可用于挖掘名医诊断规则，对名医处方中的药物进行重要性排序等。

九、关联规则算法

作为数据挖掘最重要的分支之一，关联规则挖掘可识别给定数据库中一组数据项之间的关联关系和频繁模式。它由两个子任务组成：先根据某个预定阈值发现频繁项集，再生成满足约束条件的规则。典型的关联规则算法有 Apriori 算法、FP-growth 和 Relim 算法等。

可通过以下几个术语来理解关联规则算法。

支持度（support）：support（A=>B）=P（A∪B），表示 A 和 B 同时出现的概率。

置信度（confidence）：confidence（A=>B）=support（A∪B）/support（A），表示 A 和 B 同时出现的概率占 A 出现概率的比值。

频繁项集：频繁项集挖掘是数据挖掘研究课题中一个很重要的研究基础，它可以告诉我们在数据集中经常一起出现的变量。

强关联规则：满足最小支持度和最小置信度的关联规则。

不同的关联规则算法的主要区别在于以下四个方面：①在遍历方向上采取自底向上、自顶向下或混合遍历的方式。②在搜索策略上采取深度优先或宽度优先策略。③是否会产生候选项集。④从垂直或水平方向上考虑数据库的布局。研究表明，没有绝对优秀的算法，不同算法都有具体的适用场景和环境。

（一）Apriori 算法

Apriori 算法的基本思想是根据候选项集找出所有的频繁项集，利用频繁项集的先验知识对整个目标事务数据库采用逐层搜索的迭代方法进行挖掘，以找出所有满足条件的频繁项集，最后通过对获得的频繁项集进行计算生成关联规则。Apriori 算法被广泛应用于中药组方规律的研究。

Apriori 算法的缺点：需要对数据库进行多次扫描，同时产生大量的候选频繁集，这就使 Apriori 算法的时间和空间复杂度较大。此外，Apriori 算法在挖掘长频繁模式的时候性能往往较差。

（二）FP-growth

FP-growth 通过创建频繁模式树（frequent pattern tree，FP-tree）来寻找频繁项集，以此来发现数据间的潜在关联关系。FP-tree 是一种特殊的前缀树，由频繁项头表和项前缀树构成。FP-Growth 算法在整个挖掘的过程中只需要扫描两次数据库即可，第一次用来统计事务频率，第二次用来挖掘频繁项集。虽然 FP-growth 算法挖掘速度快、应用广，但它存在着算法结构复杂和空间利用率低等缺点。

（三）Relim 算法

Relim 算法的基本思想与 FP-growth 算法相同，也是一种无须产生候选项集的频繁项集挖掘算法。不同于 FP-growth 算法，Relim 算法无须构建频繁模式树这种复杂的结构，而是通过建立单数据链表组成事务链表组的方式进行挖掘，此过程不仅不需要重复扫描数据库，还不会产生大量的候选项集，在时间和空间上都占有一定的优势。

关联规则分析可适用的场景众多，它首先成功于购物篮分析。通过发现顾客放入购物篮中不同商品之间的潜在联系，从而分析顾客的购物习惯，以此来帮助零售行业制订可行的销售策略。关联规则不仅在商业数据分析上起到了重要作用，也成功地在其他领域得到应用。在中医药领域，关联规则常用于名医组方规律挖掘、中医文献挖掘以及临床病历挖掘等研究。

十、聚类算法

聚类问题是许多领域需要解决的关键问题。聚类是一种无监督学习，在没有先验知识的前提下，对一组未标记的样本根据相似度或距离进行划分。度量相似性方法有多种选择，如曼哈顿距离、欧氏距离、闵可夫斯基距离、余弦相似度、皮尔逊相关系数等，具体可根据聚类的类型和数据的特点来选择合适的度量公式。常见的聚类类型有划分聚类、层次聚类、网格聚类和密度聚类等。

（一）划分聚类

划分聚类也称原型聚类（prototype-based clustering），此类算法通常情况下先对原型进行初始化，再对原型进行迭代更新求解。著名的原型聚类算法有 k 均值算法、学习向量量化算法、高斯混合聚类算法。

1. k 均值算法 k 均值算法（k-means）是典型的、也是常用的划分聚类方法，需要预先输入将数据聚为几类，并给出初始的类中心点，通过不断迭代，使得每一类的样本得到收敛，最终得到聚类结果。

k-means 算法从感性上去理解，就是把一堆靠得近的点归到同一个类别中。如图 4-16 所示，算法原理：①首先选择好将数据分成 k 类，然后随机初始化 k 个点作为中心点。②对于每一个数据点，选取与之距离最近的中心点作为自己的类别。③当所有数据点都归类完毕后，调整中心点，把中心点重新设置为该类别中所有数据点的中心位置。重复以上②和③步骤，直至数据点的类别不再发生变化。k-means 利用簇内点的均值（means）或加权平均值（质心）作为簇的代表点，此为名称的由来，k-means 对孤立点或异常点是敏感的。

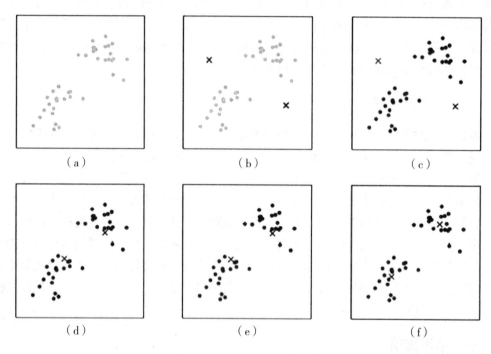

图 4-16　k-means 聚类过程

　　从算法流程可以得知，划分聚类相对方便快捷，有比较强的可实现性。但是其缺点也比较显著，首先，需要事先设定种类数；其次，聚类效果高度依赖中心点初值的设定，初始中心点设置得不合理往往会使聚类陷入局部最优。而在实际分析中，往往预先无法得知可能的种类数，亦无法寻找较好的初始中心点。

　　2. k-medoids 聚类　k-medoids 算法是由 k-means 算法演变而来的。k-medoids 算法为消除异常值敏感性而提出，它选择簇中位置最接近簇中心的对象（称为中心点）作为簇的代表点，从而降低对异常值的敏感性。k-means 与 k-medoids 之间的对比可以近似理解为选取数据点距离的平均值或中位数的不同。

　　k-medoids 聚类通过计算某点到其他点的最小距离之和来更新中心点，避免了孤立点对于整个数据集聚类过程的影响。

　　k-medoids 算法与 k-means 一样需要先确定聚类数目 k 的值，可使用肘方法（elbow）来确定聚类的最佳簇数。如图 4-17 所示，肘方法绘制簇内方差关于 k 的曲线，曲线的第一个或最显著的拐点（图中 k=3 处）表明正确的簇数。图中 Distortion 距离为聚类后，各点与聚类中心的差距总和。在聚类之前先通过肘方法确定聚类数目 k 值，可改善随机选择 k 值的不良影响。

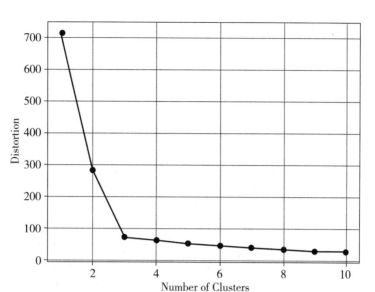

图 4-17　利用肘方法预测种类数

（二）层次聚类

层次聚类将距离最近的两个数据点或类别进行组合，生成聚类树。层次聚类通过计算不同类别数据点间的相似度来创建一棵有层次的嵌套聚类树。在聚类树中，不同类别的原始数据点是树的最底层，树的顶层是一个聚类的根节点。创建聚类树有自下而上合并和自上而下分裂两种方法。聚类树的形状如图 4-18 所示。

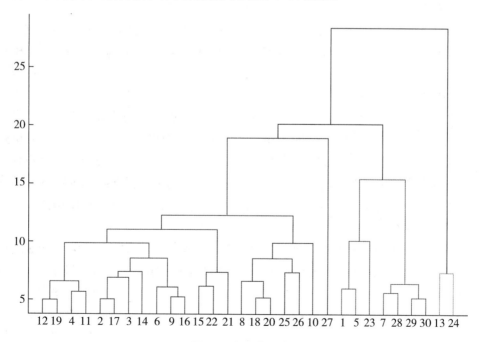

图 4-18　层次聚类

在层次聚类中，簇间相似性通过计算簇间距离来衡量，下面列举三种判断簇间相似性的度量方式。

单连接（single-link）：只关注两个簇彼此最接近的区域，取两个簇中最近的两个数据点间的距离作为这两个簇的距离。最近的两个点之间的距离越小，则这两个簇之间的相似度就越大。

全连接（complete-link）：恰恰相反，取两个簇中最远的两个数据点间的距离作为这两个簇的距离。

平均连接（average-link）：介于 single-link 和 complete-link 之间，即把两个簇中的点两两的距离全部放在一起求平均值，将平均距离作为这两个簇的距离。

层次聚类的优点：算法输出的树状图非常容易理解，并且很容易可视化；距离和规则的相似度容易定义，限制少；不需要事先定义质心和估计簇类数目，而是按照数据特征间的相似性进行聚类；层次聚类适用于任意形状的聚类，分类的粗细程度可自由掌握，并且对样本的输入顺序不敏感。

层次聚类的缺点：时间复杂度比 k-means 大，对噪声离群值敏感。

在中医药领域，通常使用聚类方法对药物或证候等进行类簇的划分，常用于分析名医组方规律、发掘关键药物组合等。

第三节　中医药数据挖掘常用的平台和软件

一、SPSS

SPSS（statistical product and service solutions），即"统计产品与服务解决方案"软件，是由美国斯坦福大学的三位研究生 Norman H.Nie、C.Hadlai（Tex）Hull 和 Dale H.Bent 于 1968 年研究开发成功，同时成立了 SPSS 公司，2009 年该公司被 IBM 收购，更名为 IBM SPSS Statistics。

SPSS 采用类似 EXCEL 表格的方式输入与管理数据，数据接口较为通用，能方便地从其他数据库中读入数据。存储时则是专用的 SPO 格式，可以转存为 HTML 格式和文本格式。对于熟悉编程运行方式的用户，SPSS 还设计了语法生成窗口，用户只需在菜单中选好各个选项，然后按"粘贴"按钮就可以自动生成标准的 SPSS 程序。因此，用户只要掌握一定的 Windows 操作技能，精通统计分析原理，就可以使用该软件为特定的科研工作服务。

SPSS 的基本功能包括数据管理、统计分析、图表分析、输出管理等。SPSS 统计分析算法类型包括描述性统计、均值比较、一般线性模型、相关分析、回归分析、对数线性模型、聚类分析、数据简化、生存分析、时间序列分析、多重响应等，每类又分好几种算法，比如回归分析中又分线性回归分析、曲线估计、logistic 回归、Probit 回归、加权估计、两阶段最小二乘法、非线性回归等多个统计算法，而且每个算法中又允许用户选择不同的参数。SPSS 也有专门的绘图系统，可以根据数据绘制各种图形。

SPSS Modeler 支持多种机器学习算法，赋予了一线业务人员数据分析的潜力，屏蔽了各种模型的复杂性，让高深的模型很容易被使用。数据分析最主要的工作就是数据的整理和清洗，这方面 SPSS Modeler 提供的工具非常丰富和实用。SPSS Modeler 学习成本很低，不用调试程序，不用处理复杂的编译环境。SPSS Modeler 也有缺点，数据处理的工具肯定没有 Python 丰富和易于拓展。

二、SAS

SAS（statistical analysis system）是由美国北卡罗来纳州立大学 1966 年开发的统计分析软件。1966 年，美国农业部（USDA）收集到巨量的农业数据，急需一种计算机统计程序来对其进行分析。由美国国家卫生研究院（NIH）资助的八所大学联合会共同解决了这一问题，北卡罗来纳州立大学（NCSU）成为该联盟的领导者，NCSU 教职员工 Jim Goodnight 和 Jim Barr 成为项目负责人。Barr 创建了整个架构，Goodnight 则负责实施和实现架构上的各种功能特性，SAS 因此应运而生。1976 年 SAS 软件研究所成立，开始进行 SAS 系统的维护、开发、销售和培训工作。目前，SAS 系统在国际上已被誉为统计分析的标准软件，在各个领域得到广泛应用。

SAS 是一个模块化、集成化的大型应用软件系统，可以分为四大部分：SAS 数据库部分、SAS 分析核心、SAS 开发呈现工具、SAS 对分布处理模式的支持及其数据仓库设计。

SAS/STAT 覆盖了所有的实用数理统计分析方法，提供了八十多个算法，可进行各种不同模型或不同特点数据的回归分析，如正交回归、响应面回归、logistic 回归、非线性回归等，且具有多种模型选择方法，可处理的数据有实型数据、有序数据和属性数据。SAS/STAT 为多种试验设计模型提供了方差分析工具。另外，它还有处理一般线性模型和广义线性模型的专用算法模块。在多变量统计方面，SAS/STAT 为主成分分析、典型相关分析、判别分析和因子分析提供了许多专用算法模块。SAS/STAT 还包含多种聚类分析方法。

SAS 支持的机器学习算法很多，包括神经网络、决策树、随机森林、关联规则挖掘、支持向量机、KNN、k- 均值聚类、贝叶斯网络等。例如，在 SAS 中运行随机森林算法，可得到模型的"误分类率"和"变量重要性"表。

三、Stata

Stata 是一套为使用者提供数据分析、数据管理以及绘制专业图表的整合性统计软件。Stata 的统计功能很强，除了传统的统计分析方法外，还收集了近年发展起来的新方法，如 Cox 比例风险回归、指数与 Weibull 回归、多类结果与有序结果的 logistic 回归、Poisson 回归、负二项回归、广义负二项回归、随机效应模型等。具体说，Stata 具有如下统计分析能力。

数值变量资料的一般分析：参数估计、t 检验、单因素和多因素的方差分析、协方差分析、交互效应模型、平衡和非平衡设计、嵌套设计、随机效应、多个均数的两两比较、缺项数据的处理、方差齐性检验、正态性检验和变量变换等。

分类资料的一般分析：参数估计、列联表分析、流行病学表格分析等。

等级资料的一般分析：秩变换、秩和检验、秩相关等。

相关与回归分析：简单相关、偏相关、典型相关，以及多达数十种的回归分析方法，如多元线性回归、逐步回归、加权回归、稳健回归、二阶段回归、百分位数（中位数）回归、残差分析、强影响点分析、曲线拟合、随机效应的线性回归模型等。

其他方法：质量控制、整群抽样的设计效率、诊断试验评价、kappa 等。

Stata 的作图模块主要提供如下八种基本图形的制作：直方图、条形图、百分条图、百分圆图、散点图、散点图矩阵、星形图、分位数图。这些图形的巧妙应用可以满足绝大多数用户的统计作图要求。在有些非绘图命令中，也提供了专门绘制某种图形的功能，如在生存分析中提供了绘制生存曲线图，在回归分析中提供了残差图等。

Stata 的矩阵运算功能：矩阵代数是多元统计分析的重要工具，Stata 提供了多元统计分析中所需的矩阵基本运算，如：矩阵的加、积、逆、Cholesky 分解、Kronecker 内积等；还提供了一些高级运算，如特征根、特征向量、奇异值分解等；在执行完某些统计分析命令后，还提供了一些系数矩阵，如估计系数向量、估计系数的协方差矩阵等。

程序设计编辑：Stata 是一个统计分析软件，但它也具有很强的程序语言功能，Stata 的 ado 文件（高级统计部分）都是用 Stata 自己的语言编写的。

SPSS、SAS、Stata 的比较：Stata 的统计分析能力远远超过了 SPSS，在许多方面也超过了 SAS，由于 Stata 在分析时是将数据全部读入内存，在计算全部完成后才和磁盘交换数据，因此计算速度极快。一般来说，SAS 的运算速度要比 SPSS 至少快一个数量级，而 Stata 的速度又比 SAS 快将近一个数量级。Stata 也是采用命令行方式来操作，但使用上远比 SAS 简单。其生存数据分析、纵向数据分析等模块的功能甚至超过了 SAS。用 Stata 绘制的统计图形相当精美，很有特色。从易用性和专业性比较，SPSS 就像傻瓜相机，简单易用，适合初学者；SAS 相当于单反相机，较难掌握，适合高级用户；Stata 像半自动相机，其易用性适合初学者，其专业性又适合高级用户。

四、MATLAB

20 世纪 70 年代，美国新墨西哥大学计算机科学系主任 Cleve Moler 为了减轻学生编程的负担，用 FORTRAN 编写了最早的 MATLAB。1984 年由 Little、Moler、Steve Bangert 合作成立的 MathWorks 公司正式把 MATLAB 推向市场。到 20 世纪 90 年代，MATLAB 已成为国际控制界的标准计算软件。

MATLAB 是 matrix 和 laboratory 两个词的组合，意为矩阵工厂，该软件主要面对科学计算、可视化以及交互式程序设计的高科技计算环境。它将数值分析、矩阵计算、科学数据可视化以及非线性动态系统的建模和仿真等诸多强大功能集成在一个易于使用的视窗环境中，为科学研究、工程设计以及必须进行有效数值计算的众多科学领域提供了一种全面的解决方案，并在很大程度上摆脱了传统非交互式程序设计语言（如 C、FORTRAN）的编辑模式。

强大处理：MATLAB 是一个包含大量计算算法的集合。其拥有 600 多个工程中要用到的数学运算函数，可以方便地实现用户所需的各种计算功能。函数中所使用的算法都是科研和工程计算中的最新研究成果，而且经过了各种优化和容错处理。在通常情况下，可以用它来代替底层编程语言，如 C 和 C++。在计算要求相同的情况下，使用MATLAB 的编程工作量会大大减少。MATLAB 的这些函数集包括从最基本的函数到诸如矩阵、特征向量、快速傅里叶变换的复杂函数。函数所能解决的问题大致包括矩阵运算和线性方程组的求解、微分方程及偏微分方程组的求解、符号运算、傅里叶变换和数据的统计分析、工程中的优化问题、稀疏矩阵运算、复数的各种运算、三角函数和其他初等数学运算、多维数组操作以及建模动态仿真等。

图形处理：MATLAB 自产生之日起就具有方便的数据可视化功能，可以将向量和矩阵用图形表现出来，并且可以对图形进行标注和打印。高层次的作图包括二维和三维的可视化、图像处理、动画和表达式作图，可用于科学计算和工程绘图。新版本的MATLAB 对整个图形处理功能做了很大的改进和完善，使它不仅在一般数据可视化软件都具有的功能（如二维曲线和三维曲面的绘制和处理等）方面更加完善，而且对于一些其他软件所没有的功能（如图形的光照处理、色度处理以及四维数据的表现等），MATLAB 同样具有出色的处理能力。同时对一些特殊的可视化要求，如图形对话等，MATLAB 也有相应的功能函数，保证了用户不同层次的要求。

模块工具：MATLAB 对许多专门的领域都开发了功能强大的模块集和工具箱。一般来说，它们都是由特定领域的专家开发的，用户可以直接使用工具箱学习、应用和评估不同的方法而不需要自己编写代码。诸如数据采集、数据库接口、概率统计、样条拟合、优化算法、偏微分方程求解、神经网络、小波分析、信号处理、图像处理、系统辨识、控制系统设计、LMI 控制、鲁棒控制、模型预测、模糊逻辑、金融分析、地图工具、非线性控制设计、实时快速原型及半物理仿真、嵌入式系统开发、定点仿真、DSP与通讯、电力系统仿真等，都在工具箱（toolbox）家族中有自己的一席之地。

应用方面：MATLAB 的应用范围非常广，包括信号和图像处理、通讯、控制系统设计、测试和测量、财务建模和分析、计算生物学、机器学习等众多应用领域。附加的工具箱扩展了 MATLAB 环境，以解决这些应用领域内特定类型的问题。

五、WEKA

WEKA（Waikato environment for knowledge analysis）即怀卡托智能分析环境。WEKA 的主要开发者来自新西兰，WEKA 是新西兰的一种鸟名。WEKA 作为一个公开的数据挖掘工作平台集合了大量能承担数据挖掘任务的机器学习算法，包括对数据进行预处理、分类、回归、聚类、关联规则挖掘以及可视化。

六、R

R 是一门用于统计计算和作图的语言，它不单是一门语言，更是一个数据计算与分析的环境。

R 的优点：R 的安装程序只有 50MB 左右，因为体积轻便，运行起来系统负担也小。R 同各种操作系统的兼容性好。R 有 RGui 和 RStudio 两种风格供选择。RStudio 界面非常友好，是个很优秀的 IDE。画图功能强，ggplot2 画静态图，Plotly 画交互图，Shiny 用于网页交互，ggmap 用于地图类可视化。各种包和函数的透明性极好，这使得对函数的调整和改良变得非常便利。

R 最主要的特点是免费、开源，各种各样的模块十分齐全，在 R 的综合档案网络 CRAN 中提供了大量第三方功能包，其内容涵盖从统计计算到机器学习，从金融分析到生物信息，从社会网络分析到自然语言处理，从各种数据库、各种语言接口到高性能计算模型，可以说无所不包、无所不容，这也是为什么 R 正在获得越来越多各行各业的从业人员喜爱的一个重要原因。

R 的缺点：相对于 SAS，R 对大文本处理较差。这也是为什么大家常常把大量的数据在别的环境下整理分割好，再输入 R。内存管理和平行处理也为人诟病，数据小时没有感觉，数据大了就会报错。

七、Python

Python 由荷兰数学和计算机科学研究学会的 Guido van Rossum 于 20 世纪 90 年代初设计。2021 年 10 月，语言流行指数的编译器 Tiobe 将 Python 加冕为最受欢迎的编程语言。Python 提供了高效的数据结构，还能简单有效地面向对象编程。Python 解释器易于扩展，可以使用 C、C++ 或其他可以通过 C 调用的语言扩展新的功能和数据类型。Python 丰富的标准库提供了适用于各个主要系统平台的源码或机器码。

Python 的创始人为荷兰人吉多·范罗苏姆（Guido van Rossum）。1989 年圣诞节期间，在阿姆斯特丹，Guido 为了打发圣诞节的无趣，决心开发一个新的脚本解释程序作为 ABC 语言的一种继承。之所以选中 Python（大蟒蛇的意思）作为该编程语言的名字，是取自英国 20 世纪 70 年代首播的电视喜剧《蒙提派森的飞行马戏团》（*Monty Python's Flying Circus*）。ABC 这种语言非常优美和强大，是专门为非专业程序员设计的。但是 ABC 语言并没有成功，究其原因，Guido 认为是其非开放造成的，Guido 决心在 Python 中避免这一错误。

由于 Python 语言的简洁性、易读性以及可扩展性，用 Python 做科学计算的研究机构日益增多，众多开源的科学计算软件包都提供了 Python 的调用接口，如著名的计算机视觉库 OpenCV、三维可视化库 VTK、医学图像处理库 ITK。而 Python 专用的科学计算扩展库就更多了，如三个十分经典的科学计算扩展库 NumPy、SciPy 和 Matplotlib，它们分别为 Python 提供了快速数组处理、数值运算以及绘图功能。因此，Python 语言及其众多的扩展库所构成的开发环境十分适合工程技术和科研人员处理实验数据和制作图表，甚至开发科学计算应用程序。

1. Python 的优点

（1）易学、易读、易维护　Python 极其容易上手，Python 采用强制缩进的方式使得程序更加清晰和美观，使代码易读、易维护。

（2）速度快 Python 的底层是用 C 语言写的，很多标准库和第三方库也都是用 C 写的，运行速度非常快。

（3）免费、开源和可移植性 Python 是 FLOSS（自由 / 开放源代码软件）之一。使用者可以自由地发布这个软件的拷贝，阅读它的源代码，对它做改动，把它的一部分用于新的自由软件中。由于它的开源本质，Python 已经被移植在许多平台上。

（4）解释性 Python 语言写的程序不需要像 C 或 C++ 语言那样编译成二进制代码，可以直接从源代码运行 Python 程序。Python 解释器把源代码转换成称为字节码的中间形式，然后再把它翻译成机器语言运行。虽然 Python 可能被粗略地分类为"脚本语言"（script language），但 shellscript、VBScript 等只能处理简单任务的脚本语言并不能与 Python 相提并论。

（5）面向对象 Python 既支持面向过程的编程，也支持面向对象的编程。在"面向过程"的语言中，程序是由过程或仅仅是可重用代码的函数构建起来的。在"面向对象"的语言中，程序是由数据和功能组合而成的对象构建起来的。Python 是完全面向对象的语言，函数、模块、数字、字符串都是对象，并且完全支持继承、重载、派生和多继承，有益于增强源代码的复用性。Python 还支持重载运算符和动态类型。

（6）可扩展性 Python 提供了丰富的 API 和工具，以便程序员能够轻松地使用 C 和 C++ 语言等来编写扩充模块。如果需要一段关键代码运行得更快或者希望某些算法不公开，可以部分程序用 C 或 C++ 编写，然后在 Python 程序中使用它们。很多人还把 Python 作为一种"胶水语言"（glue language）使用，使用 Python 将其他语言编写的程序进行集成和封装。在 Google 内部的很多项目，例如 Google Engine 使用 C++ 编写性能要求极高的部分，然后用 Python 或 Java/Go 调用相应的模块。

（7）丰富的库 Python 标准库很庞大，它可以帮助处理各种工作，包括正则表达式、文档生成、单元测试、线程、数据库、网页浏览器、CGI、FTP、电子邮件、XML、XML-RPC、HTML、WAV 文件、密码系统、GUI、Tk 和其他与系统有关的操作。这被称作 Python 的"功能齐全"理念。除了标准库以外，还有许多其他高质量的库，如 wxPython、Twisted 和 Python 图像库等。

2. Python 与 MATLAB 的比较 说起科学计算，首先会被提到的可能是 MATLAB。除了 MATLAB 的一些专业性很强的工具箱还无法被替代之外，MATLAB 的大部分常用功能都可以在 Python 世界中找到相应的扩展库。和 MATLAB 相比，用 Python 做科学计算有如下优点。

首先，MATLAB 是一款商用软件，并且价格不菲。而 Python 完全免费，众多开源的科学计算库都提供了 Python 的调用接口。用户可以在任何计算机上免费安装 Python 及其扩展库。其次，与 MATLAB 相比，Python 是一门更易学、更严谨的程序设计语言，它能让用户编写出更易读、易维护的代码。最后，MATLAB 主要专注于工程和科学计算，然而即使在计算领域，也经常会遇到文件管理、界面设计、网络通信等各种需求。而 Python 有着丰富的扩展库，可以轻易完成各种高级任务，开发者可以用 Python 实现完整应用程序所需的各种功能。

3. Python 和 R 的比较 Python 和 R 目前都是数据分析社区的佼佼者。从定位角度看，R 致力于提供对用户友好的数据分析、统计分析和绘图模型；而 Python 则强调生产效率和代码的可读性。

双方的用户群也有一定的差异。越接近统计研究和数据分析的人越倾向于 R，越接近工程开发和工程环境的人越倾向于 Python。

从实用性来讲，R 通过几行代码就可以写出统计模型，尽管 R 有样式表，但并不是每个人都使用它们，可以用若干种方式写出同样的功能。在 Python 中写代码和调试代码则更容易一些，主要是因为它的"优美"语法，并且在 Python 中，永远只有一种方式来写同样的功能。

两者都有自己的代码库。CRAN（The Comprehensive R Archive Network）是一个很大的 R 包库，用户很容易为其贡献代码。R 包是一个包含 R 函数、数据和编译代码的集合，R 包在 R 中用一行代码即可安装。PyPi（Python Package Index）是 Python 软件库，用户可以为 PyPi 贡献代码，但实践起来有点困难。Python 并未建立起一个能与 CRAN 媲美的巨大的代码库，R 在这方面领先巨大。但是，统计学并不是 Python 的中心任务。

其实 R 与 Python 并不是完全孤立的，在 R 中用户可以通过 rPython 包运行 Python 代码，从 Python 传递或获取数据，调用 Python 函数或者方法。而在 Python 中也可以使用 RPy2 包运行 R 代码，这提供了一个从 Python 到 R 的底层接口。

数据处理能力上，做基本数据分析时，R 语言更方便，不需要额外安装包，大的数据库需要使用类似 data.table 和 dplyr 包。用 Python 进行数据分析时，你需要使用 NumPy、Pandas 和其他的程序包。

R 的集成开发环境（IDE）可以选择 RStudio。R 最受欢迎的程序包有：dply、plyr 和 data.table（易于操作数据），stringr（易于操作字符串），zoo（处理规则和不规则时间序列），ggvis、lattice 和 ggplot2（数据可视化），caret（机器学习）。Python 的集成开发环境（IDE）有很多，其中 Spyder 和 IPython Notebook 最受欢迎，还有 PyCharm 等。Python 最受欢迎的程序包有：pandas（易于操作数据），SciPy/NumPy（科学计算），sckikit-learn（机器学习），matplotlib（用于作图），statsmodels（数据探索、统计模型估计、统计检验和单元测试）。

R 最大的优点在于其作图能力，俗话说，一图抵千言，相比单看原始数据，可视化后的数据能被更高效地理解。

R 有一个不可替代的优势：统计的通用语言。R 是为统计学家开发的，即使是不会计算机编程语言的统计学家、工程师和科学家也会觉得 R 容易使用。R 也被用在金融、药物、医学和市场等领域，R 在学术界已经被广泛使用。

两者的缺点：R 运行慢，R 使数据分析和统计分析变得容易，但这同时也增加了电脑的负担。Python 最大的问题在于其可视化，选择数据分析软件时，可视化是一个重要原则。虽然 Python 有一些很好的可视化程序库，包括 Seaborn（基于 matplotlib 的程序库）、Bokeh（交互式可视化程序库）和 Pygal（建立动态可伸缩向量图形），但 Python 提供的可选择程序库过多，且与 R 对比，在 Python 中进行可视化有些复杂，呈现的结果也并不是很令人满意。

两者的优点：其一是开源，R 和 Python 都是对任何人免费，其他统计软件（如 SAS 和 SPSS）都是商业工具。其二，它们都是高级工具，很多统计学的新进展会先在 R 和小范围的 Python 开源程序包中出现，这比商业平台要早。第三，它们都提供在线社区，相对商业软件提供收费的用户支持，R 和 Python 利用在线社区对相应的用户提供支持。

八、中医专用数据分析平台

除了以上通用的数据分析平台、软件和编程环境可用于中医专家经验的分析外，还可用以下中医专用数据分析平台。

（一）中医传承辅助系统

中国中医科学院中药研究所和中国科学院自动化所联合开发并推出了中医传承辅助平台软件。该平台软件根据名老中医经验传承和中药新药研发的基本需求，利用现代信息技术的数字化、智能化和综合化手段，设置临床信息采集系统、平台数据管理系统、资料管理系统、数据检索系统、统计报表系统、数据挖掘分析系统 6 个系统，已经在疾病用药规律总结、名老中医经验传承、新方分析等方面得到了很好的应用。其操作简便，挖掘流程相对固定，很适合非专业数据分析人员使用。

（二）古今医案云平台软件

古今医案云平台由中国中医科学院中医药信息研究所研发，该平台包含医案大数据分析和专病医案库两大功能，集成多种分析方法。该平台搜集了 30 余万条医案的详细资料，可以对处方、辨证、药物进行多维度探索。

（三）中医临床科研信息共享系统

中医临床科研信息共享系统由中国中医科学院联合相关软件公司研发，可实现名老中医临床诊疗信息的规范化和结构化。

（四）中医诊疗大数据智能分析系统

中医诊疗大数据智能分析系统由中国中医科学院中医药信息研究所研制，可将文本化医案进行智能结构化处理，确保术语名称规范统一，并提取分析疾病、症状、证候等 8 项关键要素，方便探知名家用药规律。还有其他平台，如名老中医网、名老中医学术思想挖掘平台、名老中医学术经验数字化平台、中医门诊医案管理系统等。

第四节　中医名家经验数据挖掘案例

一、背景与任务

随着现代快节奏的生活方式，工作压力、学习压力以及社会压力不断增大，使得越来越多的人有入睡困难和睡眠质量不高等不同等级的睡眠问题。睡眠不好不仅仅是失眠那么简单，它是一个综合性的问题。例如：肝火过盛可能会导致睡觉警觉；胃火过剩可能会导致睡觉不安；肝阴不足则可能会导致睡觉劳累等。不仅脏腑出现问题时会导致失眠，情志因素也是引发失眠症的重要因素。当情志失调或不足时会直接影响气机，从而使人七情紊乱，进而导致不寐。在情志因素中以思虑过度最为常见，因思虑过重而导致的失眠也是现代人常有的状况。失眠不只是睡不好，可能还会引发许多其他疾病，研究表明失眠患者患抑郁症的风险远高于非失眠人群。失眠还有可能引发心脑血管疾病，对于经常熬夜的人而言，长期过子时不睡觉可导致肝血不足，由于心主一身之血脉，而肝有储藏和调节血液的重要功能，肝血不足会造成心脏的供血不足，从而出现心慌、心悸等症状，严重的还会引发心脏病和高血压等。

本案例针对古今失眠方剂数据和名医医案数据，在中医基础理论的指导下，完成多种数据挖掘方法的应用，主要内容如下。

1. 对失眠药物进行使用频率、归经频率、功效频率的统计分析，从而大概了解中医治疗失眠的方法和用药情况。

2. 使用 Relim 关联规则挖掘处方中的药物配伍关系。

3. 采用 PCA 算法对经过编码后的药物属性数据进行降维。

4. 采用肘方法预测最佳聚类数目，再使用 k-medoids 聚类算法进行药物属性特征的挖掘。

5. 使用凝聚层次聚类算法挖掘用药规律。

二、数据收集及预处理

（一）数据收集

以"不寐""不得卧""卧不安""失眠""心神不安"等作为关键词对华柄数据库、知网、万方等期刊数据库及经典古籍进行检索，共筛选出以治疗失眠为主的方剂 567 首、医案 466 例，再按照方剂的名称、出处、药物组成以及对应的症状和证型进行整理。

（二）数据清洗

本案例将对收集的数据做如下处理。

1. 中药名称和类型统一化　参照《中药学》教材，对中药名称和中药类型进行规范化处理。将多个异名的药物名称统一成一个正名，并修改不规范的药名。如将"龟板""龟壳"都统一为"龟甲"。

2. 规范化处理症状的表述 参照《中医诊断学》和《中医症状鉴别诊断学》，将多个类似症状合并成一种表述，如将"四肢劳倦""四肢不用""肢体疲倦"统一为"四肢疲倦"。对于表述复杂的症状进行拆分和细化，如将"脉细数"拆成"脉细"和"脉数"，将"舌淡苔白滑"拆成"舌淡""苔白"和"苔滑"。

3. 规范化处理证型的表述 参照《证素辨证学》，对同义的证型进行合并归纳，对多个证型夹杂一起的情况进行细分，如将"肝郁气滞、肝胆郁热者"分成"肝郁气滞证"和"肝胆郁热证"。

（三）数据预处理

对中药数据根据其药物属性，即四气、五味、归经、功效进行整理，如表4-3所示。由于算法需要，字符型的中药表述方式无法作为输入数据进行运算，所以采用独热编码（one-hot encoding）的方式将中药的药物属性特征从字符型数据转化为独热编码。药物属性中的每一种元素都以一位布尔值来代替，即用0/1进行编码，其中0表示不存在该元素，1则表示存在。转化后的药物编码值长度由所有特征的元素总个数决定，四气中含有8个元素，五味含有8个元素，归经含有12个元素，功效含有17个元素。以酸枣仁的归经特征为例，归经中包括心、肝、脾、胃等12个元素，所以对该特征的编码应由长度为12的0/1字符串组成，即表示为111000100000。按照表4-3所示的药物排列顺序依次进行编码，得到药物属性编码表，如表4-4所示。

表4-3 药物属性表

中药名称	四气	五味	归经	功效
人参	平	甘、微苦	心、肺、脾	补虚药
酸枣仁	平	酸、甘	心、肝、胆、脾	安神药
麦冬	凉	甘、微苦	心、肺、胃	补虚药
半夏	温	辛	脾、胃	化痰止咳平喘药
黄芪	微温	甘	肺、脾	补虚药
五味子	温	酸、甘	心、肺、肾	收涩药
……	……	……	……	……

表4-4 药物属性编码表

中药名称	四气	五味	归经	功效
人参	00000100	1001000	101100000000	00000001000000000
酸枣仁	00000100	1100000	111000100000	00000000010000000
麦冬	10000000	1001000	100110000000	00000001000000000
半夏	00001000	0010000	001010000000	00000000000100000

续表

中药名称	四气	五味	归经	功效
黄芪	00010000	1000000	001100000000	00000001000000000
五味子	00001000	1100000	100101000000	00000000100000000
……	……	……	……	……

三、统计分析

（一）药物使用频率统计

经数据清洗后共得药物 492 味，使用频次共计 4987 次。将药物使用频率整理成表，如表 4-5 所示。其中，用药频率最高的前十位药为当归、酸枣仁、茯苓、白芍、甘草、茯神、白术、远志、人参、生地黄。

表 4-5　药物使用频率统计

序号	药物	频率（百分比）
1	当归	4.4
2	酸枣仁	4.2
3	茯苓	3.8
4	白芍	3.4
5	甘草	3.4
6	茯神	3.4
7	白术	3.2
8	远志	3.1
9	人参	3.0
10	生地黄	3.0
11	陈皮	2.8
12	黄连	2.8
13	五味子	2.8
14	川芎	2.7
15	熟地黄	2.7
……	……	……

上述高频使用的药物基本都有归心经。《太平圣惠方》指出："夫胆虚不得睡者，是五脏虚邪之气干淫于心。"中医认为心主神明，心阴不足、心血不足等均可导致失眠不寐。心神失养或心神被扰是入睡型失眠的病机关键。因此，中医治疗失眠常用养心安神的药物，如酸枣仁、远志、五味子、柏子仁、合欢皮等。其中，酸枣仁具有养心益肝、敛汗、安神、生津的功效，据《神农本草经》记载，酸枣仁可以"安五脏，轻身延年"，

可补养心肝之阴血，为养心安神之要药。

（二）药物归经统计

对所有药物的归经进行统计，得到如图4-19所示的柱状图。其药物归经频率由高到低依次为心经、肝经、肺经、脾经、肾经、胃经、大肠经、膀胱经、胆经、小肠经、心包经和三焦经。由此可见，治疗失眠的药物在十二归经中均有涉及。这表明失眠病因复杂，可能是多个部位的问题综合引发的。

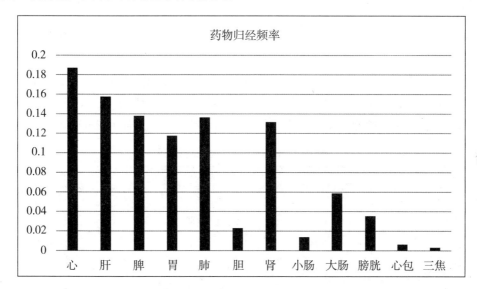

图 4-19 药物归经频率柱状图

（三）药物功效统计

参照《中药学》中有关药物的功效归类标准对本研究中的中药进行功效频率分析，如表4-6所示。

表 4-6 药物功效频率统计

序号	药物功效	频率
1	补虚药	0.17
2	安神药	0.13
3	清热药	0.11
4	化痰止咳平喘药	0.09
5	解表药	0.07
6	活血化瘀药	0.07
7	收涩药	0.06
8	平肝息风药	0.05
……	……	……

由表4-6看出，补虚药为第一位，安神药次之。补虚主要是补气、补血和补阴。气血虚弱、阴血不足致使神失所养是失眠的主要病机，补气、养血、滋阴以扶正养神是虚性失眠的基本治法。安神药为治疗失眠的特异性药物，以酸枣仁为代表的安神药在失眠药物使用频次中排第二，成为治疗失眠的核心药物。

四、关联规则挖掘

频繁项集、关联规则生成

采用 Relim 关联规则算法的挖掘结果如表4-7、表4-8所示，可看出治疗失眠常用药对、药组的基本规律。如支持度最高的酸枣仁与当归这一对，酸枣仁入心、肝之经，能养心阴、益肝血，有宁心安神的功效，而当归有补血润燥之效，二者搭配便可滋阴补血、养心安神，可用于治疗心悸失眠者。又如龙骨与牡蛎皆为镇惊安神、平肝潜阳之药，二者配合可增强镇静作用，常用于治疗惊悸、健忘，阴虚阳亢之失眠。

表4-7　Relim 频繁项集挖掘结果

频繁项集	支持度	频繁项集	支持度
当归，酸枣仁	0.202	当归，炙甘草，酸枣仁	0.101
茯神，酸枣仁	0.177	牡蛎，龙骨	0.101
当归，茯神	0.167	白芍，炙甘草	0.096
当归，白芍	0.157	人参，酸枣仁	0.095
当归，白术	0.152	半夏，酸枣仁	0.091
当归，炙甘草	0.146	当归，茯神，白芍	0.091
茯苓，酸枣仁	0.141	当归，茯苓，酸枣仁	0.086
远志，酸枣仁	0.136	当归，茯神，炙甘草	0.081
……	……	……	……

表4-8　Relim 关联规则生成结果

规则	支持度	置信度
枳实，半夏 => 茯苓	0.070	0.824
枳实，茯苓 => 半夏	0.070	0.875
茯神，黄芪 => 当归	0.070	0.933
当归，黄芪 => 茯神	0.070	0.737
黄芪，酸枣仁 => 当归	0.075	0.882
当归，黄芪 => 酸枣仁	0.075	0.789
茯神，远志 => 当归	0.085	0.739
当归，远志 => 茯神	0.085	0.739
……	……	……

五、降维

由于药物属性的特征众多，经过独热编码后的数据维度会有所增加。可采用主成分分析（principal component analysis，PCA）降维的方式对编码后的属性数据进行降维。PCA 可以将高维数据投射到一个低维空间，比如将三维数据压缩到二维空间里，将二维数据映射成一维。选择药物使用频率在平均值之上的药物，共计 144 味，将其编码后的属性数据进行 PCA 降维操作。

六、肘方法

在使用 k-medoids 聚类或 k-means 聚类之前需要先确定聚类数 k 的值。若随机选取，可能会影响最后的聚类结果。为解决取值的随机性问题，可采用肘方法事先估计 k 的值。

如图 4-20 所示，肘方法的核心思想是随着聚类数 k 的增大，样本划分会越来越精细，则每个簇的聚合程度会越来越高，那么误差平方和 S 自然会越来越小。当 k 小于真实聚类数时，由于 k 的增大使每个簇的聚合程度会有大幅度的提升，则 S 的下降幅度会很大。当 k 达到真实聚类数时，再增加 k 的值，会使聚合程度的速度减小，则 S 的下降幅度会骤减，最后随着 k 值的继续增大而趋于平缓。此时 S 和 k 的关系图会呈现像一只手肘的形状，肘点（即拐点处）为 k 取值最佳的点。

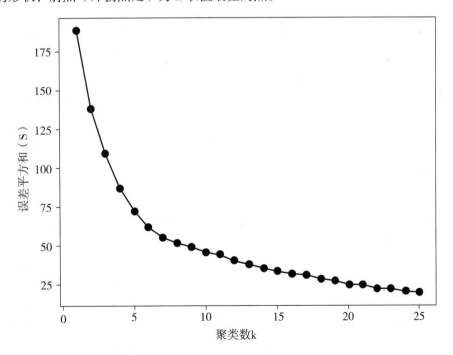

图 4-20 利用肘方法预测聚类数

由图 4-20 所示，将经过 PCA 降维处理好的药物属性数据当作输入数据，通过肘方法计算，当聚类数 k=6 时，误差平方和 S 逐渐趋于平缓。所以，下面进行 k-medoids 聚类分析时，聚类数可确定为 6。

七、k-medoids 聚类分析

通过上述肘方法确定聚类数为 6，再用 k-medoids 聚类模型分析得到如图 4-21 的聚类分布结果。

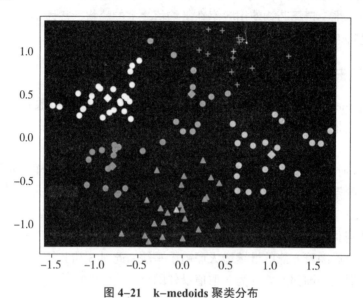

图 4-21 k-medoids 聚类分布

图中用不同形状的小图案标明了每一个聚类中心所在的位置。为了更好地解释聚类结果，将其中的部分数据整理成表 4-9。

表 4-9 k-medoids 聚类结果

序号	药物组合
1	黄连、生地黄、黄芩、大黄、芒硝、夏枯草……
2	沉香、陈皮、木香、枳实、香附、青皮……
3	当归、白芍、白术、茯神、茯苓、甘草……
4	酸枣仁、龙骨、琥珀、夜交藤、合欢皮、龙眼肉……
5	珍珠母、牡蛎、天麻、僵蚕、钩藤、龟甲……
6	柴胡、菊花、薄荷、牡丹皮、赤芍、决明子……

由此看出，k-medoids 聚类是将大部分功效相同的药物聚合在一起。如第一类都为清热类药物，可用于治疗某些不寐患者由虚热内扰导致的五心烦热的症状。第二类为理气类药物，可用于解决由气滞郁结、肝气郁滞所致的失眠状况，也可用于治疗由咳嗽、痰瘀所引发的失眠。第三类大都为补虚良药，对于气血亏虚、肾阴虚等需要补气补血的失眠患者来说是必不可少的药。其中，每个类中还存在失眠常用的药对、药组，如黄连、黄芩、大黄可清热凉血；陈皮、木香、枳实可理气化痰；夜交藤与合欢皮相伍可治疗阴血虚少所致的失眠多梦、头昏、心神不宁等。聚类的结果展现了失眠用药的属性分

类情况，呈现了失眠用药可能隐含的药物组合。

八、层次聚类分析

层次聚类采用从下而上的簇合并聚集，开始每味药都作为一个簇，之后找距离最短的两个簇合并，直到全部合并为一个簇。层次聚类分析的相似性度量方式选择全连接，整个合并的过程所生成的层次聚类树状图如图 4-22 所示。

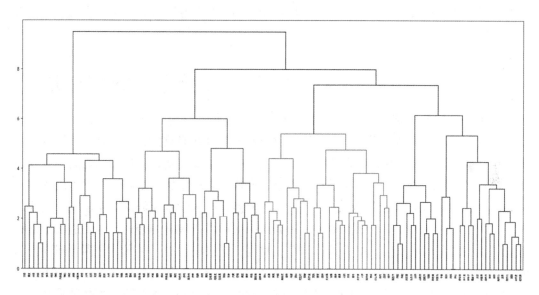

图 4-22 基于全连接的层次聚类树状图

图 4-22 中，横坐标表示每一味中药，纵坐标表示药物间的相对距离，每一组连线都代表着将距离最近的中药联系起来，而这一条连线的高度则表示两点间的距离。通过树形图可直观显示每一步合并的过程，图中显示了性味归经有极大相似度的药物聚在一起。若选择图中相对距离为 4 进行划分，形成的聚类结果见表 4-10。

表 4-10 层次聚类结果

序号	药物组合
1	酸枣仁、龙骨、琥珀、合欢皮、夜交藤
2	白芍、当归、白术、大枣
3	佛手、青皮、枳实、沉香、木香
4	菟丝子、山药、阿胶、枸杞子、茯苓、茯神
5	杜仲、何首乌、巴戟天、女贞子、熟地黄、续断
6	龙胆草、夏枯草、黄连、黄芩
7	龙眼肉、朱砂、紫石英、浮小麦
……	……
14	黄芪、太子参、党参、炙甘草

　　其中，第一类药物都为安神类药物，且这些药物都归心经和肝经。这与中医通过安神养血的方法治疗失眠相符合。其中，酸枣仁为失眠高频药物，龙骨为重镇安神药。合欢皮与夜交藤常搭配出现，二者相伍，有疏肝解郁、养心安神之效。第二类都为补虚类药物，白芍、当归、白术这三种药也是失眠用药中的常用药组，搭配使用可治疗妊娠脾虚血少，缓解由于湿郁气滞引起的腹痛。第三类药物都为理气类药物，大都入脾经、胃经，可疏肝理气、消积化滞，治疗由肝郁气滞所致的胸胁胀痛。聚类结果表明，层次聚类可通过药物的性味归经特征将功效相似或相同的药物聚在一起，聚类产生的药物组合可为临床用药提供参考。

第五节　中医专家经验数据挖掘的问题和未来趋势

　　1. 中医数据的规范化　中医学经过几千年的发展传承至今，由于受到诸多因素影响，造成当前临床术语使用欠规范的情况比较常见。这些影响因素大致有：大量古今术语并用，由于语义的变化造成概念定义的变化；中国地域广阔，各地方言之间的差异造成概念定义区域性的不同；由于受到西方近、现代医学的渗透与影响，西医术语的中文译名与原有中医术语同名而不同义造成的概念混淆；中医学术流派众多，以及家族式的传承方式，出于知识保护的需要而形成只有内部人员可以理解的密语，也是造成术语和概念不统一的原因。所以，中医数据常存在重复、歧义、缺省、多义、含糊等问题。为满足现代中医临床业务与中医药科研信息化处理的需求，在将自然语言变为计算机容易识别理解的格式化语言的过程中，概念的唯一性以及术语间清晰的语义关联都是必不可少的，因此，中医临床数据的规范化是一项紧迫和重要的工作。

　　2. 广义小样本数据　中医药领域数据多为广义小样本数据，研究多为某一医家诊疗经验，往往会出现临床病历研究中样本数有限，但包含的维度（如使用的中药种类、症状、证候等维度）则可能远大于样本数。有的数据挖掘算法不一定适用于广义小样本的中医药数据，使用之前需要进行评估。

　　3. 中医辨证的规范化　中医辨证智能化离不开统一规范的辨证理论支撑。历代医家提出了多种辨证方法，它们相互交织、互为补充，共同指导着中医临床实践。而如何有效地甄别选用辨证方法？如何让辨证结果规范统一？如何让辨证可量化、可重复？这些问题严重阻碍了中医辨证的智能化发展。诚然，围绕某一学术流派或者专家构建智能辨证系统也有其生命力，但从中医现代化和国际化发展的角度而言，围绕统一规范的中医辨证理论体系构建智能辨证系统，对中医的发展更有裨益。

　　4. 挖掘结果缺乏深度解读　数据挖掘采用不同的技术往往能得到多样的结果，目前对研究结果的解读往往侧重基础分析，而缺乏深层次的分析。对数据挖掘结果解读不够深刻是个普遍问题，一方面需要对数据挖掘每个阶段进行质量把控，另一方面应该对挖掘结果进行专家临床验证和分析，要对研究结果去伪存真。

　　5. 四诊信息采集的智能化　由于客观化的四诊信息采集普及程度不高，中医标准规范的缺位，以及临床数据隐私保护等多方面原因，导致中医领域难以形成大型的标准数据集，特别是涵盖四诊客观化数据的标准数据集。因此，要进一步普及四诊采集设备，最大限度地采集客观化数据，例如搭载图像识别模块实现智能"望诊"，搭载脉象识别设备实现智能"脉诊"，搭载自然语言处理模块实现智能"问诊"等，在此基础上构建基于名医经验的现代中医智能系统。

本章小结

学习、总结和传承名老中医经验至关重要，但早期的专家系统存在很多局限性，采用机器学习构建的中医智能系统远比之前的专家系统更优秀，不仅程序短、人工干预少、可适应新数据，而且性能更优。本章第一节介绍了传承名老中医经验的重要意义。第二节列举了常用于名医经验挖掘的机器学习和深度学习算法。包括KNN、决策树、支持向量机、朴素贝叶斯、浅层神经网络、卷积神经网络等，并比较了不同算法的适用场景和优缺点。第三节介绍了SPSS、SAS、Stata、MATLAB和WEKA等通用数据分析平台，这些平台都支持经典的机器学习算法，适合没有编程基础的用户。R和Python这两种语言对机器学习和深度学习的支持更强。第四节通过案例介绍了根据研究目标，如何开展数据收集、数据清洗和数据预处理及专家经验的机器学习分析。第五节总结了名医经验数据挖掘存在数据质量问题，中医辨证规范化和标准化问题，中医专用挖掘软件的局限性问题，以及对挖掘结果缺少深刻解读和专家临床验证的问题。未来应在数据规范化、四诊客观化和诊治智能化方向多加研究。

复习思考题

1. 请区分有监督学习、无监督学习、半监督学习和强化学习。
2. 为什么使用KNN时需要保存所有样本？
3. 比较C5.0和CART两种决策树算法。
4. 解释什么是过拟合。
5. 数据归一化的目的是什么？
6. 为什么决策树的可解释性好？
7. SVM用核函数解决什么问题？
8. 解释"朴素贝叶斯"其"朴素"的含义。
9. CNN采用什么方法减少参数？
10. 比较Boosting和Bagging算法。
11. 层次聚类的优点是什么？
12. 生成关联规则的多少与支持度和置信度的大小有什么关系？
13. PCA算法的作用是什么？
14. 请设计一个名医经验挖掘的技术方案，包含如何收集数据、数据预处理、选择挖掘方法、构建与训练模型、模型性能评估、挖掘结果分析与验证等。

第五章　中医文献数据分析 ▷▷▷▷

第一节　中医文献数据概述

　　传统中医的理论博大精深，中医文献浩如烟海，使得其现代化和国际化进程困难重重。对海量且无序的中医文献数据，仅靠传统经验分析和简单统计学处理无法获得数据中隐含的规律，数据挖掘技术为从海量数据中提取潜藏信息提供了方法学支持。文献数据分析（literature data analysis，LDA）就是从大量的、不完全的、有噪声的、模糊的、随机的数据中，提取隐含在其中的、不为人知的但又是有用的信息和知识的过程。它可以协助中医临床医师、科研工作者以及中医爱好者从已有的中医数据库中寻找出隐藏的有用的信息，从而帮助医生在临床实践过程中明确诊断，寻找更好的治疗方案。

一、中医文献数据的类型

　　根据自然语言的表现形式，中医文献可以分为古代经典文献和现代研究文献两种。

　　1. 古代经典文献　古代经典文献以医籍为主，还可拓展至各类古籍，是各类中医术语的主要出处。此类文献的存储格式偏非结构化，进行选取和研究时，通常需要人工对古代文献阅读、检索和摘录，尤其是试图把古代病名与现代病名相映射时更加依赖人工考证，同时也是计算机自然语义对其进行分析的难点之一。如杜松等对历代医书涉及"问诊"的用语进行考证和沿革分析，发现"问诊"这一术语直到近现代才被逐渐统一和准确定义。又如高新颜等通过考据《礼记》等古代文献对"鼽嚏"的描述，对变应性鼻炎的中医病名进行考辨，推测古代文献中的"鼽嚏"应该包括急性鼻炎和变应性鼻炎。在术语词义尚不明确的情况下进行文本挖掘会产生较大的结果歧义。

　　虽然已有中医术语研究相关的国家标准、国际标准及相关领域的行业规范作为主要的基础性研究资料，其中包括《中医临床诊疗术语》《中医药学名词》《中国中医药学主题词表》等在中医术语研究中被频繁纳入研究范围，形成重要的基础共识，但仍有较多的古代医籍存在术语表述歧义问题，需要大量的人力考据，更为计算机分析造成极大的困难。

　　2. 现代研究文献　现代研究文献包括各类各种渠道发表的临床或基础研究论文、临床病案、临床调查、流行病学研究等，通常为结构化或半结构化存储形式，和古代经典文献相比更利于数据分析，是数据量最多的研究资料，被广泛应用于中医文献数据分析研究。但是，由于单项研究文献的时间及空间局限性，需要进一步整合同类型研究资料，才能得出更广时间与空间下的更具有整体代表性的研究结论。如通过多个数据库的检索，搜集和分析了国内中医药期刊发表的某些单病种的临床资料，整理出相关的中医临床证型，其相关的文本表达为"风湿热痹、风热血燥、热毒炽盛、风寒湿痹、肝肾亏虚"等，以及探索各类内外邪"寒、热、痰湿、风、燥、血瘀"在某个病证发病中所占的比率等。此类研究对于中医药的临床应用具有较大的参考价值。

二、中医文献资料的储存及格式

一般而言，术语数据信息的储存有 Excel 文件、XML 文件等格式，如有研究将亚健康基础数据库系统以 XML 文件来存储分散采集的信息。更多研究是以数据库为基础，以软件信息系统、网络平台等形式保存研究资料和研究结果，如动态结构化名老中医临床信息采集系统使用结构化关系数据库储存数据，中医临床数据仓库平台采用 SQL Server 软件储存及采集数据，四诊规范化研究网络信息平台利用网络连接多个数据库以存储综合信息。

目前，经过识别、标注和分拆后的研究资料，其储存及格式没有规范、标准的要求，但一般都可以最终简化为数据挖掘要求的"标识号－术语""标识号－术语－相关信息"等格式。

三、中医文献资料的研究概况

中医文献挖掘的应用概况及主要的应用方向，通过近几年的中医文献数据挖掘研究整理可见，关于用药规律的文献分析最多，且逐年增加。主要原因在于用药规律的数据来源广泛，其中包括临床报道、名家医案、古籍资料等，其研究目的在于了解治疗某一疾病的用药规律，特别是角药和对药的应用，从而发现名家或古籍的用药独特之处。用药规律的类型也越来越丰富，不局限于对某一病证的用药分析，近年来单味饮片用药规律、配伍用药规律、名方用药规律、成药用药规律的研究也越来越多。用药规律通常与检验指标、中药研究的大小鼠实验、网络药理学、基因分析、分子机制等共同分析，为中药研发提供理论支持与量化指标。

文献综述类的数量次之，近年来通常采用的方法是对中医药某一方面进行关键词搜索，对得到的文献结果进行整理与分析，博采各家之长，探索不同派系辨证论治的共性与个性。辨证规律研究类文献采用收集名家病历，分析某一疾病不同证型的证候规律、证素规律，通过主成分分析法、决策树方法等以明确证型的主要对应证候。辨证用药规律将证型、证候、用药综合分析，对辨证论治的全过程进行数据挖掘分析得到综合分析结果，其实也是通过数据验证对某方向、某派别中医学术思想的总结。选穴规律通过总结某一病证针灸腧穴记录，通过关联分析找到关键穴位。

四、中医文献资料的主要问题

1. 中医术语相关的文本研究仍以人工为主　在"研究资料选取"阶段，仍旧以人工选取为主，尤其是古代文献的搜集整理问题，数字化、信息化参与程度较低。在"数据预处理"阶段，无论是标注还是分拆，依旧以人工处理为主，虽然基于机器学习的自然语言提取技术有所尝试，但对中医文献的处理仍处于探索阶段，且尚无有效的中医字典，采用通用字典时难以达到预期效果。在"数据分析"阶段，虽然多种分析技术都有尝试和应用，但仍以传统统计学和数据挖掘技术为主，这些技术只能提供定性的分析结果，可靠性不足；一些高级统计学和机器学习技术尚无针对术语研究的合理运用方法，尤其是对术语问题的定量研究。

2. 中医药文献数据特性及模型适用性　中医药文献病案数据的主观性较强，导致中医药数据整合与平台建立难度较大。在商业数据挖掘与互联网数据挖掘方向，数据来源为真实产生的记录，收集方向不受人工干预，分析一般以全面为主。现有中医药文献数据挖掘多源自经过人工挑选的数据，中医对证候的描述多为主观感受记录。因此，建立中医药文献结构化数据库，广泛收集已经完善考据的典籍名词术语数据，并针对性地提取用于处理目标数据，累积到一定数据量后再进行分析为合理的解决方法。

3. 缺乏"量化比较"的研究方法　中医文献分析研究各阶段存在的核心问题主要是标准更新困难、标准不统一、研究方法陈旧等关键问题没有解决。随着中医药文献研究的深入和高速发展，中医标准化术语数量也随之暴涨，现有的国家标准、国家规范中医名词数量已经超过 3 万条，中医临床术语系统第二版记录了近 4 万个概念和超过 11 万个术语。上述关键问题随着术语数量的增加也将愈加严重和突出，尤其是目前对于中医术语中大量存在的同义词、近义词以及关联语义词的研究，尚无文献词汇之间"量化比较"的研究方法。

第二节　中医文献的数据库化存储与应用

中医文献是中医学术发展的重要载体，承载着历代医药学家丰富的学术思想与宝贵的临床经验，是中医学传承、发展的根本。中医文献内容繁杂，涉及基础理论、诊法、方剂、本草、各科、养生、医案等多个方面。将中医文献资料进行数据库化存储非常有益于中医药相关知识的临床应用和科学研究，主要包括如下几个方面。

1. 结构化存储　将非结构化的文献资料转换为结构化数据，便于进行高效的数据管理和查询，可以更好地组织和管理大量的中医药信息，提高数据存储的可维护性。

2. 便捷检索　数据库化存储可提高文献资料的检索速度，用户可以通过关键词、病证、证型等多种方式快速找到所需的信息，提高检索效率。

3. 数据分析　结构化的数据更易于进行数据分析，挖掘潜在规律，从而为中医药研究提供数据支持。例如，可以分析病证、证型与治疗方案之间的关系，为临床治疗提供参考。

4. 跨学科研究　数据库化存储的中医药资料可以更容易地与其他领域的数据进行整合，促进跨学科的研究与合作。例如，将中医药与现代生物医学、药理学等领域进行结合。

5. 信息共享　数据库化存储可以方便地实现中医药文献资料的网络共享，提高信息的传播速度和范围，为全球中医药研究者提供便利。

6. 辅助教学　数据库化存储的中医药资料可为教学提供丰富的资源，便于教师制定课程大纲，同时也可以帮助学生更快地获取和整理相关知识。

7. 文献资源保护　将中医药文献资料存储在数据库中可以减少纸质文献的损耗，有效地保护珍贵的中医药知识遗产。

8. 有助于发展人工智能　将中医药文献资料进行数据库化存储，有助于发展基于数据的人工智能技术。例如知识图谱、自然语言处理等，进一步推动中医药领域的智能化发展。

一、适合进行数据库化存储的中医文献类型

不同类型的中医文献有不同的特点和价值，因此在进行知识管理和利用时，需要选择合适的数据结构和技术方法。一般来说，传统的关系型数据库和知识图谱是两种常用的数据模型，分别适用于不同场景。

关系型数据库是一种基于表格的数据结构，可以存储结构化或半结构化的数据，如属性值、分类代码、数值等。关系型数据库的优点是可以实现高效的数据查询和更新，支持复杂的逻辑运算和统计分析。关系型数据库的缺点是不能很好地表达数据之间的语义关系，也不利于数据的整合和共享。因此，关系型数据库适合存储那些具有明确结构和格式的中医文献，如中医药数据库、术语系统、标准规范等。

知识图谱是一种基于图的数据结构，可以存储非结构化或半结构化的数据，如概念、实体、事件、关系等。知识图谱的优点是可以表达数据之间的复杂语义关系，支持知识的推理和融合，提供多维度的知识检索和可视化。知识图谱的缺点是需要较高的数据质量和标准化程度，也需要更多的人工参与和审核。因此，知识图谱适合存储那些富含语义关系和隐性知识的中医文献，如古籍、医案、论文等。

由上述内容可知，哪些中医文献适合建立关系型数据库，哪些中医文献适合建立知识图谱，需要根据文献的类型、内容、目标等因素进行综合考虑。一般来说，如果文献具有明确的结构和格式，并且主要用于数据查询和分析，那么可以选择关系型数据库作为数据模型；如果文献具有复杂的语义关系和隐性知识，并且主要用于知识推理和融合，那么可以选择知识图谱作为数据模型。

二、中医文献的关系型数据库建立

中医文献数据建立关系型数据库（比如 MySQL 或者 Sql Server）是指将中医相关的文献资料通过自然语言处理和医学文本识别等技术转换成计算机语言，并按照一定的规范和标准存储在关系型数据库中，以便于进行数据挖掘和分析的过程。下面以经络腧穴学里面的穴位内容为例，详述如何建立穴位的 MySQL 关系型数据库。

1. 安装 MySQL 数据库　根据操作系统选择相应版本的 MySQL，然后按照安装指南进行安装。

2. 创建数据库　使用 MySQL 客户端（如 MySQL Workbench、phpMyAdmin 等）

连接到 MySQL 服务器，采用"CREATE DATABASE acupuncture;"命令创建一个名为"acupuncture"的新数据库。

3. 设计数据表结构　将经络腧穴学内容分解为多个数据表，以便于存储不同类型的数据。表 5-1 是一个简单的数据表设计。

表 5-1　穴位关系型数据库表结构

表名	存储内容	字段列表
穴位表（acupoints）	包含穴位的基本信息	id：自增主键 name：穴位名称 location：穴位定位 meridian：所属经络
功能主治表（functions）	包含穴位的功能主治	id：自增主键 acupoint_id：关联穴位表的外键 function：功能主治内容
刺灸方法表（techniques）	包含刺激该穴位的刺灸方法	id：自增主键 acupoint_id：关联穴位表的外键 technique：刺灸方法
注意事项表（precautions）	包含在该穴位上进行针刺或者艾灸时候的注意事项	id：自增主键 acupoint_id：关联穴位表的外键 precaution：注意事项

4. 通过如下 SQL 命令在"acupuncture"数据库中创建上述数据表

USE acupuncture;

```
CREATE TABLE acupoints (
    id INT AUTO_INCREMENT PRIMARY KEY,
    name VARCHAR(50) NOT NULL,
    location VARCHAR(255) NOT NULL,
    meridian VARCHAR(50) NOT NULL
);

CREATE TABLE functions (
    id INT AUTO_INCREMENT PRIMARY KEY,
    acupoint_id INT NOT NULL,
    function VARCHAR(255) NOT NULL,
    FOREIGN KEY (acupoint_id) REFERENCES acupoints(id)
);

CREATE TABLE techniques (
    id INT AUTO_INCREMENT PRIMARY KEY,
```

```
    acupoint_id INT NOT NULL,
    technique VARCHAR(255) NOT NULL,
    FOREIGN KEY (acupoint_id) REFERENCES acupoints(id)
);

CREATE TABLE precautions (
    id INT AUTO_INCREMENT PRIMARY KEY,
    acupoint_id INT NOT NULL,
    precaution VARCHAR(255) NOT NULL,
    FOREIGN KEY (acupoint_id) REFERENCES acupoints(id)
);
```

5. 用如下 **SQL** 语句将经络腧穴学的内容插入到相应的数据表中，以合谷穴为例

```
INSERT INTO acupoints (name, location, meridian) VALUES
('合谷','在手背部，第 1、2 掌骨间隙中，当大拇指向掌心横纹方向屈时，凹陷处','手阳明大肠经');
INSERT INTO functions (acupoint_id, function) VALUES
(1,'疏风散寒，理气止痛');
INSERT INTO techniques (acupoint_id, technique) VALUES
(1,'平刺或斜刺 0.5–1 寸，或用艾条灸 3–5 壮');
INSERT INTO precautions (acupoint_id, precaution) VALUES
(1,'避免深刺，以免损伤背静脉或背动脉');
```

通过上述 5 个步骤，就完成了一个简单的腧穴关系型数据库的搭建。当需要查询某个穴位的相关信息时，可以使用 SQL 语句进行查询。例如，查询合谷穴位的所有信息。

```
SELECT a.name, a.location, a.meridian, f.function, t.technique, p.precaution
FROM acupoints a
JOIN functions f ON a.id = f.acupoint_id
JOIN techniques t ON a.id = t.acupoint_id
JOIN precautions p ON a.id = p.acupoint_id
WHERE a.name = '合谷';
```

通过以上步骤，可以将经络腧穴学的内容存储在关系型数据库 MySQL 中。这样可以更方便地对数据进行查询、更新、删除等操作，同时也便于后续数据分析、挖掘等应用。同时，还应定期对数据库进行优化和维护，提高数据库的性能和安全性。例如，可以根据查询需求对数据表进行分区、分片、压缩等操作，并定期进行备份、恢复、更新等操作，从而提高数据库的运行性能。

三、中医文献的知识图谱建立

知识图谱可将复杂的中医文献信息转换为结构化数据，便于计算机理解和处理。这

有利于提高信息检索的准确性和效率。通过知识图谱将实体和关系进行显式表示，揭示了潜藏在中医文献中的关联关系，这有助于发现潜在的知识，加深对中医药学科的理解。另外，知识图谱可以实现语义检索和问答系统等智能应用，使用户能够更加快速、精准地获取所需中医药信息。

1. 知识图谱建立步骤 基于中医文献的知识图谱的建立步骤可以简述如下。

（1）文本预处理 对中医药文献内容进行分析，提取主要信息内容，以便于后续的知识抽取。

（2）知识抽取 根据中医药领域的本体模型，从中医药文献中抽取出实体、属性和关系等知识元素，构建知识三元组。

（3）知识融合 对抽取出的知识三元组进行去重、消歧、对齐等操作，以消除冗余和不一致的知识，形成统一的知识表示。

（4）知识存储 将融合后的知识三元组存储到图数据库或其他合适的数据结构中，以便于后续的知识查询和应用。

2. 知识图谱软件 Neo4j 的优点 目前，最常用的知识图谱软件之一是 Neo4j，它有以下优点。

（1）Neo4j 是一个基于图数据库的知识图谱软件。它可以高效地存储和处理大规模的图数据，支持灵活的数据模型和强大的图查询语言 Cypher。

（2）Neo4j 提供了丰富的开发者资源和社区支持。它有多种编程语言的驱动和客户端，以及各种插件和扩展，可以方便地与其他系统集成。

（3）Neo4j 具有良好的性能和可扩展性。它可以支持高并发的读写操作及分布式的部署和运行，可以满足不同规模和复杂度的知识图谱应用需求。

（4）Neo4j 拥有友好的用户界面和可视化工具。它可以让用户直观地查看和操作知识图谱中的数据，进行各种分析和探索，提高用户的体验和效率。

3. 在 Neo4j 中建立图谱知识举例 下面以完成了主要信息提取的中药白术的文本信息"白术为菊科植物白术的干燥根茎，味甘苦，性温。具有健脾胃、燥湿止汗、安胎等功效。常用于治疗脾胃虚弱、食少泄泻、水肿、自汗、崩漏、胎动不安等症"为例，详述在 Neo4j 中建立其知识图谱的步骤。

（1）知识抽取 根据中医药领域的本体模型，从文献中抽取出实体、属性和关系等知识元素。例如，实体有草药（白术）、症状（脾胃虚弱、食少泄泻等）；属性有草药的性味（甘苦、温）、功效（健脾胃、燥湿止汗、安胎）；关系有草药与症状之间的治疗关系。

（2）知识融合 对抽取出的知识三元组进行去重、消歧、对齐等操作，消除冗余和不一致的知识，形成统一的知识表示。

（3）知识存储 将融合后的知识三元组存储到 Neo4j 图数据库中。在 Neo4j 中，实体可以表示为节点，属性可以表示为节点的属性，关系可以表示为边。以下是将上述例子中的知识表示为 Neo4j 知识图谱的 Cypher 语句。

```
// 创建草药实体
CREATE (bai_zhu:Herb {name: '白术', taste: '甘苦', property: '温'})
```

// 创建症状实体

CREATE (spleen_weakness:Symptom {name:'脾胃虚弱'})

CREATE (poor_appetite:Symptom {name:'食少泄泻'})

CREATE (edema:Symptom {name:'水肿'})

CREATE (spontaneous_sweating:Symptom {name:'自汗'})

CREATE (abnormal_bleeding:Symptom {name:'崩漏'})

CREATE (fetal_irritability:Symptom {name:'胎动不安'})

// 创建草药与症状之间的治疗关系

CREATE (bai_zhu)–[:TREATS]–>(spleen_weakness)

CREATE (bai_zhu)–[:TREATS]–>(poor_appetite)

CREATE (bai_zhu)–[:TREATS]–>(edema)

CREATE (bai_zhu)–[:TREATS]–>(spontaneous_sweating)

CREATE (bai_zhu)–[:TREATS]–>(abnormal_bleeding)

CREATE (bai_zhu)–[:TREATS]–>(fetal_irritability)

在 Neo4j 中运行上述命令即可完成白术的知识图谱构建，如图 5-1 所示。

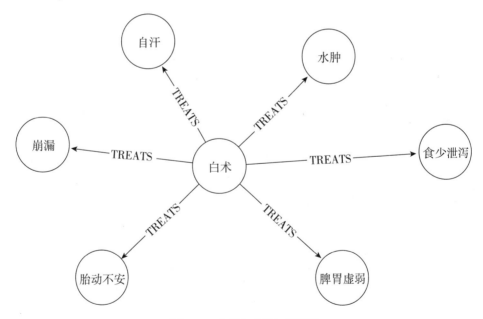

图 5-1　中药白术的知识图谱

4. 知识图谱的功能　基于上述知识图谱，可以通过 Cypher 语句进行多种语义检索和知识发现任务。

（1）查询具有特定功效（如健脾胃）的中药

MATCH (h:Herb)–[:TREATS]–>(s:Symptom)

WHERE s.name = '脾胃虚弱'

RETURN h.name

（2）查询治疗特定症状（如水肿）的中药

MATCH (h:Herb)–[:TREATS]–>(s:Symptom)

WHERE s.name＝'水肿'

RETURN h.name

（3）查询中药的性味和药理作用

MATCH (h:Herb {name:'白术'})–[:TREATS]–>(s:Symptom)

RETURN h.name, h.taste, h.property, s.name

通过基于知识图谱的推理能力，可以支持更复杂的查询和知识发现，例如中药之间的相互作用、中药与其他疗法的组合使用等。这些智能应用有助于挖掘中医药知识的内在联系，推动中医药研究和临床应用的发展。

第三节　中医文献数据分析技术

对中医药的文献进行文本挖掘，是以统计数理分析、计算语言学为理论基础，结合信息检索和机器学习技术，从文本数据中提取和发现独立于用户信息需求的文档集中的隐含知识，是一个从文本信息描述到选取提取模式，最终形成用户可理解的信息知识的过程。

一般来说，文献数据分析应用到医学、生物上，可以分为文本数据收集、处理、结构化分析、可视化以及评价五个步骤。文本挖掘的过程是：文本数据收集→文本预处理→结构或半结构化格式→数据处理分析→文本分析结果→可视化→知识解析。开始是文档数据集，最终结果是用户获得的知识模式，并对结构进行知识解析。

大量的中医药古典医籍以及临床、基础研究报道积累了丰富的文本数据，为文本分析提供了充分的数据条件。利用文本挖掘对中医药文献进行分析是一种很有前景的方法，虽然文本分析技术在中医药文献分析中整体仍处于起步阶段，但部分研究已经取得可喜的成绩。文本分析技术能以线性和非线性方式解析数据，且能进行高层次的知识整合，又善于处理模糊和非量化数据。未来文本挖掘有可能整合中医药数据、蛋白质及代谢组学数据，分析组合中药活性成分，为新药发现和组合药物形成构建研发平台。相信随着文本分析在理论和实验层次方面不断进步，成熟的应用框架或颇具影响力的成功案例会越来越多，必将推动中医药学科的进一步发展。

一、中医文献数据的来源

现有的中医文献数据集或第三方语料库，比如经过扫描、ORC 文字识别后完全数字化的中医古典医籍；现有的文献检索以及全文可供下载的平台，比如 CNKI、维普、万方以及英文相关的 PubMed、Embase 等数据库、中医传承辅助平台、古今医案云平台等。

另外，随着互联网公开网页数据的不断丰富，也可以从公开网页中抓取文献数据。因为很多情况下中医药文献研究所需的文本数据无法通过开放语料库获得满意的数据集，就需要研究者通过编写脚本在公开网页中抓取需要的信息，可以使用如 beautifulsoup、scrapy 等框架编写文本抓取脚本。

二、文献数据的预处理

文献数据预处理的作用是选取跟任务相关文档集，并将其转化为文本挖掘可以处理的中间形式（中间形式一般采用空间向量模型）。一般步骤如下。

1. 利用分词算法对文本分词，另外针对不同的文本还可能会采用的操作包括删除停用词、词干提取和词形还原等。

2. 利用分词得到的词集（也可称特征）采用向量空间模型（Vector Space Model，VSM）等来表示文档，即特征表示。

3. 分词后得到的词集比较大，不利于文本分析，则需进行特征提取。

完成预处理得到 VSM 等中间模型后，就可以利用机器学习、数据挖掘及模式识别等方法提取面向特定应用目标的知识和模式（一般还需进行评估和解释）。另外，中医药现代研究的很多文献是通过英文进行发表，因此对于中英文文本的预处理也有一定的差异。首先，中文文本是没有英文的单词空格那样进行隔开，因此不能如英文一样可以直接用最简单的空格和标点符号完成分词。一般需要借助分词算法来完成分词。而英文文本的预处理也存在不少拼写问题，很多时候对英文预处理要包括拼写检查，比如"Helo World"这样的拼写错误。另外，词干提取（stemming）和词形还原（semmatization）操作也较为常见。由于英文某个词的词根会以不同的形式进行表达，需要通过词干提取和词形还原直接得到单词的原始形态。比如，"faster""fastest"，都应变为"fast"；"leafs""leaves"，则都应变为"leaf"。

（一）文本分词

由于英文单词间由空格分隔，所以分词过程简单，只需要调用 split（）之类的切分函数即可。

对于中文来说，常用的中文分词算法库选择同样较多，例如结巴分词。安装也很简单，比如基于 Python 语言，使用"pip install jieba"语句即可完成安装，由于中医古代经典文献语义复杂，常常无法通过常用的分词算法完成顺利的分词，需要较多的人工干预，比如基于中医相关的语料库建立自定义词典优化分词效果。

（二）删除停用词

停用词是指对于文本信息表达非必要的单词，去掉停用词以后对理解整个句子的语义不会产生影响。文本数据中，会存在大量的虚词、代词或者没有特定含义的动词、名词，这些词语对文本分析起不到任何的帮助，为进一步减少文本处理的数据量，需要有效地删除停用词。

在英文中，例如，"a""the""to""their"等冠词、介词、代词……可以直接调用自然语言处理工具包（natural language toolkit，NLTK）中提供的英文停用词表进行删除过滤。

中文的语义较英文更加复杂，在语义表达中诸如"的""啊""一些""相对""其次"等语气词、定冠词、连词等均应删除，因此其停用词库更加复杂。目前已有开源的停用词库对中文文本进行过滤，但是针对中医文献中常用的古代汉语尚无较为全面和完善的停用词库可供过滤，仍需不断积累和完善。

（三）英文单词的词干提取和词形还原

词干提取和词形还原是英文文本预处理的特色。两者其实有共同点，即都要找到词的原始形式。只不过词干提取更为激进，其在寻找词干的过程中有可能会得到不是词的词干。比如"leaves"的词干可能得到"leav"，其实际并不是一个词。而词形还原则相对保守，一般只对能够还原成一个正确的词的词进行处理。自然语言处理工具包中提供了很多方法，SnowballStemmer、Wordnet 等方式均可完成上述处理。

（四）中文相关的中医语料库

根据中医语料库过滤文献，可获得更为理想的文本数据。当前研究已经通过对《中医古籍信息词典》的标识标准进行探讨，以求为计算机自动分词与标注提供依据，从而形成以现存中医古文献为原始材料的语料库。另外，根据中医药古文献的特点比较了古今对中医药文献知识的不同分类方法，从理论和实践两个方面探索适于中医药古文献语料库中语料分类的体系。已经构建基于本体的中医古籍叙词表从语义层次上来对中医古籍知识进行描述，并编制了适合知识库建设的中医古籍分类表和古籍概念关系体系。

（五）向量空间模型（VSM）

通过文本分词、删除停用词、词干提取和词形还原等操作已经可以获得较为干净的文本，随后即可对这些文本进行向量化处理，Python 语言中可调用 Sklearn 来对文本特征进行向量化。常用的方法包括 Bag of Words 词袋模型、N-gram 语言模型、Word2vec 分布式模型。

TF-IDF（term frequency-inverse document frequency）是常用的 Bag of Words 词袋模型。该模型基于词频，将文本转换成向量，而不考虑词序。假设 N 篇文档的某一文档 D 中，词汇 x 的向量化 TF、IDF、TF-IDF 定义如下。

Term Frequency〔TF（x）〕：指词 x 在当前文本 D 中的词频。

Inverse Document Frequency（IDF）：N 代表语料库中文本的总数，而 $N(x)$ 代表语料库中包含词 x 的文本总数，平滑后的 IDF 如下。

$$IDF(x) = \log \frac{N+1}{N(x)+1} + 1 \tag{5-1}$$

TF-IDF：

$$TF - IDF(x) = TF(x) \times IDF(x) \qquad (5-2)$$

Python 中使用 Sklearn 库里的 Tfidf Vectorizer 类可以针对文本完成向量化、TF-IDF 和标准化三步。

由于词袋模型不考虑每个单词的顺序，有时候把语序的前后位置发生改变，则可产生对语义理解的偏差，如"活血化瘀并不等于化瘀活血""降气平喘并不等于平喘降气"。因此，N-gram 语言模型则针对该问题进行了改进。N-gram 语言模型是一个基于概率的判别模型，它的输入为文本语句（包含词语的顺序序列），输出为语句概率，即这些词语的联合概率（joint probability）。N-gram 本身也指一个由 N 个词语组成的集合，各词语具有先后顺序，且不要求单词之间互不相同。常用的有 Bi-gram（N=2）和 Tri-gram（N=3），比如"疏肝降逆和胃止痛"，可以分解的 Bi-gram 和 Tri-gram 如下。

Bi-gram：{ 疏肝，降逆 }，{ 降逆，和胃 }，{ 和胃，止痛 }

Tri-gram：{ 疏肝，降逆，和胃 }，{ 降逆，和胃，止痛 }

Word2vec 模型通过使用一系列的文档的词语对模型进行训练，最终将文章的词语映射到一个固定长度的连续向量之中。一般维数较小，通常为 100 ～ 500。意义相近的词之间的向量距离较小。它以稠密的向量形式表示单词，有两种常用模式。

CBOW（continuous bag-of-words）：利用词语的上下文预测当前的词语。

Skip-Gram：利用当前的词语来预测上下文。

由于 Word2vec 模型得到的是词向量，针对句子分析最简单的方法就是将每个句子中的词向量相加取平均值，即以每个句子的平均词向量来表示句子的向量。

通过对中医文献数据进行预处理，获得每段文本的特征向量后，就可以利用这些数据建立分类或者聚类模型，以及进行相似度、特征提取等进一步的分析。

三、常用的中医文献研究的数据分析方法

目前常用于中医学研究的数据挖掘方法有频数统计分析、文本分类分析、关联性分析以及非监督挖掘等五类。

（一）频数统计分析

词语频数统计方法较为简单，但对文献的数据分析意义重大，可以发现许多有价值的规律与结论。比如针对著名医家治疗某个单一疾病（如头痛、胸痹等）的文献进行统计分析，可以通过数据挖掘结果客观反映该医家对这些疾病的诊治特色与经验。通过建立古代经验医籍所载疾病相关医案的 Access 或 MySQL 数据库，运用频数分析法，对出现频次较高的常用药物进行归纳，可总结某些疾病用药的特色。另外，通过对名家医案文献的舌象及脉象分布频数情况的统计，可以发现一些以前不为人知的新知识，如嫩舌也主实证等。

（二）文本分类分析

文本分类（text categorization）是指按照预先定义的类别集，为文档集中的每篇文

档确定一个（或多个）合适类别。文档分类后不仅使用户可以方便地阅读文档，且可以通过限制搜索范围来更加快速、准确地查找文档。

使用分类系统对文本分类的大致过程为：首先用人工分好类的文档库（语料库）对分类系统进行测试，对其分类效果进行评估，评估合格后就进行真正的分类。一次完整的分类在文本预处理后，经历分类算法选择和分类效果评估两个依次递进阶段。

得到文档表示模型后，使用分类算法对文档进行分类，分类算法是文本分类的核心，很多机器学习算法被成功应用到了文本分类中，如聚类分析、支持向量机等。

聚类分析直接比较样本中各事物之间的性质，将性质相近的归为一类，有助于对大量数据中的规则予以认识。聚类分析可将一些观察对象依据某些特征加以归类，在中医医案研究中，聚类分析能较好地避免分类过程中掺杂的主观因素，能客观准确地反映研究对象，并从中可能发现其内在的客观规律。如通过运用变量聚类分析的数理统计方法，将中医某个常见病种的 n 个主要证型分类为实证、风证和虚证等某几类。聚类分析亦有其局限性，在研究中医证候时对症状的归属要求具有专一性，聚类结果的好坏也没有评价的客观标准，由结果的有用性来决定。

支持向量机是 20 世纪 90 年代中期提出的一种机器学习方法。它以良好的理论背景，从结构风险最小化原则出发为机器学习提供了一个崭新的方向。支持向量机是从线性可分情况下的最优分类面发展而来的，通过将输入空间映射到一个高维内积空间中，解一个线性约束的二次规划问题得到全局最优解，有效避免了"维数灾难"，保证了收敛速度，而且不存在局部极小值问题，因此在解决小样本、非线性及高维模式识别问题中具有特有的优势。支持向量机分类器的基本原理是使用一个非线性变换将不可分的空间映射到一个高维的线性可分的空间，并建立一个具有极小向量维数的分类器，该分类器仅由大量样本中的极少量支持向量确定，且具有最大的边界宽度。支持向量机算法的技巧在于不直接计算复杂的非线性变换，而是计算非线性变换的点积，即核函数，从而大大简化了计算。通过把核函数引入到一些学习算法，可以方便地把线性算法转换为非线性算法，我们将其与支持向量机一起称为基于核函数的方法。通过支持向量机分类算法，选取径向基核函数，构造了支持向量机分类器，可以用于小样本的中医文献中方剂的模式识别，取得较高的准确率。而在对未知样本数据的识别中，具有更加良好的泛化能力，实现了中医方剂按照不同要求标准的机器自动分类。

（三）关联性分析

在中医文献的文本数据中获得关联性结论，应从已经完成预处理后的向量词集通过一定的算法找到与要进行分析的主题相关联的词汇建立中间词集，然后将中间词集关联至目标词集，即解决关联度的计算的问题。经过计算，可能会得到很多与目标词集相关的词汇，因此也需要合适的算法来对目标词排序和降维。目前，除了中医药古代经典文献的关联性研究外，中医药文献和生物医学文献之间的非相关文献知识发现的研究也成为中西医结合一个重要研究方向，比如结合中医药文献库和生物医学信息库（Medline）进行中医证候与基因相关关系知识发现研究。

在算法方面，目前在中医文献数据关联性挖掘研究中常用的算法包括关联规则分析、相关性分析以及因子分析等。

关联规则是文本数据挖掘领域中最为常用和成熟的方法之一，目的是从给定的事项中挖掘出事物特征之间满足一定支持度和置信度的关联现象。因此，可应用关联规则帮助分析证候，组成中医症状体征的内在关系，更为客观和准确地把握疾病的病机病理，并有助于辨证论治客观化和规范化的研究。如采用关联规则分析名家医案文献，得出中医医案中的用药、四诊信息、病因、病位、证候之间存在的一定关联性，并通过关联规则分析获取其中规律。关联规则在应用过程中可能存在如支持度和置信度较高的规则，而实际并无应用意义，这就需要在运算时保证高质量的数据进行规则验证以及多次反馈修正。

另外，相关性分析法是研究随机变量之间的统计相关关系的一种数理统计方法。近年来，在一些中医医案研究中利用了统计学中相关及回归的原理，研究医案中出现的要素之间相关关系的规律性。如对使用某特定方剂的中医医案文献以及临床研究进行分析，发现用药、配伍、用量等有明显的相关关系，证实方剂中君臣佐使联系等。又如通过大规模总结名家医案文献的文本，采用非条件 logistic 多元逐步回归法筛选出临床某类疾病的常见证候等。相关性分析必须以定性分析为前提，在进行预测时选取的样本要尽量分散，以减少预测误差，在进行预测时只有在现有条件不变的情况下才能进行，如果条件发生了变化，原来的方程也就失去了效用。

因子分析又称因素分析，也是文本关联性分析的一种，是用来寻找隐藏在可测变量中的、无法直接观察到的、却影响或支配可测变量的潜在因子，并估计潜在因子对可测变量的影响程度以及潜在因子之间的关联性的一种多元统计分析方法。利用此方法可以分析医家的处方规律和常用药物组合。如通过收集名家医案文献、现代临床研究和病案报道获得某单一病种的中医药诊疗处方，总结归纳出该病种在发病、治法及用药方面的一些特点及规律。因子分析的目的是用少数几个因子去描述许多因素之间的联系，即将关联比较密切的几个变量归在同一类中，每一类变量就成为一个（公）因子，以少数的几个因子反映原变量的大部分信息。

（四）非监督挖掘

伴随着中医文献的系统整理研究，中医文献证候研究亦取得了一些进展，但仍没有找到合适的方法和途径，上述的监督学习算法均不适用于中医证候规律的探讨。而无监督数据分析方法的出现为中医证候更为深入地规范化研究提供了方法学保障。与监督学习的分析方法相比较，无监督数据分析方法更适合目前中医证候研究的需求。已经有很多学者将无监督数据分析方法运用到证候研究中，取得了一些可贵的经验。运用无监督数据分析方法，通过理论探讨、文献挖掘、临床调查、数据分析，提取与欲研究的某个中医病证相关的常见证候要素，作为中医文献研究无监督数据分析方法的应用之一，为中医证候提供了以要素作为分析对象的新型研究模式。

无监督学习分析方法是相对于监督学习方法而言，二者是机器学习方法研究的两大策略。监督挖掘方法是通过对已知类别的训练样本的学习，实现对未知样本的分类判断。无监督挖掘方法是在无专家知识前期参与的情况下，从样本（变量）的特征出发，研究通过某种算法将特征比较相似的样本（变量）聚集在一起，从而达到区分具有不同特征样本的目的。其优点是可以发现样本中隐含的共性和规律。在中医证候研究中，无监督学习算法更为客观，与中医辨证思想更接近，更符合组方规律研究的需求。随着研究的日益深入，无监督数据挖掘方法将成为证候研究的新方向。

四、常用算法

和中医药专家经验挖掘的算法模型类似，中医药文献数据挖掘中常用的主要机器学习算法包括支持向量机（SVM）、朴素贝叶斯（naive Bayes）、决策树（decision trees）、随机森林（random forests）、k- 近邻算法（k-nearest neighbors，KNN）、逻辑回归（logistic regression）和深度学习（deep learning，包括卷积神经网络 CNN 和循环神经网络 RNN 等）等，详情可参见第四章相关算法介绍。在实际的文献数据挖掘中，各类算法的应用举例如下。

1. 支持向量机（SVM）　使用 SVM 分类器对中医文献中涉及的证型进行分类预测，以辅助医生对患者的症状进行分析和诊断。

2. 朴素贝叶斯（naive Bayes）　使用朴素贝叶斯方法可对文献中记录的中草药药性进行学习并对新草药做出预测，从而为药物组合提供参考。

3. 决策树（decision trees）　使用决策树算法可对经典和现代医籍中医辨证论治的规则进行挖掘，从而辅助医生制定个性化治疗方案。

4. 随机森林（Random Forests）　使用随机森林对中医药临床或动物实验论文数据进行分析，挖掘有效成分和药理作用之间的关联。

5. k- 近邻算法（k-nearest neighbors，KNN）　基于 k- 近邻算法可对门诊的中药处方进行相似度分析，从而推荐具有相似疗效的其他中药方剂。

6. 逻辑回归（logistic regression）　使用逻辑回归基于临床报道文献建立模型可预测患者对某种中医治疗的反应，从而为治疗方法的选择提供依据。

7. 深度学习（deep learning，包括卷积神经网络 CNN 和循环神经网络 RNN 等）　使用循环神经网络（RNN）对中医文献进行自动文本摘要，以便于快速获取关键信息。

五、评价指标

基于机器学习的中医药文献研究过程中，可以有如下的指标来评价机器学习模型的性能。

1. 准确率（accuracy）　准确率是分类正确的样本数占总样本数的比例。作为一个简单直观的评价指标，适用于类别平衡的情况。

2. 精确度（precision）　不同于准确率，精确度是指分类为正例的样本中，实际为正例的比例，即真正例与真正例和假正例之和的比值。它衡量了模型预测为正例的可靠程度。

3. 召回率（recall）　召回率是指实际为正例的样本中，被分类为正例的比例，即真正例与真正例和假负例之和的比值。它衡量了模型发现正例的能力。

4. F1 分数（F1 score） F1 分数是精确度和召回率的调和平均值。它兼顾了精确度和召回率，适用于评价类别不平衡的问题。

5. AUC-ROC ROC 曲线下的面积（area under the receiver operating characteristic curve）是一种用于评价二分类问题性能的指标。它可以在不同阈值下综合评价模型的性能，对类别不平衡问题具有较好的鲁棒性。该曲线是绘制不同阈值下真阳性率（true positive rate，TPR）与假阳性率（false positive rate，FPR）的曲线。AUC-ROC 的取值范围为 [0，1]，值越大表示分类性能越好。通常需要使用库函数（如 sklearn.metrics. roc_auc_score）来计算。

6. PR 曲线（precision-recall curve） PR 曲线是绘制不同阈值下精确度与召回率的曲线。对于类别不平衡问题，PR 曲线比 ROC 曲线更能反映模型的性能。通常需要使用库函数（如 sklearn.metrics.average_ precision_score）来计算 PR 曲线下的面积。

7. 宏平均（macro-average）和微平均（micro-average） 宏平均是将每个类别的评价指标（如精确度、召回率等）分别计算，然后求平均值。微平均是将所有类别的正例和负例统一看待，计算全局的评价指标。宏平均和微平均适用于多分类问题。

六、中医文献研究中需要注意的问题

要取得较好的中医药文献研究结果，需从数据预处理、特征表示、模型选择等多个方面对分析方案进行优化。

1. 数据预处理 中医药文本通常包含专业术语和复杂的语法结构。为了提高分类性能，需要进行适当的文本预处理，如分词、去除停用词、词干提取或词形还原等。此外，针对中文文本，还需要选择合适的分词工具，如 jieba、THULAC 等。

2. 特征表示 文本数据需要转换为适用于机器学习算法的向量形式。有多种特征表示方法，如词袋模型（Bag of Words）、TF-IDF、Word2Vec、GloVe 等。你需要选择合适的特征表示方法，以便在后续的分类任务中捕捉到有效的信息。

3. 模型选择 针对中医药文本资料可以尝试多种分类算法，如传统的 KNN、SVM、朴素贝叶斯、决策树等，以及基于深度学习的 TextCNN、LSTM、BERT 等。对于不同的算法，可能需要调整模型参数以获得最佳性能。

4. 超参数调优 在使用机器学习算法时，需要进行超参数调优，以获得最佳的分类性能。可以采用网格搜索、随机搜索或贝叶斯优化等方法进行超参数调优。

5. 评估指标 选择合适的评估指标对于衡量分类性能非常重要。常用的评估指标包括准确率（accuracy）、精确度（precision）、召回率（recall）和 F1 分数（F1 score）。需要根据实际应用场景确定最关心的评估指标。

6. 模型解释性 在中医药领域，模型的解释性可能很重要。在选择机器学习算法时，可以考虑模型的可解释性，如决策树和线性模型通常具有较好的解释性，而深度学习模型可能较难解释。

7. 训练和测试数据集划分 为了确保模型泛化性能，需要对数据进行合适的划分。可以采用留出法、交叉验证法等方法进行训练和测试数据集的划分。

8. 过拟合与欠拟合　在训练模型时，要关注过拟合与欠拟合的问题。可以通过正则化、早停等方法来缓解过拟合问题，增加模型复杂度或增加训练数据来解决欠拟合问题。

9. 类别不平衡　在中医药文献资料中可能存在类别不平衡问题。这会导致分类算法在预测时对某些类别的数据表现较差。针对类别不平衡问题，可以尝试采用过采样（如SMOTE）、欠采样或两者结合的方法来平衡数据集。在评估模型性能时，可以使用类别平衡的指标，如宏平均（macro-average）或加权平均（weighted-average）。

10. 领域知识融合　中医药领域包含丰富的专业知识。在处理分类问题时，可以尝试将领域知识与机器学习算法相结合，从而提高分类性能。例如，可以利用中医药领域的知识图谱或本体来辅助特征工程或模型构建。

11. 模型集成　为了提高分类性能，可以尝试使用模型集成技术，如 bagging、boosting 或 stacking 等。通过组合多个基学习器，可以获得更好的泛化性能。

12. 持续改进　在实际应用中，中医药临床文本资料的数据分布可能会随着时间的推移而发生变化。因此，在使用机器学习算法处理分类问题时，应关注模型的持续改进和更新，以适应可能的数据变化。

综上所述，数据挖掘技术是一把开启数据宝库的金钥匙，十分适合分析散在、庞杂的中医文献资料，揭示中医理论的科学内涵，发现海量信息中的隐藏模式和内在规律。当然，探讨文献研究方法不是研究文献的最终目的，更应引起关注的应该是对古代文献的理论研究和现代阐释，即从古代中医文献中发掘医家的临床辨证思维和学术创新思维。因此，更为适合研究医家思想的无监督数据挖掘方法应运而生。

第四节　中医文献数据分析案例

案例一：针灸文献词频分析

一、案例背景

针灸是中国传统医学的独特临床技法，具有方便易行、疗效肯定的特点。正因如此，针灸受到了医学科研工作者的广泛关注。随着对其科学研究的不断深入，针灸已被全球越来越多的国家所接受，成为补充和替代医学的重要治疗手段之一。纵观针灸科研历史，现代意义的针灸科研始于20世纪50年代，研究范围主要涉及经络实质、针刺镇痛、作用原理及临床应用等。但长期以来，用于验证其疗效的临床对照试验相对匮乏，2002年世界卫生组织发表的《针灸临床对照试验研究总结与分析报告》中指出，在适合针灸的疾病中，仅29种完成了相对严格的临床对照试验研究，其中12种与疼痛有关，可见针灸科研的视角呈相对集中的趋势。文献研究显示，在1991～2009年期间科学文献索引（SCI）收录的针灸论文主要来自全球65个国家，其中美国及中国发表数量分列第一、第二，研究内容主要集中于镇痛机制及临床应用研究。

从上述内容可知，针灸科研虽然从多学科交叉的角度取得了一定的成果和突破，但就学科整体发展而言，现有的科研成果还远远不够。本案例旨在总结近30年来美国国立医学图书馆（NLM）医学文献分析和联机索引（Medline）收录的针灸文献，通过词频分析针灸科研的历史与现状，为今后的针灸科研提供思路。

二、对象与方法

（一）研究对象

本案例选择近30年来美国国立医学图书馆（NLM）医学文献分析和联机索引（Medline）收录的针灸文献，并以10年为一个检索时间段，将所有针灸文献分为三组。其检索方法为"Title"或"Abstract"字段中含有"acupuncture"关键词的文献条目。同时设定3个文章出版日期段，第一段为"1987年1月1日至1996年12月31日"，第二段为"1997年1月1日至2006年12月13日"，第三段为"2007年1月1日至2016年12月31日"。各段Medline检索语句如下。

第一段："acupuncture[Title/Abstract]）AND（"1987/01/01"[Date-Publication]："1996/12/31"[Date-Publication]"。

第二段："acupuncture[Title/Abstract]）AND（"1997/01/01"[Date-Publication]："2006/12/31"[Date-Publication]"。

第三段："acupuncture[Title/Abstract]）AND（"2007/01/01"[Date-Publication]："2016/12/31"[Date-Publication]"。

以每段为一组，将文献标题以一条一行的形式分别导出至各组的文本文件（text file）。

（二）程序设计

本案例选择基于文献标题的词频分析，总结每个时间段内出现频率较高的单词，以此总结研究特征。

由于文献结果的数据量较大，本案例采用了大数据分析中常用的Apache Hadoop作为数据存储框架。Apache Hadoop作为一款支持数据密集型分布式应用的文件系统，具有较好的分布式特点，为基于其开发的程序提供可靠性与移动性兼备的文件服务。为了加速运算，本案例抛弃了Apache Hadoop固有的MapReduce运算方法，转而采用Apache Spark开源运算框架。Spark与MapReduce不同之处主要在于其使用的内存内运算技术，即在数据尚未写入硬盘时便在内存中进行分析与处理并得出结果，其运算速度相较于基于硬盘读写的MapReduce要快100倍。

对于英文语境下的词频分析，本案例采用的Python编程环境本身即可处理，但是由于数据量较大的问题，Python程序需要反复执行比较与累计，执行效率低下。因此，本案例采用了基于Python的自然语言工具包（NLTK）对文献标题进行词频计算，NLTK作为处理人类自然语言的重要工具，可应用于文本分词、词形归并、文本检索统计等多种文字处理环节，本案例对文字进行的"词频累计、排列""文字词干化处理""非用词表过滤"等技术均源自 NLTK。通过上述技术的综合应用，可将编程环境及程序运行流程总结如下。

1. 编程环境　服务器选择 AWS（亚马逊网络服务）平台旗下的 EC2 服务器，型号为 t2.micro，服务器位于美国俄勒冈州。操作系统选择 Ubuntu Server 14.04，内置 Python 语言版本为 2.7.3，Apache Spark 版本为 1.6.2，NLTK 版本为 3.0。

2. 程序运行流程

（1）导入文本文件。

（2）将文本中所有单词转为小写。

（3）去除所有标点符号。

（4）采用 Stop Words List（非用词表）过滤诸如"they""where""to""is"等研究无关词汇，同时对于影响研究结果的诸如"review""patients""acupuncture""moxibustion"等词汇也加入非用词表，进行一并过滤。

（5）所有单词进行 Stemming（词干化）处理，即将所有单词的过去分词、现在进行时、形容词化等状态进行词干提取，以获取词干的准确频率。

（6）所有词干根据出现频率进行排序。

（7）列出前 50 个词干，并输出结果。

三、分析结果

（一）三组时间段检索取得文献数量

1987 ～ 1996 年检索取得 1974 条文献记录，1997 ～ 2006 年检索取得 3742 条文献记录，2007 ～ 2016 年检索取得 9172 条文献记录，如图 5-2 所示。

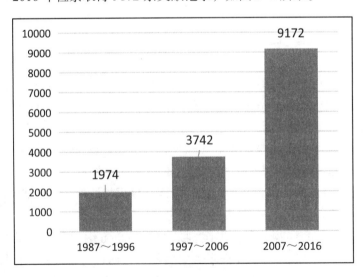

图 5-2　三组时间段检索取得文献数量

（二）三组时间段前 50 位词干及出现频率（表 5-2、表 5-3、表 5-4）

序号	词干	词频	序号	词干	词频	序号	词干	词频
	表 5-2 1987 ～ 1996 年词频 TOP50			**表 5-3 1997 ～ 2006 年词频 TOP50**			**表 5-4 2007 ～ 2016 年词频 TOP50**	
1	effect*	120	1	pain*	296	1	pain*	646
2	case*	113	2	effect*	242	2	effect*	614
3	analgesia ★	110	3	clinic*	232	3	random ○	600
4	pain*	101	4	rat*	145	4	clinic*	571
5	rat*	85	5	random ○	140	5	rat*	390
6	electroacupunctur*	85	6	case*	123	6	therapi*	317
7	therapi*	84	7	electroacupunctur*	119	7	combin*	275
8	clinic*	74	8	observ*	117	8	syndrom*	266
9	observ*	53	9	therapi*	110	9	observ*	237
10	electr*	48	10	combin*	82	10	electroacupunctur*	214
11	use*	46	11	therapeut*	80	11	case*	202
12	anesthesia ★	41	12	use*	76	12	cerebr*	194
13	combin*	40	13	syndrom*	70	13	efficaci*	185
14	mechan*	40	14	cerebr*	68	14	diseas*	175
15	experiment* ★	40	15	auricular*	58	15	acupoint	166
16	point*	39	16	respons*	53	16	acut*	158
17	chang ★	37	17	low ○	52	17	cancer ★	151
18	diseas*	34	18	point*	52	18	point*	150
19	role ★	33	19	electr*	52	19	stroke ○	150
20	activ*	33	20	express ○	51	20	function ○	149
21	asthma ★	32	21	diseas*	50	21	mechan*	143
22	nerv △	31	22	acut*	46	22	metaanalysi ★	143
23	laser*	30	23	medic ○	45	23	differ ○	138
24	respons*	29	24	method*	45	24	therapeut	137
25	nucleu ★	29	25	brain*	44	25	activ*	133
26	cerebr*	29	26	care ★	44	26	brain*	130
27	syndrom*	28	27	mechan*	44	27	respons*	129
28	studi △	27	28	differ ○	44	28	laser*	126
29	therapeut*	27	29	nerv △	43	29	depress ○	125
30	auricular*	27	30	evalu*	43	30	express ○	124
31	induc △	27	31	knee ○	42	31	disord ◆	117

续表

序号	词干	词频	序号	词干	词频	序号	词干	词频
32	brain*	26	32	follow△	42	32	auricular*	115
33	disord◆	25	33	practic★	41	33	injuri★	115
34	applic△	24	34	efficaci*	38	34	knee○	114
35	method*	23	35	laser*	38	35	symptom*	112
36	rabbit★	23	36	studi△	37	36	improv★	109
37	evalu*	23	37	human★	36	37	low○	108
38	tradit△	22	38	experi★	36	38	medic○	107
39	efficaci*	22	39	induc△	36	39	treat★	104
40	central★	22	40	osteoarthr○	36	40	intervent★	99
41	follow△	22	41	migrain★	36	41	qualiti★	98
42	peripher★	22	42	prospect★	35	42	women★	96
43	acut*	21	43	activ*	35	43	electr*	95
44	neuron★	21	44	function*	35	44	osteoarthr○	93
45	content★	20	45	depress○	34	45	manipul★	92
46	spinal△	20	46	applic△	34	46	evalu*	91
47	drug★	20	47	headach★	34	47	base★	90
48	paralysi★	19	48	stroke○	34	48	use*	89
49	hypertens★	19	49	tradit△	33	49	method*	88
50	reflex★	19	50	spinal△	33	50	primari★	88

注：* 为三组时间段共有词干；△为前两组时间段共有词干；○为后两组时间段共有词干；★为各组时间段独有词干；◆为一、三组时间段共有词干。

四、结果分析

（一）三组时间段总体特点

由文献检索结果可知，从 1987～2016 年的 30 年间，Medline 收录的针灸研究相关文献数量呈现爆发式增长，以每十年为单位统计的数量来看，后十年均为前十年数量的 2 倍左右。

从三组时间段共有的词干结果可见，无论基础还是临床研究均受到本学科科研工作者的重视，如代表临床研究的相关词干"case""clinic""therapi"以及代表基础研究的相关词干"rat"均呈现出逐年递增的趋势。就研究侧重而言，机制研究（mechan）与干预效果研究（effect）均较常见，但干预效果研究显然更受学者青睐，如干预方法的提出（method）、干预效果的评价（evalu）等皆为热门方向，究其原因，应与经络实质、针灸作用机制尚无明确结论有一定关系。而机制研究中，应答机制（respons）的研究最多，如在针灸刺激下大脑相关的阶段性自主应答机制、大脑皮质躯体感觉区与前额叶应答机制、皮肤血管舒张过程中一氧化碳合成酶抑制应答机制等相关研究。可见学界普遍认为针灸主要是以调节脑内相关应答反应而产生治疗效果的，结果中"brain"和"cerebr"的多见也可给予佐证。另外，传统腧穴（point）相关探究也逐年递增，如选穴方法探索、穴位特异性挖掘等报道均较为常见。

就疾病特征而言，30年来一直备受针灸学界关注的主要为疼痛（pain）以及急性病证（acut），如不同时期出版的有关于针刺治疗急性牙痛、急性腰痛、急性腹痛、急性咽喉痛的报道也进一步说明了这点。就治疗方法而言，除了传统的针刺外，电针（electroacupunctur）、激光针灸（laser）、耳针（auricular）的相关应用及研究同样一直为学界所重视。作为针灸所衍生而来的治疗手段，经过30余年的发展仍备受关注，可见其临床应用的普遍性与疗效的肯定性。

针灸的安慰剂效果一直为海外学界所重视，因此结果中与"假针灸"相对的"真（active）针灸"也较为常见。直至今日，真假针灸的疗效对比研究仍是科研的重点分支之一。

（二）两时间段共有特点分析

通过累计前两组与后两组时间段共有的热门词频，可初步总结出学界研究的变化情况。

前两组时间段共有特点主要表现为研究共同聚焦于神经（nerv）与脊柱（spinal）相关课题，如针灸治疗后的交感神经活动观察、针灸治疗脊髓损伤患者的临床试验等。另外，"applic"一词的出现说明针灸以及电针、激光针灸的相关应用探讨为当时热点，如电针治疗机制与临床应用总结、针灸麻醉在颅颌面外科手术的应用等。

后两组时间段共有特点主要表现为病种的差异，如"knee""osteoarthr""depress"与"stroke"等词说明科研重点变迁为骨科，特别是膝关节疾病、中风与抑郁症的针灸干预。如针灸治疗膝关节炎的随机试验、针灸对女性抑郁症的疗效研究、针灸治疗亚急性中风康复的假对照双盲随机试验等。同时，"random"一词的出现说明更多的随机实验被引入针灸科研之中，这对本学科的全球推广和普及尤为重要。

（三）不同时间段的研究差异

通过对比各时间段独有的热门词频，还可对每个时段的研究侧重进行总结。

从分析结果可知，1987～1996年，针刺镇痛（analgesia）、针刺麻醉（anesthesia）或针药（drug）结合麻醉为该时期的科研热点之一，如网球肘的针刺镇痛、肾移植手术过程中的针药结合麻醉等。在该时段探究针刺镇痛机制过程中，脑内相关核团（nucleu）的调控机制假说最为常见，如丘脑弓状核以及相关垂体中多巴胺能物质的传递与针刺镇痛效果产生的相关性研究。该时段的热门研究疾病主要为哮喘（asthma）、高血压（hypertens）、偏瘫（paralysi）以及外周（peripher）神经或血管相关病证，如电针治疗外周神经损伤、针灸对哮喘和类风湿关节炎患者免疫球蛋白的调节作用、针灸治疗高血压的实验研究等。

1997～2006年，本学科的疾病研究热点转移至头痛与偏头痛，如针刺治疗偏头痛的临床随机对照试验、针刺治疗紧张性头痛的临床随机对照试验等。还应注意到，"care"一词出现于该时期热门词频中，说明随着针灸在全球范围内的不断普及与推广，针灸保健的概念正越来越深入人心，如英国于2006年发表的关于针灸保健的全国性调查报告，以及有关慢性头痛患者日常针灸保健的大型对照试验等。

2007～2016年，"manipul"和"qualiti"两词的出现说明本学科的基础科研更为注重手法探索与研究质量，如针刺手法对于提升甲醛溶液介导的疼痛大鼠的止痛效果的研究、针刺手法及其量化分析的研究。病种方面，癌症（cancer）、外伤（injury）成为新的热点，如针灸治疗成年人癌性疼痛、针灸对严峻环境中的运动损伤的治疗作用等。在分析方法上，Meta分析方法越来越为科研工作者所重视，如针灸治疗小儿夜尿的随机与非随机Meta分析研究、针灸对神经性疼痛治疗效果的系统评价和Meta分析等。

通过本次文献分析案例，可见针灸科研经历了由研究方法浅显转向严谨深入，病种侧重狭窄向广泛的转变，同时本学科研究在坚持实验和临床并重的基础上，更为注重随机对照、量化评估、应用推广等方面的发展，这对于中医的现代化和国际化大有裨益。本次案例所采用的词频分析方法基于大数据统计思维，也是该方法应用于传统医学文献案例的初探，相信随着统计方法的不断改良，能为针灸科研工作者提供更为有益的参考。

案例二：不同机器学习文本分类器在失眠症中医虚实证型分类的应用对比

一、案例背景

失眠症作为临床常见病证，好发于各个年龄层人群。随着社会进步与生活节奏的不断加快，有越来越多的人出现不同程度的睡眠障碍。据统计，大约30%的普通人群出现各种类型的睡眠问题，包括入睡困难、易醒早醒或多梦等症状，而老年人的患病率更是高达50%，可见失眠症已经成为普遍存在的健康问题之一，严重影响人们的身心健康和生活质量。在中医学中，失眠症属于"不寐症"的范畴，与西药治疗失眠常引起依赖性和药物滥用等问题不同，中医药的综合调治往往具有长效且安全的独特优势。

中医学认为失眠症的病因病机主要在于阴盛阳衰，阴阳失交，其主要表现为阴虚不得纳阳，阳盛不得入阴，临床诊疗中又可分为虚、实两证，对应不同的治则。因此，针对失眠症的中医虚实辨证是十分必要的。中医虚实辨证是八纲辨证的重要组成部分。在失眠症的诊疗过程中，常见的虚证包括心胆气虚、心脾两虚和心肾不交，实证包括痰热扰心、肝郁化火、瘀血内阻等。准确区分患者的虚实证型有利于明确处方用药方案，提高临床疗效。然而，临床医师对患者病史的获取、诊治经验等因素均会影响虚实证型的判断，造成不同程度的偏差，亟须现代化工具为其辨证提供辅助和参考。

在计算机领域，根据患者主诉和病史判断虚实证型属于自然语言处理领域的文本分类任务。目前，已有 k 近邻算法（k-nearest neighbor，KNN）、支持向量机（support vector machine，SVM）、决策树、随机森林（random forest，RF）、文本卷积神经网络（text convolutional neural networks，textCNN）等多种不同的机器学习模型可供建立基于临床病史的分类程序，但很少有研究将这些技术用于失眠症中医虚实证型的分类。本案例将在汇集临床病例的基础上，通过不同的文本分类方法建立失眠症虚实证型判断模型，并对比不同分类方法的准确度，从中选择最优算法以建立临床辨证的辅助诊断程序，从而为失眠症的中医治疗提供参考。

二、研究资料

（一）研究对象

病例资料选择 2021 年于上海某医院失眠专科进行门诊治疗的失眠症患者共 579 例，男女比例、年龄结构等信息参见表 5-5。

表 5-5 失眠患者基本信息表

性别结构	病例数（个）	平均年龄（岁）	病程时间（年）
男性	144	46.05±13.01	2.37±1.64
女性	435	46.92±12.38	2.5±1.72

（二）纳入标准

参考《中国精神障碍与诊断标准：第 3 版》原发性失眠诊断标准和《中医病证诊断疗效标准》中的不寐症诊断标准制定纳入标准：①年龄 18 ～ 75 岁。②几乎以睡眠障碍为唯一症状，其他症状均继发于失眠，主证包括入睡困难、睡眠不深、多梦、早醒、醒后不易再入睡，次证包括心悸健忘、头晕目眩、神疲乏力、面色不华等，上述主证必备，并兼有一项及以上次证。③上述睡眠障碍每周至少发生 3 次，并持续 1 个月以上。④失眠引起显著的苦恼或一部分精神障碍症状，活动效率下降或妨碍社会功能。⑤不是任何一种躯体疾病或精神疾病。

（三）排除标准

①凡不符合上述纳入标准者。②妊娠或哺乳期妇女。③就诊前 1 周使用过抗精神病药、抗抑郁药者。④严重的脏器功能不全，或合并其他系统严重疾病者。⑤严重精神疾病患者。⑥恶性肿瘤患者。⑦药物依赖者。

三、研究方法

（一）文本数据标记

参考《中药新药临床研究指导原则》将心胆气虚、心脾亏虚、心肾不交型失眠归为虚证，将肝火扰心、痰热扰心、胃气失和、瘀血内阻型失眠归为实证，如表 5-6 所示。由 3 位高级职称失眠专科中医师对所有纳入患者病例资料根据上述规则进行虚实证型分类。如出现分型分歧，则以判别人数较多的证型为标记结果。

表 5-6　失眠症患者病例虚实证型标记依据

证型	临床分型	临床症状
虚证	心胆气虚	虚烦不寐，胆怯心悸，触事易惊，终日惕惕，伴气短自汗，倦怠乏力。舌淡，脉弦细
	心脾亏虚	不易入睡，多梦易醒，心悸健忘，神疲食少，伴头晕目眩，面色少华，四肢倦怠，腹胀便溏。舌淡苔薄，脉细无力
	心肾不交	心烦不寐，入睡困难，心悸多梦，伴头晕耳鸣，腰膝酸软，潮热盗汗，五心烦热，咽干少津，男子遗精，女子月经不调。舌红少苔，脉细数
实证	肝火扰心	不寐多梦，甚则彻夜不眠，急躁易怒，伴头晕头胀，目赤耳鸣，口干而苦，不思饮食，便秘溲赤。舌红苔黄，脉弦而数
	痰热扰心	心烦不寐，胸闷脘痞，泛恶嗳气，伴头重，目眩。舌偏红，苔黄腻，脉滑数
	胃气失和	心烦不寐，兼胃脘痞满，嗳气频作，大便异臭，或腹痛，便秘，纳差。舌红，苔垢浊或厚腻，脉弦或滑数
	瘀血内阻	不寐久治不愈，入睡困难，易于惊醒，噩梦纷纭，烦躁不安，面部皮肤黧黑，肌肤甲错。舌质紫暗，脉来不畅

（二）实验环境与模型选择

实验运行环境配置：操作系统 Linux Ubuntu 发行版 22.04 LTS，编程语言 Python 3.10.6，机器学习框架 Tensorflow 2.11.0，引用的机器学习相关模块包括 numpy 3.2.0、pandas 1.5.3、scikit-learn 1.2.1、jieba 0.42.1。本案例纳入的文本分类模型包括 KNN、SVM 与 textCNN。

（三）文本预处理

在进行模型训练之前需要对病例文本进行预处理，以便做进一步分析，主要步骤如下。

1. 中文分词　KNN、SVM、与 textCNN 分词采用整合了中医药相关自定义词库的结巴分词模块进行。

2. 去除停用词　基于自定义修改后的哈尔滨工业大学（简称哈工大）停用词表去除"的""是"等停用词，以便于减少噪声和提高文本分析效果。

3.文本向量化 将预处理后的文本数据转换为向量形式，以便于后续的机器学习或深度学习模型处理。KNN、SVM 采用 TF-IDF 模型，textCNN 采用 Word2Vec 模型（其中词序列长度为 20，词语向量维度为 100，上下文窗口大小为 5）。

（四）数据集划分与评价指标

文本标记和预处理完成的病例数据集按照 8 ∶ 2 随机划分为训练集与测试集，其中训练集 463 例，测试集 116 例，训练集用于文本分类模型进行训练，测试集用于评估模型性能。评价指标包括准确率（accuracy）、精确率（precision）、F1 和召回率（recall）。

（五）模型训练

KNN 作为惰性机器学习模型，无须进行训练。SVM 采用基于高斯核函数（rbf）的SVC，相关参数重置惩罚松弛变量 C 为 1，gamma 为 0.5 进行训练。

textCNN 训练开始之前，设置卷积层步幅为 5、池化策略为词序列长度 −2 pooling、Batch_Size 为 256，进行 epochs 为 8 次的迭代训练。同时，在全连接层增加 dropout 层，并设置 keep_rate 为 0.15 防止过度拟合。实验流程方案如图 5-3 所示。

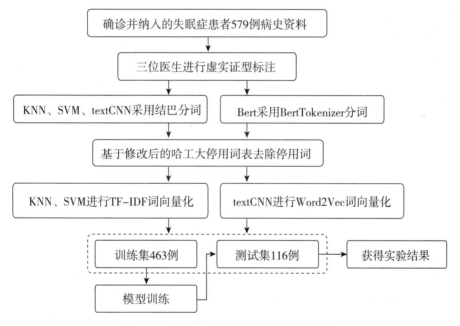

图 5-3 虚实证型机器分类实验流程方案图

四、研究结果

不同文本分类方法建立的失眠症虚实证候分类模型性能结果详见表 5-7，从对比结果中可见基于 KNN 的虚实证候分类模型准确率为 0.684、精准率为 0.605、F1 为 0.533、Recall 为 0.587，分类性能最差。而基于 SVM 的虚实证候分类模型准确率为 0.812、精准率为 0.793、F1 为 0.677、Recall 为 0.685，分类结果也优于其他方案，性能最佳。

表 5-7 不同分类方法的性能对比

分类方法	accuracy	precision	F1	recall	AUC
KNN	0.684	0.605	0.533	0.587	0.836
SVM	0.812	0.793	0.677	0.685	0.947
textCNN	0.781	0.779	0.680	0.697	0.914

五、结果分析

通过本案例实验结果可见，支持向量机分类器在中医门诊病史的文本分析及分类判断中相较其他分类模型具有显著的优势，获得该结果的原因可能在于该模型具有如下几点优势。

1. 特征表示 SVM 通常在处理高维空间的稀疏数据时表现较好，而文本数据通常具有高维度且稀疏的特性。在这个应用场景中，SVM 可以更好地捕捉到文本数据中的特征，从而提高分类性能。

2. 线性可分性 SVM 的核心思想是在高维空间中找到一个超平面，使得两类数据尽可能地被分开。通过选择合适的核函数（如线性核、多项式核或径向基函数核等），SVM 能够很好地处理线性可分或接近线性可分的问题。在失眠症病史文本资料中，可能存在线性可分或接近线性可分的情况，这使得 SVM 在这个问题上表现优秀。

3. 算法差异 KNN 是一种基于实例的、非参数化的分类方法，对于噪声数据和离群点敏感，可能导致分类性能较差。而 textCNN 是一种卷积神经网络，虽然在某些场景下能够提取有效的局部特征，但是可能需要较多的训练数据和计算资源。相比之下，SVM 是一种基于间隔最大化的判别式模型，可能在这个特定问题上更适用。

4. 数据规模 SVM 通常在中等规模的数据集上表现较好。如果数据集规模适中，可能有助于 SVM 取得更好的性能。然而，对于非常大的数据集，SVM 的计算复杂度可能会增加，影响性能。

本案例所完成的失眠症中医虚实证型分类对于临床的指导意义：在指导治疗方案方面，中医虚实辨证可以帮助医生了解失眠患者的体质特点和病情表现，选择相应的治疗方案。对于虚证患者，可以通过补气养血的调治方法，而实证患者则更具邪气类型，选择疏肝理气、活血化瘀、祛湿化痰等治则。另外，在失眠症的预防和起居调整方面，通过虚实证型判断，结合分析患者的身体状况和生活习惯等，选择虚实证型不同的预防方案，综合调整饮食、运动、作息等方面的生活方式指导，避免失眠症的产生（复发）或症状加重。

综上所述，基于 SVM 的失眠症中医虚实证型的分类模型为中医药的失眠临床诊疗提供了较为高效和可靠的辅助诊断方案，在指导临床用药和预防保健方面具有一定的参考价值。

本章小结

中医文献数据分析能够提取隐含在经典医籍或现代研究中的有效信息和关联知识。它可以协助中医临床医师、科研工作者以及中医爱好者从已有的中医数据库中寻找出隐藏的有用的信息，从而帮助医生在临床实践过程中明确诊断，寻找更好的治疗方案。本章第一节介绍了中医文献数据的来源、类型与文本特点。第二节介绍了如何基于中医文献进行关系型数据库或知识图谱的建立。第三节概述了中医文献的文本预处理以及分析方法。第四节提供了案例分析，在案例分析中介绍了基于 Apache Spark 与 NLTK 的针灸文献词频分析，主要技术包括数据的获取，词根、标点等的过滤。并以失眠症中医虚实证型的分类为例介绍了不同的机器学习文本分类器在处理同一问题时的不同结果，探讨不同的文本挖掘算法的优缺点所在及其适用范围。

复习思考题

1. 请总结本章案例中主要使用到的文本挖掘技术和知识图谱构建技术。
2. 自行选题进行一个中医药相关的文本词频分析研究。
3. 自行选题进行一个中医药相关的知识图谱构建。
4. 自行选题进行一个病证的中医证候分类研究，并比较各类机器学习算法的性能。

第六章　中医药循证 – 系统评价及智能分析 ▷▷▷▷

第一节　中医药循证研究概述

循证医学（evidence–based medicine，EBM），意为"遵循证据的医学"，指所有医疗卫生决策都应当依据当前最佳的、可获得的研究证据。1992 年，加拿大著名临床流行病学家 Gordon Guyatt 和 David Sackett 首次提出循证医学，他们在随后发表的医学文献和医学专著中将循证医学定义为"慎重、准确和明智地应用当前所能获得的最好的研究证据来确定对患者的治疗措施"。其后，David Sackett 教授于 2000 年再次定义循证医学为"慎重、准确和明智地应用当前所能获得的最好的研究依据，同时结合医生的个人专业技能和多年临床经验，考虑患者的价值和愿望，将三者完美地结合制定出患者的治疗措施"。

早期，循证医学的提出主要针对临床，指临床的治疗决策需要遵循研究的证据。随着循证医学的发展，它的方法和理念扩大应用到医学的其他领域，包括医疗卫生决策、医疗保险、预防医学、药学、心理学、医学教育学、护理学等。循证医学的研究可应用于临床各科疾病的病因、诊断、治疗、预防、预后和卫生经济学以及医学教育和卫生决策。循证医学通过系统收集临床医学各领域开展的临床试验，进行全面、定量的综合分析与评价，以各种文字和电子出版物的形式发表结果，为临床医疗科研及医疗卫生决策提供可靠的科学依据。

循证中医药学是将循证医学的理念和方法应用于中医药领域，特别是中医药的临床研究和评价。循证医学方法可全面、科学地评价中医药的临床疗效与安全性，从而将真正安全有效的证据纳入临床实践指南的推荐当中。通过对已发表的临床试验的评价，还可发现目前中医临床研究中存在的问题和不足，指出今后中医药研究的方向，实现与国际医学研究的接轨与交流。

第二节　中医药系统评价与 meta 分析的概念

临床医学强调使用"现有最佳证据"指导临床和医疗卫生决策，在所有的临床证据中，来自多个随机对照临床试验的系统评价和 meta 分析是公认的最高等级证据（图 6–1）。

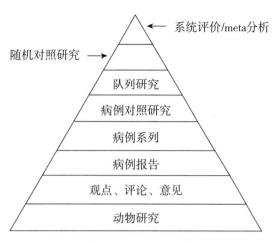

图 6-1　证据金字塔

系统评价或系统综述是就一个明确的（临床）研究问题，进行系统、全面的文献检索，采用系统、明确的方法来筛选和严格评价相关的研究，并对所有符合质量标准的研究数据进行收集和定性或定量分析，最后得出综合可靠的结论。由 Cochrane 协作网制作的系统综述被国际公认为高质量的系统综述。Cochrane 系统评价以 Cochrane 工作手册为指导，在相应 Cochrane 评价专业组编辑团队的指导和帮助下完成并发表在 Cochrane 图书馆。其实施过程有严格的质量控制，故其质量一般比普通系统综述更高，不仅是医生进行医疗决策，也是各国制定医疗政策和临床实践指南的重要证据来源。系统评价不仅可用于分析干预措施的疗效，还可用于病因、诊断、预后、不良反应、动物实验、政策评价和经济评价的研究中。

meta 分析是对同一个研究问题的各独立研究的结果进行合并统计分析，以达到增大样本含量，提高检验效能的目的。尤其是当多个研究结果不一致或都没有统计意义时，采用 meta 分析可得到更加接近真实情况的汇总估计结果。在系统评价中，当数据资料适合使用 meta 分析时，用 meta 分析可以对纳入的研究进行定量系统评价；当数据资料不适合做 meta 分析时，系统评价只能解决文献质量评价的问题，对纳入的研究进行定性的评价。

第三节　中医药系统评价与 meta 分析方法

中医药的系统评价与 meta 分析方法与一般的系统评价与 meta 分析方法基本相同，由于 Cochrane 系统评价最为系统、全面、清晰，我们将以中医药的 Cochrane 系统评价为例对其方法与制作流程做相关介绍。

进行系统评价有 9 个步骤：①提出明确的研究问题。②撰写系统综述研究方案。③检索文献。④筛选文献。⑤评价纳入研究的质量。⑥提取资料和数据。⑦分析并形成结果。⑧解释结果，形成结论和推荐意见。⑨系统综述的改进与更新。

一、中医药系统评价的选题

（一）选题原则

制作系统评价应首先确定选题。系统评价的选题主要来源于医疗实践中不确定、有争论的重要临床问题。由于大部分中医药干预手段虽然在中国的医疗实践历史中有长期和广泛的应用，但其中大部分的适应证及疗效仍缺乏现代药理机制和高质量临床研究的验证，导致中医药的应用和推广受到诸多质疑和争论，因此对中医药的循证医学研究包括系统评价研究尤为重要。系统评价方法可对以往发表的中医药临床试验进行综合分析和评价，为真正安全有效的中医药的推广应用和走向世界提供确凿的科学证据。

具体来说，系统评价的选题原则有以下四点：第一，研究问题应具有临床意义，特别适用于靠单个临床试验无法明确判断干预措施的优劣，或是治疗措施在临床应用中存在较大差异的情况。第二，研究问题应具有研究价值，如应选择疾病负担重、患病人数多的疾病进行研究。第三，选题必须有科学依据，符合客观规律，具有良好发展前景。第四，选题不要重复他人的工作，可对某一临床问题进行全面的检索，了解针对同一选题的系统评价是否已经存在或正在进行中。如有，其质量如何？是否已经过时？自己所设计的系统评价与他人相比是否有新意？如已有的系统评价质量较差、已经过时或自己的系统评价有创新之处，则仍可考虑做一个新的系统评价。

（二）系统评价问题的主要组成部分

系统评价解决的问题较明确，确立题目时应围绕研究问题明确 PICO 要素，即研究对象（participants）、干预（interventions）、对照（comparisons）、结局（outcomes）。例如"针灸（干预措施）与止痛药（对照措施）相比能减轻偏头痛患者（研究对象）头痛次数和强度（临床结局）吗？"下文就 PICO 四要素进行详述。

1. 研究对象类型（participants） 首先，需确定研究对象所患疾病的类型及其诊断标准，应选择公认的诊断标准或"金标准"，如肠易激综合征的诊断标准根据不同的时期可选择 Rome Ⅰ～Ⅳ标准。此外，还可根据具体的研究问题确定研究对象的重要特征和所处环境，如年龄、性别及研究实施场所等。由于 Cochrane 系统评价是为全世界服务的，对具体人群特征或场所的限制应有合理的理由，应避免根据个人兴趣和偏好而确定特定的人群。

2. 干预措施（interventions） 系统评价需对关注的干预措施及对照措施进行说明。若干预措施是药物，应说明给药途径、剂型、剂量、给药频率等。若是中药还需说明成分、含量或产地等。若干预措施是非药物，则应说明干预措施的内容、操作方法、频率、时长、操作者等。如干预措施是针灸，应明确针灸疗法的类型，是传统中医体针，还是包含头针、耳针等微针疗法，是否考虑穴位注射、激光针灸、经皮电刺激、西方干针等新型针灸疗法。

3. 对照措施（comparisons） 对照措施包含阴性对照和阳性对照。阴性对照包括安慰剂或假措施、无治疗等。阳性对照包括常规治疗、其他干预（如目前最好的治疗手段）或同类药物比较。中医药研究还有一种常用的设计类型为加载试验，即干预措施在对照措施上实施，中医药临床研究常应用这种设计，此时对照措施也可看作是一种阴性对照。

4. 结局指标（outcomes）　结局指标应包括临床医师、患者和政策制定者所关心的所有重要的结局指标，可分为主要结局指标和次要结局指标。主要结局指标为最重要的、可用来帮助决策的临床终点指标；未被确定为主要结局指标的其他指标为次要结局指标，一般是中间指标，如实验室指标。结局指标包括生存率（死亡率）、临床事件（如卒中或心肌梗死）、患者报告的结局（如疼痛的减轻、生存质量等）、不良事件以及与决策相关的经济结局等。另外，还需考虑结局测量的类型和时间点，如短期、中期、长期时间点的界定。由于中医药注重对机体的整体调节，在远期疗效和促进健康方面具有一定的优势，因此中医药的系统评价除了选择公认的临床终点结局指标，可更关注包括重要临床事件、患者功能状态、生存质量等多维结局指标。

5. 研究类型（study）　因非随机对照试验相比随机对照试验存在更高的偏倚风险，更易高估观察疗效，因此我们主要关注随机对照试验。

PICOS 要素制定也是系统评价制定纳入排除标准的要素。

二、中医药系统评价方案的撰写与注册

开展系统评价前需撰写系统评价方案，这可以避免研究者受到原始研究的质量、所熟悉的研究结果的影响。一个完善的系统评价方案可为作者后期系统评价的撰写指明方向。系统评价的方案内容包括题目、研究背景、目的、纳入标准、检索策略、质量评价方法、分析方法、参考文献、致谢、资助来源、利益冲突及附表等。研究背景需阐述要解决的临床问题的合理性和依据，包括疾病的流行病学特点、病因、负担，目前主流的治疗方案及其存在的问题，所关注干预措施在此疾病应用的情况和前景，制作本系统评价的必要性与合理性。系统评价方案需注册，并可发表以接受同行的意见和评价。Cochrane 系统评价要求所有的方案均在 Cochrane 注册并公开发表，不在 Cochrane 注册的系统评价可在其他平台注册和在其他接收系统评价方案的杂志发表。除 Cochrane 外，目前可注册系统评价的平台有 PROSPERO（https://www.crd.york.ac.uk/PROSPERO/）和 INPLASY（https://inplasy.com/）。

三、中医药系统评价的文献检索

系统评价应尽可能全面、客观、可重复地检索尽可能多符合条件的临床研究，这是区分系统评价与传统叙述性综述的关键因素，有助于减少偏倚。

（一）检索方法

1. 电子检索　电子检索又称计算机检索，是利用计算机对信息进行存储和检索。电子检索主要是检索在线数据库。系统评价主要检索的外文数据库包括 Cochrane 协作网

的 CENTRAL、Medline 和 Embase。

2. 手工检索　手工检索是利用人工手动方式将每期杂志或者会议文献逐页进行检查，来寻找所有合格的试验报告。手工检索主要包括检索相关杂志、会议论文集、学位论文和其他未被发表的灰色文献（如学会年报等）。为方便查找所有已发表的试验报告，Cochrane 协作网已组织各系统评价专业小组进行了广泛的手工检索，检索结果统一提交美国 Cochrane 中心进行登记注册，向全世界公开。

（二）常用数据库

1. 主要英文数据库

（1）Cochrane 临床对照试验中心注册库（CENTRAL），是对照试验报告最全的数据库来源。CENTRAL 中的许多研究报告来自系统检索 Medline 和 Embase，还包括未收录在 Medline 和 Embase 或其他数据库的对照试验报告、以多种语言发表的研究报告引文以及仅在会议记录或其他难以获取的来源中提供的引文，还包括来自试验注册库和试验结果注册库的文献记录。网址为 https://www.cochranelibrary.com/central/。

（2）Medline/PubMed，是美国国家医学图书馆下属的国家生物技术信息中心开发的生物医学信息检索系统，是国际公认、首选的生物医学文献免费检索系统。该系统收录了自 1946 年以来美国及其他 80 多个国家、40 多种语言出版的 5200 余种生物医学期刊中的文献题录及作者文摘共 2500 余万篇，大部分具有英文文摘。网址为 https://pubmed.ncbi.nlm.nih.gov。

（3）Embase（Excerpt Medica Database），是由荷兰 Elsevier Science 出版公司建立的数据库，收录了世界各国 8100 余种期刊中的 3700 万篇医学文献记录和 360 万份会议摘要，包括 1974 年以来的荷兰医学文摘的全部内容及 1966 年至今的全部 Medline 数据库记录。与 Medline 的收录范围有较大重复，但比 Medline 收录期刊更多。网址为 https://www.Embase.com。

2. 主要中文数据库

（1）中国生物医学文献数据库（SinoMed），是由中国医学科学院医学信息研究所开发，收录了 1978 年至今 1890 种生物医学期刊、汇编及会议论文的文献题录 540 余万篇，全部题录均进行主题标引和分类标引等规范化加工处理。年增文献 40 余万篇，每月更新。网址为 http://www.sinomed.ac.cn/。

（2）中国期刊全文数据库，全称为中国知识基础设施实施工程（China National Knowledge Infrastructure，CNKI），由清华大学、清华同方组织建设，收录了 1994 年至今国内近 8000 种期刊，300 所大学研究院所的博士、硕士论文，1000 种学术会议论文集，1000 种重要报纸文章。网址为 www.cnki.net。

（3）中文科技期刊维普数据库（VIP），由重庆维普资讯有限公司开发研制。收录自 1989 年以来约 12000 种中文杂志刊载的 1500 余万篇文献。网址为 www.cqvip.com。

（4）万方数据资源系统是由万方数据公司开发，涵盖期刊、会议纪要、论文、学术成果、学术会议论文的大型网络数据库。集纳了理、工、农、医、人文五大类 70 多个类目共 7600 种科技类期刊全文。涵盖中国医学院医科硕、博士学位论文，生物、医学学术会议论文和中国医药专利全文等。网址为 www.wanfangdata.com.cn.

（三）其他检索资源与方法

1. 临床试验注册库　为充分收集所有潜在的临床试验，避免发表偏倚和选择性报告，有必要检索临床试验注册库。常用的临床试验注册平台如下。

（1）世界卫生组织国际临床试验注册平台（WHO International Clinical Trials Registry Platform，WHO ICTRP），WHO ICTRP 下包括中国临床试验注册中心在内的 11 个一级临床试验注册机构。网址为 www.who.int/clinical–trials–registry–platform 或 https://trialsearch.who.int/。

（2）中国临床试验注册中心（Chinese Clinical Trial Register，ChiCTR），ChiCTR 由四川大学华西医院吴泰相教授和李幼平教授团队于 2005 年建立、2007 年由原卫生部指定其代表我国参加世界卫生组织国际临床试验注册平台的国家临床试验注册中心，是世界卫生组织国际临床试验注册平台的一级注册机构。ChiCTR 可接受在中国和全世界实施的临床试验注册和伦理审查申请。网址为 www.chictr.org。

（3）临床试验数据库（ClinicalTrials.gov Database），是由美国国家卫生研究院（NIH）和美国食品和药物管理局（FDA）于 1997 年共同开发，2000 年向公众开放的临床试验注册库。开放的信息包括试验注册信息和结果数据库，目前收录了全球 220 个国家进行的 398516 个研究（截至 2021 年 12 月）。网址为 https://clinicaltrials.gov/。

（4）ISRCTN 注册中心（International Standard Randomised Controlled Trial Number，ISRCTN），是由一家开放获取的同行评审生物医学期刊的出版商 BioMed Central（BMC）管理，其数据库由 BMC 代表 ISRCTN 托管和发布。ISRCTN 注册中心是世界卫生组织 WHO 和国际医学期刊编辑委员会（ICMJE）认可的主要临床试验注册中心，接受所有临床研究（无论是计划中的、正在进行的还是已完成的），提供内容验证和管理以及出版所需的唯一试验注册号。数据库中的所有研究记录均可自由访问和搜索。目前收录了全球 200 多个国家进行的 21491 个研究（截至 2021 年 12 月）。网址为 www.isrctn.com。

2. 美国科学引文索引数据库（Science Citation Index，SCI）　是由美国科学情报研究所于 1964 年正式创办出版的一部自然科学领域基础理论学科方面的重要期刊文献检索工具。其扩展版（SCIE）涵盖了从 1900 年至今 178 个学科的 9200 多个著名和重要的期刊，被认为是世界著名的三大科技文献检索系统之首，现为科睿唯安（Clarivate Analytics）公司拥有。检索网址为 https://clarivate.com/products/web–of–science/。

3. 其他常用资源数据库　许多国家和地区建立了本地区数据库，主要关注本地区产出的文献。这些期刊和文献往往未被其他数据库编入索引，如拉丁美洲和加勒比国家的科学卫生信息数据库（LILACS）。其他特定研究领域的数据库还包括 AMED（替代疗法）、CINAHL（护理与联合健康）和 PsycINFO（心理学和精神病学）等。

4. 其他获取未发表研究的方法　咨询相关领域的专家也可能是获取未发表研究信息的重要来源，通过非正式的沟通渠道或采用正式信件请求提供信息可能获得已完成但未发表的研究数据。

（四）检索策略的制定

干预措施临床试验的系统评价的检索策略主要基于所研究临床问题的 PICOS 元素来制定，即研究对象（population/participants）、干预措施（intervention）、对照 / 比较措施（comparison）、结局指标（outcomes）和研究类型（study）。检索过程中，根据实际情况，可只使用其中 2 ～ 3 项元素制定检索词，如研究对象和干预措施。如 "针灸治疗外周关节骨关节炎" 的系统评价，根据 PICOS 原则，分解为 P：外周关节骨关节炎患者；I：针灸，只选择疾病和干预措施检索词及其相关同义词进行检索，对照、结局指标和研究类型未考虑在内。Cochrane 仅针对 Medline 制定了随机对照试验的高敏感检索策略（2008 版），其他数据库的检索策略均不可随意限定研究类型，以免漏检相关文献。此外，为了尽量全面、系统地检索到相关记录，应当使用限定的主题词与宽泛的自由词相结合的方式进行检索。标引主题词的数据库有 CENTRAL、Medline、Embase 和 SinoMed 等。现以 Medline/PubMed 为例，并以发表在 Cochrane 图书馆的系统评价 "针灸治疗外周关节骨关节炎" 为例介绍英文数据库的检索策略制定。

表 6–1　Medline/PubMed 检索策略

1 Acupuncture/or acupuncture.mp.
2 acupuncture therapy.mp.or exp Acupuncture Therapy/
3 auriculotherapy.mp.
4 electroacupuncture.mp.or Electroacupuncture/
5 moxibustion.mp.or Moxibustion/
6 oriental traditional medicine.mp.or Medicine,East Asian Traditional/
7 chinese traditional medicine.mp.or Medicine,Chinese Traditional/
8 1 or 2 or 3 or 4 or 5 or 6 or 7
9 arthritis.mp.
10 exp Osteoarthritis/
11 Arthritis/
12 osteoarthritis.mp.
13 Joint Diseases/
14 Arthralgia/
15 (joint pain or chronic joint symptoms or gonarthrosis or osteoarthrosis or astoarthrosis or degeneretive arthritis or joint diseases or arthralgia).mp.
16 hip osteoarthritis.mp.or Osteoarthritis,Hip/
17 hip pain.mp.
18 9 or 10 or 11 or 12 or 13 or 14 or 15 or 16 or 17
19 clinical trial.pt.
20 randomized.ab.or randomized controlled trial.pt.or controlled clinical trial.pt.
21 placebo.ab.
22 exp Clinical Trial/
23 randomly.ab.
24 trial.ti.
25 19 or 20 or 21 or 22 or 23 or 24
26 Animals/

续表

27 Humans/
28 26 not(26 and 27)
29 25 not 28
30 8 and 18 and 29

表 6-1 中的条目 8 综合 1～7 组成了干预措施（中医针灸）的检索词，条目 18 综合 9～17 组成了研究对象（外周关节骨关节炎）的检索词，条目 29 综合 19～28 组成了研究类型（随机对照试验）的检索词，条目 30 综合三者形成最终的检索策略。

最后，建议系统评价作者请教或邀请 Cochrane 试验文献检索专员和医学图书馆员参与检索策略的制定和检索过程。

（五）常用文献管理软件

由于制作系统评价常需要收集、管理数量巨大的文献，专业的文献管理软件可协助系统评价作者对从不同数据库检索得的文献进行高效的管理，包括查重、去重、排序、归类、检索、阅读、引用、导入、导出、生成参考文献列表等。目前常用的文献管理软件有 EndNote、Reference Manager、ProCite、NoteExpress 等。

四、筛选文献

系统评价与普通综述的主要区别之一是传统综述对纳入的文献没有明确的纳入排除标准和选择流程，而系统综述在起草方案时就会制定严格的文献纳入和排除标准，通过严格的筛选流程来确定检索到的文献是否满足系统评价的选择标准，以决定是否纳入系统评价。这使得系统评价结果的可靠性得到大大提升。

文献筛选流程需按照事先制定的系统评价方案中的标准和程序进行，若在筛选过程中对纳入排除标准有修改，需注明修改的内容及原因。

为尽可能减少筛选过程中的偏倚和人为错误，至少应有两名评价员独立筛选文献。若两人意见不一致，则通过讨论来解决分歧，若讨论仍不能解决分歧，则请第三方来进行判断和仲裁。

临床研究选择和纳入的流程如下（图 6-2）。

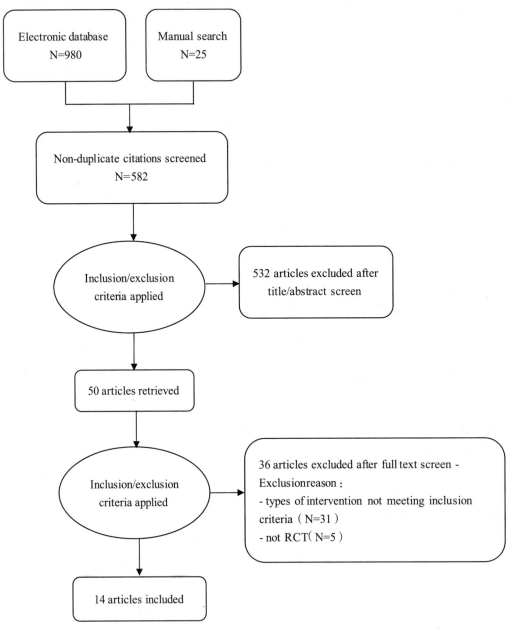

图 6-2　文献筛选流程图

（一）去重

由于不同数据库收录的杂志和文献有重合，去重即使用文献管理软件将检索出的所有文献进行查重和去除明显是同一篇文献的题录。

（二）初筛

初筛即对去重后的所有文献的题目和摘要进行阅读，根据事先制定的纳入和排除标准对文献进行筛选。初筛主要筛除明显不符合纳入标准的文献，如研究类型、研究对象类型或干预措施明显不符合要求。

（三）全文筛选

初筛完成后，对剩下可能合格的文献获取全文，进一步筛选。通过阅读全文可对于题目和摘要中提供信息不足的文献进行进一步审查，确定其是否符合纳入标准，最终决定是否纳入该文献。对于不满足纳入排除标准的文献，需记录排除理由。

（四）联系作者获得相关信息

当全文文献信息仍不足以判断是否能纳入时，如文献未报道随机分配的详情，未写清楚患者的疾病类型等，我们可能需要进行合理推断或联系作者获取相关信息。如果无法合理推断或联系作者没有回音而无法获取相关信息，则应将其列入"等待评估的研究"中。

五、纳入研究的偏倚风险评价

系统评价结论的可信度取决于所纳入研究的结果是否真实。特别是如 meta 分析纳入不真实的研究，将会产生一个错误的干预效果估计值的狭窄可信区间，会具有很大的误导性。因此，纳入研究的真实性评价是系统评价的重要部分，它影响到系统评价的数据分析、结果解释和结论。

研究的真实性包括"外部真实性"和"内部真实性"。"外部真实性"又指研究结果的外推性，即试验的结果是否可以外推到整个患病人群，取决于研究对象相对整个目标人群的代表性，干预措施是否符合临床实际和临床实践环境等。"内部真实性"指单个研究结果接近真实值的程度，取决于研究的实施和报道在多大程度上避免了偏倚。下面我们将重点叙述如何评价随机对照试验的内部真实性。

（一）偏倚的定义

偏倚是研究结果或统计推断上的系统误差（非随机误差），或与真实值的偏离。偏倚具有方向性，不同偏倚可导致低估或高估干预措施的真实效应。偏倚的大小也可因具体情况而不同。随机临床试验在设计、实施和分析中存在的缺陷会导致偏倚，但实际中很难估计这些偏倚对结果造成的影响。有时尽管研究存在方法学缺陷，但事实上结果可能并没有偏倚，所以在评价临床研究时考虑"偏倚风险"更为恰当。

（二）研究质量与偏倚风险

研究质量并不完全等同于偏倚风险，比如在很多情况下，无法对受试者或研究人员实施盲法，将这些研究全部评价为"低质量"是不恰当的，但无盲法确实意味着存在较高的实施偏倚风险。另外某些与研究质量相关的指标与偏倚风险无直接关联，如获得伦理批准、样本量计算和报告质量。虽然研究质量并不完全等同于偏倚风险，但"方法学质量评价"一词常用于描述对纳入的研究进行偏倚风险评估。

（三）临床试验偏倚来源

临床试验的各个阶段都可能存在偏倚，包括从选择和分配研究对象、实施干预措施、测量结局指标、分析和报告研究结果及随访等。偏倚主要包括以下五种。

1. 选择性偏倚（selection bias） 发生在试验开始，选择和分配研究对象时。不恰当的分配方法会导致组间基线不可比。使用正确的随机方法和对分配方案进行完善的隐藏能避免选择偏倚的影响。

2. 实施偏倚（performance bias） 发生在干预措施实施过程中，是指除所比较的干预与对照措施外，向两组提供的其他措施或暴露因素存在系统差异。对受试者和研究人员采用有效的盲法可降低由于他们知晓干预措施的区别而影响结局的风险。

3. 测量偏倚（detection bias） 指测量干预组和对照组结局时存在的系统差异，主要指结局测量者知晓患者接受的干预措施而影响结局测量的风险，特别是测量主观结局指标时。因此，对结局测量者实施盲法可以避免这种偏倚的影响。

4. 数据缺失偏倚（attrition bias） 指研究过程中组间病例退出或失访的人数过多、不平衡或原因不一致而导致数据缺失而影响结果的系统差异。

5. 选择性报告结果的偏倚（bias in selection of the reported result） 指文献中报告和未报告结果之间的系统差异，因为研究者会更倾向报告有统计学显著差异的结果。

（四）偏倚风险评估工具

Cochrane 协作网推荐采用随机对照临床试验偏倚风险评价工具 RoB 进行偏倚风险评估。随机对照临床试验偏倚风险评价工具 RoB 现在有 2 个版本。RoB1 于 2008 年正式问世，2011 年更新，成为过去十余年系统评价的主流评价工具；RoB2 是在 RoB1 的基础上设计和改进的，于 2016 年推出，并于 2018 和 2019 年进行了重要更新。由于目前 RoB1 使用得较为普遍和成熟，我们将以 RoB1 为例对系统评价的偏倚风险评估进行详述（表 6-2）。

表 6-2　Cochrane 协作网偏倚风险评估工具 RoB1

领域/条目	评价内容描述	判断结果	判断标准
选择性偏倚			
①随机序列生成	详细描述随机分配序列产生的方法，以评估组间是否可比	低风险	采用随机数字表、计算机产生随机数字、抛硬币、洗牌、掷骰子、抽签等方法
		高风险	研究者描述中含有一些系统性的非随机方法： ·按照患者出生日期奇偶性、入组日期或住院号的某些规则 ·交替分配 ·根据临床医师的判断、患者的意愿、实验室检查结果或干预措施的可获得性分配
		不确定	随机序列产生过程的信息不充分，难以判断

领域/条目	评价内容描述	判断结果	判断标准
②分配方案隐藏	详细描述隐藏随机分配方案的方法，以判断干预措施的分配情况在分组前是否可被预知	低风险	受试者及招募受试者的研究人员不能预知分配情况，因为采用以下方法或等效的方法来隐藏随机分配方案： ·中央随机（包括电话、网络、药房控制） ·按序编码的药盒 ·按序编码的不透光、密封的信封
		高风险	受试者或招募受试者的研究人员可能会预知分配情况而导致选择性偏倚，如以下的分配方法： ·分配方案或随机序列公开 ·随机信封未密封、透光、未编码 ·交替入组 ·根据生日、病例号或其他明确不能隐藏的方法
		不确定	信息不足，无法判断，如未描述信封是否按序编号、不透光或密封
实施偏倚			
③对受试者、试验人员实施盲法（需对各项主要结局或结局的种类分别评估）	描述所有对受试者和试验人员施盲的方法。提供所有有助于判断盲法是否成功相关的信息	低风险	以下任一 ·无盲法或盲法不完善，但不会影响结局 ·对受试者和主要研究人员实施盲法，且盲法不会被破坏
		高风险	以下任一 ·未采用盲法或盲法不完善，结果判断或测量会受到影响 ·对受试者和主要研究人员实施盲法，但该盲法可能被破坏
		不确定	信息不足，无法判断
测量偏倚			
④对结局评估者施盲（需对各项主要结局或结局的种类分别评估）	描述所有对结局评估者施盲的方法。提供所有有助于判断盲法是否成功相关的信息	低风险	以下任一 ·未实施盲法，但结局测量不会受到未施盲法的影响 ·对结局测量者实施盲法，且盲法不会被破坏
		高风险	以下任一 ·未实施盲法或盲法不完善，结果测量会受到影响 ·对结局测量者实施盲法，但该盲法可能被破坏，且会影响结局测量
		不确定	信息不足，无法判断
数据缺失偏倚			
⑤结果数据不完整（需对各项主要结局或结局的种类分别评估）	描述每个主要结局指标数据的完整性，包括失访和排除分析的数据。阐述是否报告失访和排除分析数据、每组失访和排除的人数（与随机入组时的总人数相比）、失访和排除的原因，以及重新纳入分析的数据	低风险	以下任一： ·无缺失数据 ·缺失数据不太可能影响真实结果（如生存分析中的缺失数据） ·组间缺失人数和原因相似 ·对二分类数据，缺失数据的比例与事件发生率相比较小，不足以对干预措施的效应值产生有临床意义的影响 ·对于连续性变量数据，缺失数据的效应值不足以对干预措施的效应量产生有临床意义的影响 ·采用恰当的方法插补了缺失数据

续表

领域 / 条目	评价内容描述	判断结果	判断标准
		高风险	以下任一： ·缺失数据的原因似乎与真实结果有关，且组间缺失数量或缺失原因不均衡 ·对于二分类数据，缺失数据的比例与事件发生率相比较大，对干预措施的效应值足以产生有临床意义的影响 ·对于连续性变量数据，缺失数据的效应值足以对干预措施的效应量产生有临床意义的影响 ·采用 "as-treated" 分析，但改变随机分配时干预措施的人数较多 ·不恰当应用简单插补缺失数据的方法
		不确定	信息不足，无法判断
选择性报告结果的偏倚			
⑥选择性报告结果	阐述系统评价作者判断选择性报告结果的可能性及情况	低风险	以下任一： ·可获得研究方案，且系统评价关心的结局均按预定的方式报告了所有预定的结局指标（主要和次要结局） ·无研究方案，但文献报告了所有期望的结局，包括文献中预定的结局
		高风险	以下任一： ·未报告所有预先设定的主要结局指标 ·报告的一个或多个主要结局指标采用预先未设定的测量和分析方法，或只报告了部分数据子集（如子量表） ·报告的一个或多个主要结局指标未预先设定（除非提供证据报告这些结局指标是必需的，如没有预料到的不良反应） ·系统评价关心的一个或多个结局指标报告不完善，导致不能纳入 meta 分析 ·未报告重要的结局指标
		不确定	信息不足，无法判断
其他偏倚			
⑦其他偏倚来源	说明以上未提到的与偏倚有重要关系的情况。如果系统评价方案中已预先设定特定的问题或条目，需一一作答	低风险	该研究似乎无其他可能的偏倚来源
		高风险	至少存在一种重要偏倚风险。比如：该研究 ·有与使用的特殊研究设计相关的潜在偏倚 ·被指证有欺骗行为 ·有其他问题
		不确定	·信息不足，无法判断是否存在重要偏倚风险 ·信息不足，无法判断研究中存在的问题是否会导致偏倚

　　建议由两位以上系统评价作者独立对纳入研究的偏倚风险进行评价，如评价者中无专业领域的专家，宜在评价过程中咨询相关领域专家。对评价中的分歧可通过讨论或请第三方仲裁来解决。

（五）偏倚风险评价结果的总结

　　Cochrane 协作网推荐的偏倚风险评估工具 RoB1 强调对纳入研究的每一结局指标按

照各偏倚来源进行风险评估。对某一结局指标总偏倚风险的总结，不建议使用量表式评分（即对所有条目计分相加得出一个总分），因为很难对每一领域或条目设置合适的评分权重。系统评价作者需判断当前系统评价中哪种偏倚来源最重要。例如，对于非常主观的结局如疼痛，对受试者采用盲法至关重要。因此，系统评价作者需要鉴定出最重要的偏倚来源，针对单个研究和所有研究中重要的结局指标做出明确的判定，以总结偏倚风险评估。表 6-3 为在一个研究内或所有研究中重要结局指标的偏倚风险的总结提供了一个可行的方法。

表 6-3　单个研究和所有研究中重要结局指标偏倚风险的总结

偏倚风险	解释	单个研究	所有研究
低偏倚风险	存在的偏倚不可能严重影响研究结果	所有关键条目的评估结果均为低偏倚风险	大部分信息来源于低偏倚风险的研究
偏倚风险不确定	存在的偏倚会导致对研究结果的怀疑	一个或多个关键条目的评估结果为偏倚风险不确定	大部分信息来源于低偏倚风险或偏倚风险不确定的研究
高偏倚风险	存在的偏倚严重削弱研究结果的可信度	一个或多个关键条目的评估结果为高偏倚风险	高偏倚风险研究的信息比例足以影响研究结果的解释

（六）其他临床研究类型的偏倚风险评价

对于非随机临床研究，目前建议使用 ROBINS-I（Risk Of Bias In Non-randomised Studies-of Interventions）工具对非随机研究的设计方案，包括非随机对照试验、队列研究和病例对照研究进行偏倚风险评价。具体评价方法请读者参考相关文献，在此不赘述。

六、提取资料和数据

系统评价的结果主要取决于纳入的研究，以及从这些研究中提取和分析的数据。因此，选择研究的方法及提取与分析研究数据的方法必须透明，应当尽可能采用偏倚和人为误差最小的方法。以下将描述 Cochrane 系统评价选择研究和提取研究中数据的方法。

（一）需提取的资料和数据内容

系统评价需提取的资料和数据是指所有关于（或来源于）一个研究的信息，具体包括研究方法、受试者、实施场地、背景、干预措施、结局测量、结果、出版情况和研究者等。系统评价作者需预先计划什么样的数据符合其系统评价的需求，并制定获取相关信息的策略。

（二）数据来源

发表的文献是获取数据最主要的来源，包括期刊、会议摘要、书籍、论文集等。当发表的文献提供的信息不完全时，需要联系研究者获取系统评价需要的信息，还可联系作者或从开放的数据存储库（如 www.clinicalstudydatarequest.com）获取单个受试者的数据。

（三）数据提取表

在提取数据前，系统评价作者需设计合适的数据提取表。数据提取表是原始研究者报告内容与系统评价作者最终报告内容之间的桥梁。数据提取表具有几个重要功能。首先，该表格与系统评价问题及评价研究合格性的标准直接相关，并为从研究报告中鉴别和构建提取数据提取提供了一个清晰的总结。其次，数据提取表是整个评价过程中数据来源及大量决策（包括决策改变）的历史记录中使用的数据来源的历史记录，以及审查过程中发生的大量决策（和决策变更）。第三，该表是纳入分析的数据来源。

开始设计数据提取表前，要明确哪些是必须提取的内容（表 6-4）。提取数据过多会浪费大量时间和人力，而提取数据过少则会遗漏关键信息。

表 6-4 提取数据应考虑的项目清单

从研究报告中提取数据的相关信息 数据提取者的姓名、数据提取日期以及研究报告的 ID 特征
纳入标准 确认此研究是否符合本系统评价；排除的理由
研究方法 研究设计： ·随机试验设计的特征（如平行、析因、交叉、整群），和 / 或非随机研究的研究设计特征 ·单中心或多中心研究；如果是多中心，中心的数量 所使用的招募和抽样程序（若相关，包括单个受试者水平和整群 / 场地）；入组开始和结束的日期；受试者随访时长 随机试验的随机序列生成、分配序列隐藏和盲法的详细信息，以及非随机研究中用于防止和控制混杂、选择偏倚和信息偏倚的方法；用于防止和处理缺失数据的方法 统计分析： 分析单位（如单个受试者、诊所、村庄、身体部位）；如果从报告中提取计算出的效应估计，则使用的统计方法，包括统计模型中包含的任何协变量；选择性报告结果的和其他偏倚的可能性 研究的资金来源或其他物质支持情况；作者的财务关系及其他潜在利益冲突
受试者 研究场地；招募研究受试者的地区和国家；研究的纳入排除标准，包括诊断标准 研究开始（或基线）时受试者的特征（如年龄、性别、共病、社会经济状况）
干预措施 尽量详细地描述干预措施和对照措施： ·成分、给药途径、剂量、时间、频率、干预方案、干预时长 ·与实施相关的因素（如人员资格、设备要求） ·干预措施的完整性（即按照计划实施干预措施的特定程序或组成部分的程度） ·共同干预的描述 ·"对照"组的定义（如无干预、安慰剂、最低活性对照组或常规护理组）、成分、剂量、时间、频率 ·对于观察性研究：描述如何评估干预状态；暴露时长，累积暴露

续表

结局指标
对于系统评价中的每个预先设定的结局维度（以下以焦虑为例）： ·是否有证据表明对此结局维度进行了评估（特别是评估了结局，但未给出结果的情况） ·测量工具或仪器（包括对临床结局或终点结局的定义）；若使用量表，量表名称（如汉密尔顿焦虑评分量表）、量表上下限值、是高分还是低分有益、对于任何阈值的定义（如适用） ·具体指标［例如，是干预后的焦虑值，还是从基线到干预后的焦虑变化值，或是干预后是否存在焦虑（是/否）］ ·结局整合方法（如各组焦虑得分的平均值和标准差，或焦虑患者的比例） ·结局测量的时间点（例如 8 周干预期结束时评估、8 周干预期内发生的事件） ·需要特别注意不良结局，这取决于他们是系统收集还是非系统收集的（例如通过自愿报告）

结果
对于每组和每个时间点的每个结局：随机分配和纳入分析的受试者人数；退出、失访或被排除在外的受试者人数（包括原因） 每组的汇总数据（例如，二分类数据的 2×2 表格；连续数据的平均值和标准差） 对于干预措施的组间比较量化效应估计及其精度（例如风险比、优势比、平均差） 若计划进行亚组分析，则需要为每个亚组提取相同的信息

其他信息
研究作者的主要结论；其他相关研究的参考；需要与研究者通信的情况；研究作者或系统评价作者的评论

为避免错误和偏倚，通常需要两人及以上独立进行数据提取，并建议对数据提取表进行预试验。

（四）提取研究结果的数据类型及处理方法

1. 不同类型结局数据的提取

（1）二分类数据的提取　当每个受试者的结局是两种可能性中的一种时，就会产生二分类结局数据。例如，死亡或生存，有临床改善或无临床改善。在随机试验中最常见的二分类数据效应量是风险比（risk ratio，RR，亦称相对危险度，relative risk）、比值比（odds ratio，OR）、风险差（risk difference，RD，亦称绝对风险减少）和获得额外有益或有害结果所需治疗的病例数（number needed to treat，NNT）。以下为风险比、比值比和风险差的计算公式。

表 6-5　两组随机试验的二分类数据结果的 2×2 表

	事件（成功 Success）	无事件（失败 Fail）	合计
试验组（Experimental）	S_E	F_E	N_E
对照组（Control）	S_C	F_C	N_C

此处（表 6-5）S_E、S_C、F_E 和 F_C 为每一组（E 或 C）每一结局（S 或 F）的受试者数，可用于计算如下合并统计量。

$$RR = \frac{试验组事件风险}{对照组事件风险} = \frac{S_E/N_E}{S_C/N_C} \tag{6-1}$$

$$OR = \frac{试验组事件比值}{对照组事件比值} = \frac{S_E/F_E}{S_C/F_C} = \frac{S_E F_C}{F_E S_C} \qquad (6-2)$$

$$RD = 试验组事件风险 - 对照组事件风险 = \frac{S_E}{N_E} - \frac{S_C}{N_C} \qquad (6-3)$$

对二分类数据需提取的是每个干预组中发生和未发生目标事件的例数。在 RevMan 中可以输入两组的目标事件数和总样本量。有时，研究作者未报告目标事件数和总样本量，只报告了一个效应估计值，如风险比或比值比，如同时报告了标准误（SE）、95% 置信区间或 P 值，才可使用通用倒方差法（generic inverse variance method）将其纳入 meta 分析。

（2）连续性数据的提取　连续性数据也是医学统计中常见的一种数据类型，如身高、体重、血压值和各种实验室指标。连续数据的 meta 分析通常使用两种汇总统计量：均数差（mean difference，MD）和标准化均数差（standardized mean difference，SMD）。

$$SMD = \frac{组间结局的均数差}{受试者结局的标准差} \qquad (6-4)$$

对连续性数据需提取的是每个干预组的均值、标准差和样本量，但有时无法从文献中直接获得这些数据。有些研究报告中位数而非均值，有些报告标准误、可信区间、四分位间距、最大值 / 最小值而非标准差。有些报道干预后的测量值，有些报道干预后相比基线的差值。有些报道原始数据，有些报道对数值。特殊情况下，如会议摘要常常没有报道各组受试者人数、均数和标准差，但是报道了均数差或标准化均数差。若同时报告了效应量的标准误、95% 可信区间或 P 值，在这种情况下可采用通用倒方差法将这些数据纳入 meta 分析。

对于这些报道的差异，我们可以通过恰当的数据换算方法，从标准误和可信区间获得每组均数的标准差，或从标准误、可信区间、t 值和 P 值获得均数差的标准差，或将对数数据转换成原始数据。有时还需要合并亚组数据，如将原来独立的男、女样本的数据进行合并，或将多个相似干预组的数据进行合并，Cochrane 系统评价手册对此都提供了可供参考的计算方法。

（3）等级资料的数据提取　当结局为每个受试者被分类到一个类别，且这些类别具有自然顺序时，就产生等级数据，例如疗效按治愈、显效、有效、无效分类。随着分类数量的增加，等级数据具有类似于连续数据的性质并可以连续数据的形式进行分析。

等级结局的数据提取取决于是否将等级量表转化为二分类进行分析，或是否以连续性结局的形式进行处理，或直接作为等级数据分析。这一决定也将影响研究者采用哪一种方法分析数据。在不清楚采用哪一种方式分析等级数据时，明智的做法是提取文中报告的原始数据形式。在某些情况下，一个系统评价可采纳一种以上的分析方式。

（4）计数资料的数据提取　某些类型的事件在一个人身上可能发生超过一次，例如心肌梗死、不良反应或住院。较好的方法是记录这些事件发生的次数，而不仅仅是每个人是否经历了事件（即不将其视为二分类数据）。我们把这种类型的数据称为计数数据。根据应用目的，计数数据可分为罕见事件计数和常见事件计数。

常见的错误是直接把计数资料当作二分类数据，将受试者总数或随访的总人年数作为样本量大小。这两个方法都不适合每一个受试者发生不止一次事件的情况，可能会导致事件总数超过样本量。由于无法事先确定计数资料的分析方法，建议作者以原文献报道的格式提取计数数据。

若目标事件发生率高，此时可将计数提取为连续数据，即每位患者发生目标事件的均数，但应特别注意数据有高度偏斜的可能性。对于可能发生一次以上的罕见事件，作者可能会遇到将数据视为首次事件发生时间的研究，此时可将计数资料提取为时间事件数据。若能提取各组中事件总数以及各组暴露人年数的总数，那么此时计数数据可作为率数据来分析。

（5）时间事件数据提取　当我们关注某一事件发生前经过的时间时，就产生了时间–事件数据。在医学统计文献中通常称为生存数据，因为死亡是研究者关注的事件，特别是在癌症和心脏病研究中。时间事件数据也可记录死亡以外的事件，如疾病的复发（例如癫痫的复发时间）或出院时间。时间事件数据的 meta 分析通常需从原始研究者那里获得单个患者数据（individual patient data），使用已发表文献报告的汇总数据进行 meta 分析的方法还不完善，因此提取数据时只能按照已发表文献报告的数据直接提取，同时联系作者获得单个患者数据。

（6）效应估计值的数据提取　有时原始研究并未报告各干预组的具体数据，而只报告了整个研究的效应估计值（estimates of effects）和对应的标准误，此时也可使用通用倒方差法进行 meta 分析。这种情况多见于非随机对照试验、交叉试验、整群随机试验等。

七、数据分析与 meta 分析

meta 分析是对两个及以上独立研究结果的统计学合并。meta 分析可增加检验效能，提高结果的准确性，回答单个研究无法回答的问题，以及解决明显矛盾的研究引起的争论或产生新的假设。但若未仔细考虑具体的研究设计、研究内的偏倚、研究间的差异和报告偏倚就进行不恰当的 meta 分析，也可能产生严重误导性的结果。

（一）meta 分析的基本内容

1. meta 分析的原则　具体来说，meta 分析是对两个及以上独立研究结果的干预效应估计值（如二分类数据的 RR 或连续性数据的均数差 MD）进行加权平均，得到汇总（合并）干预效果的估计值。

$$加权平均值 = \frac{（估计值 \times 权重）之和}{权重之和} = \frac{\sum Y_i W_i}{\sum W_i} \tag{6-5}$$

其中，Yi 是第 i 个研究的干预效应估计值，Wi 是给第 i 个研究的权重。若所有研究的权重相同，则加权平均值等于平均干预效应。若对第 i 个研究赋权较大，则其对加权平均数的贡献就更大。

研究间干预效应估计值的合并可能选择性地引入一个假设，即纳入分析的研究并非全都评估相同的干预效应，这些干预效应可能是遵循跨研究间分布的。这是随机效应 meta 分析的基础。或者，如果假设每项研究估计的是相同的效应量，则进行固定效应 meta 分析。汇总（合并）干预效应的标准误可用于推导可信区间，可信区间代表汇总估计值的准确度（或不确定性）；还可推导出 P 值，P 值代表拒绝无干预效应的无效假设的证据强度。除了对干预效果进行汇总量化外，所有 meta 分析方法都包含评估各研究结果间的变异是否与随机变异一致，或这种变异是否足够显示出研究间干预效应的不一致。

meta 分析通常使用森林图进行说明。图 6-3 是一个森林图的示例。森林图展示了个体研究和 meta 分析的效应估计值和置信区间。图中竖线代表无效线，即无统计学意义的值。RR 和 OR 的无效竖线的值为 1，MD 和 SMD 的无效竖线的值为 0。每个方块代表每项研究的干预效应的点估计值（如 RR、OR、MD、SMD 等），方块的大小表示 meta 分析中分配给该研究的权重。贯穿方块左右两侧的水平线为该研究的 95% 置信区间。若 95% 可信区间横跨无效竖线，即该研究无统计学意义，反之则有统计学意义。汇总结果在底部显示为菱形，菱形的中点代表汇总估计值，其两端代表汇总估计值的 95% 置信区间。

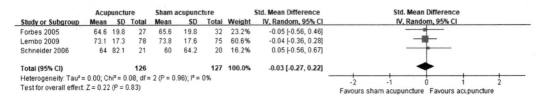

图 6-3　针灸治疗肠易激综合征系统评价的森林图实例

2. 倒方差法　meta 分析程序的一个常见和简单的版本通常是倒方差法。该方法在 RevMan 中以其最基本的形式实现，并在许多二分类和连续数据的 meta 分析中使用。

倒方差法得名的由来是因为给每个研究的权重设为效应估计方差的倒数（即 1 除以其标准误的平方）。因此，标准误较小的大型研究比标准误较大的小型研究具有更大的权重。这种权重的选择在最大程度上减少了合并效应估计的不精确性（不确定性）。

使用倒方差法的固定效应 meta 分析方法计算加权平均值，如下所示。

$$倒方差法的加权平均值 = \frac{\sum Y_i(1/SE_i^2)}{\sum(1/SE_i^2)} \tag{6-6}$$

其中 SEi 是干预效应估计值的标准误，因此分析需要的基本数据是每个研究的干预效应估计值及其标准误。

3. 汇总（合并）统计量　二分类结局的 meta 分析常用的汇总统计量是比值比（OR）、相对危险度（RR）或风险差（RD）。具体选择哪个汇总统计量需平衡三个标准，即一致性、数学特性和可解释性。首先，需要一个可以对 meta 分析中所有研究都给出相似值的一个汇总统计量，汇总统计量越一致，将干预效应表示为单个汇总数字的理由就越充分。其次，汇总统计量必须具备实施有效 meta 分析所有的数学特性。第三，汇总统计量应易于被读者理解和应用。有四种广泛使用的二分类结局的 meta 分析方法，三种为固定效应方法（Mantel–Haenszel、Peto 和倒方差法），一种为随机效应方法（DerSimonian 与 Laird 倒方差法）。这些方法都可以在 RevMan 中作为分析选项选用。Peto 法仅能合并 OR，而其他三种方法能合并 OR、RR 和 RD。Mantel–Haenszel 法是 RevMan 中默认的 meta 分析固定效应方法。

连续性结局的 meta 分析常用的两种汇总统计量是均数差（MD）和标准化均数差（SMD）。连续性数据汇总统计量的选择主要取决于研究在结局报告上是否使用了相同的度量单位，如使用了相同的度量单位，可用均数差，否则需使用标准化均数差。标准化均数差是一个没有单位的值，因此对 SMD 分析的结果解释要慎重。

（二）异质性分析

1. 异质性的定义　通常只有当一组研究在参与者、干预措施和结果方面足够同质，能提供有意义的汇总结果时，才应考虑 meta 分析，但一个系统评价纳入的研究不可避免会有差异。系统评价中研究之间的任何一种变异都可以称为异质性。最好能区分不同类型的异质性。研究中受试者、干预措施和结局的变异性被称为临床异质性，研究设计、结局测量工具和偏倚风险的变异性被称为方法学异质性。在不同研究中所评估的干预效果的变异性被称为统计学异质性，它是研究中临床或 / 和方法学异质性的结果。统计学异质性表现为观察到的干预效应间的差异比预期的仅由随机误差（机遇）而导致的差异更大。遵循惯例，我们将统计学异质性简称为异质性。

2. 异质性检验　量化不一致性（即异质性）的一个统计量是 I^2。

$$I^2 = (\frac{Q - df}{Q}) \times 100\% \qquad (6-7)$$

其中，Q 是异质性检验的卡方值（χ^2），df 是自由度。I^2 描述了由异质性而非抽样误差（机遇）引起的效应估计的变异占总变异的百分比。一般认为，$0 < I^2 < 40\%$ 表示异质性不重要，$30\% < I^2 < 60\%$ 表示可能存在中度异质性，$50\% < I^2 < 90\%$ 表示可能存在实质性异质性，$75\% < I^2 < 100\%$ 表示存在较大异质性。

3. 解决异质性的策略　若研究间异质性较大，可分析产生异质性的原因，如设计方案、受试者年龄、性别、病情轻重、用药剂量、用药方法、疗程长短、对照选择等因素是否不同。由这些原因导致的异质性可通过进行亚组分析或 meta 回归（meta-regression）来探索。当异质性难以解释时，选择使用随机效应 meta 分析，它可综合研究间的异质性。但这并不能代替对异质性的分析，它主要用于无法解释的异质性。

相对固定效应模型，随机效应 meta 分析模型的假设是，虽然不同研究间估计的效应不同，但服从某种分布。随机效应估计值及其可信区间解决"什么是平均干预效应"的问题，而固定效应估计值及其可信区间解决"什么是干预效应最佳估计值"的问题。在有异质性的一组研究中，随机效应 meta 分析将比固定效应 meta 分析赋予较小样本的研究更大的权重。这是因为小样本研究能提供更多的信息，来了解研究间效应的分布，而不是把它假定为一个普通的干预效应。

因为人们普遍认为不同研究的干预效果是不相同的（除非干预完全没有效果），所以许多人主张使用随机效应模型。一种实用的方法是同时进行固定效应和随机效应 meta 分析，如果没有漏斗图不对称的迹象，则报道随机效应结果。如果有漏斗图不对称的迹象，那么这两种方法都有问题。这时或可排除小型研究进行敏感性分析，或直接使用 meta 回归分析。

（三）亚组分析和 meta 回归

由于研究间可能存在显著的临床和方法学异质性，从而导致统计学异质性，因此可考虑针对可能会影响干预效果的研究特征进行亚组分析（subgroup analysis）。研究特征的选择应以生物学和临床假设为依据，理想情况下应有来自纳入研究以外的证据为支持。例如，可根据研究对象的特征如性别、年龄或某些特殊人群进行亚组分析，也可根据干预措施的亚类型、剂量等做亚组分析。但多个亚组分析的结果可能产生误导，因为亚组分析本质上是观察性的，不是基于随机比较。亚组分析越多，检验的假设越多，越容易出现假阴性与假阳性结果，因此作者在进行亚组分析和解释其结果时都需要谨慎。

meta 回归是亚组分析的扩展，它可以对连续和分类特征的效应进行分析。但当 meta 分析中的研究少于 10 项，一般不考虑进行 meta 回归。meta 回归在本质上类似于简单回归，即结局变量可根据一个或更多解释变量的值进行预测。在 meta 回归中，结局变量为效应估计值（如 MD、RD、$\log^{OR}$ 或 $\log^{RR}$）。解释变量是可能影响干预效应大小的研究特征，通常被称为"潜在效应修饰因子"或协变量。从 meta 回归分析中获得的回归系数可描述结局变量（干预效应）如何随解释变量（潜在效应修饰因子）的单位增加而变化。回归系数的统计显著性是对干预效应和解释变量间是否有线性关系的检验。meta 回归可以使用 Stata 统计包中的"metareg"宏来完成。

作者应尽可能在系统评价方案中事先确定亚组分析或 meta 回归的研究特征并按方案进行。事先确定亚组分析的研究特征可降低出现假结果的可能性。亚组分析的数量也应控制在最低限度。

如果在方案中忽略了一个重要的研究特征，且有外部证据证明是合理的，那么作者仍可以进行分析，但这类事后分析需要进行交代。作者还应避免选择性报告或过度解释特定的亚组分析。无论是亚组分析还是 meta 回归，都需要有一定数量的研究，否则不太可能产生有意义的结果。

（四）敏感性分析

敏感性分析（sensitivity analysis）是用于评价 meta 分析或系统评价的结论是否稳定和可靠的分析方法。由于进行系统评价的过程中包含了一系列决策，有些决策是清晰明确的，而有些则是随意、不清楚的，如有的研究没有纳入所需的信息，而有的研究无法获得所需的信息，比如失访受试者的结局，更多的决策不清楚是因为对特定问题没有一个公认的最佳的统计方法。因此，敏感性分析是在主 meta 分析之外，选择另一个决策替代原先随意或不清楚的决策再次进行 meta 分析。例如在对所有研究进行分析后，仅纳入偏倚风险低的研究进行再次 meta 分析；或原先使用干预后的值进行 meta 分析，换成使用干预后相对基线的差值再次进行 meta 分析。

如果经敏感性分析导致了不同结论，则需要对 meta 分析的结果解释和结论更加谨慎。通常敏感性分析包括以下几个方面的内容。

1. 受试者特征、干预措施特征、对照措施特征、结局特征、研究设计特征。

2. 数据分析，为进行 ITT 分析，对缺失数据使用不同的方式处理后进行分析。

3. 研究设计，排除某些设计不太严格的研究，如排除结局评估者非盲的研究。

4. 对连续性数据，当标准差缺失时，使用不同的插补方法进行分析。另外，使用相对基线的变化值或是干预后值进行分析。

5. 对缺失数据进行各种合理假设进行分析。

6. 对于二分类结局，使用 *OR*、*RR* 或 *RD* 进行分析。

7. 使用固定效应或随机效应方法进行分析。

8. 排除偏倚风险高的研究进行分析。

敏感性分析有时易与亚组分析相混淆。尽管一些敏感性分析涉及将分析局限在所有研究的某个子集，但这两种方法在两个方面有所不同。首先，敏感性分析不对从分析中排除掉的研究的干预效应进行评估，而在亚组分析中，则对每个亚组进行评估。其次，敏感性分析是对同一事情的不同估计方法进行非正式比较，亚组分析是对各亚组进行正式的统计比较。

（五）处理缺失数据

系统评价和 meta 分析中缺失数据的情况多种多样，如缺失了一个完整研究，或一个研究中缺失了一个结局指标，或一个结局指标的汇总数据缺失，或汇总数据中缺失了某个受试者数据。缺失研究的原因很多，如未发表或数据库标引不当等，很大可能与发表偏倚有关。有些研究可能没有报告系统评价者所感兴趣的结局指标，如生存质量或严重不良事件等，但通常很难判断是研究者未测量还是测量了但未报告。若是后者，则可能与选择性报告结果有关。结局指标的汇总数据缺失可能包括样本量、阳性事件数、标准差等。其中最常见的是连续性数据的标准差缺失，特别是干预前后变化值的标准差常常缺失。Cochrane 工作手册介绍了多种方法估算缺失的标准差。大多数方法学家认为在系统评价中不应将汇总数据缺失（如无可用数据）作为研究的排除标准，而应纳入系统评价中，探讨其缺失对 meta 分析结果的潜在影响。研究中单个病例数据缺失也非常常见，可见于未进行意向性分析、受试者失访或研究者选择性报告结果等情况。Cochrane 建议系统评价作者采取以下措施处理缺失数据：联系原始研究作者获取相关缺失数据；对缺失数据进行适当的插补（如使用最近一次的随访观测值，缺失数据均按最坏结局估计，插补平均值，或根据回归分析的预测值插补），并进行敏感性分析。

八、未报告偏倚

（一）未报告偏倚的概念

系统评价需要确定所有符合筛选资格标准的研究，但是这一目标可能会受到"未报告偏倚"（non-reporting biases）的影响。其原因是，阳性、有统计学显著意义或有显著临床意义的结果的研究更容易获得发表和被他人引用，而阴性、无统计学显著意义或无临床意义的结果的研究作者相对不愿投稿或更不容易获得发表。前几版 Cochrane 工作手册和之前的系统评价中常用"报告偏倚"（reporting biases）来描述这个问题，但在 2021 版的 Cochrane 工作手册中将其改称为"未报告偏倚"（non-reporting biases）。"未报告偏倚"与"选择性报告结果的偏倚"（bias in selection of the reported result）不同。"选择性报告结果的偏倚"指单个研究中作者根据结果的 P 值、大小或方向，从多个测量或分析中选择性报告结果所引起的偏倚。"未报告偏倚"指当某些符合筛选标准的研究，因其结果的 P 值（如无统计学显著意义）、效应量大小（如效应量较小）或方向（如结果为阴性）的原因未获得发表或公开而无法获取这些结果时，综合分析（如 meta 分析）由于结果缺失而存在偏倚风险。

（二）未报告偏倚的影响与减少偏倚的措施

如果不考虑未报告偏倚对系统评价结果的潜在影响，可能会导致在临床实践中实施无效和有害的干预。例如，当奥司他韦（达菲）治疗流行性感冒的系统评价纳入未报告的结果，则该药物没有显示出减少住院人数的作用，对肺炎和流行性感冒的其他并发症的作用不明确，还增加了恶心、呕吐和精神性不良事件等伤害的风险。因此，在系统评价中应尽量减少因缺失结果而产生的偏倚风险。主要措施如下。

1. 进行全面的检索 仅搜索 Medline 不太可能捕获所有相关研究，当系统评价主题与某些专业数据库相关时，应搜索专业数据库，如 CINAHL 和 PsycINFO，否则很可能会遗漏合格研究。评估在非英语国家更常见的干预措施（如传统中医药干预措施），如果搜索仅包含英语文章的数据库，则非常可能遗漏符合条件的研究。

2. 纳入已发表文献以外其他来源的结果 比如纳入试验结果注册库、制药公司在产品批准申请时提交的临床研究报告（CSR）和其他药物监管文件。

3. 仅对初始队列研究（如前瞻性注册试验）进行综合分析 但其缺陷是由于纳入的研究有限，会导致结果的精度较低、适用性较差。

（三）未报告偏倚的评价

漏斗图（funnel plots）法常被用来评估 meta 分析中结果缺失的可能性，其方式与其大小或 P 值有关。漏斗图是根据每个研究的规模或精度，对单个研究的干预效果估计值的简单散点图。在漏斗图中，以每个研究干预措施效果的估计值或其对数为横坐标，以每个研究的样本量大小或标准误的倒数为纵坐标。"漏斗图"的名称的来源是因为随着研究规模的增大，估计干预效果的精确度会增加，因此小型研究的效应估计值通常会更广泛地分布在图的底部，而大型研究的分布范围会较窄和偏上，并且逐渐向以汇总效应量为中心的位置集中。理想情况下，其图形应类似于一对称的倒置漏斗（图 6-4A），故称之为漏斗图。

图 6-4B 中，较大研究中的效应估计值接近真实干预比值比（OR）0.4。如果由于缺少结果而存在偏倚，例如，由于无统计学显著效果的较小研究（如图 6-4A 中的空心圆所示）未被发表，这将导致漏斗图出现不对称，且在图 6-4B 的下角有一个缺口。在这种情况下，meta 分析中计算的汇总估计值将倾向于高估干预效果。

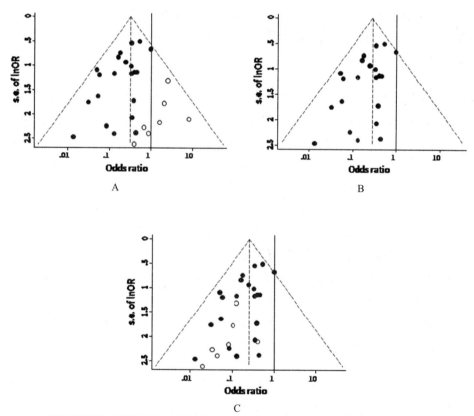

A. 不存在偏倚的对称漏斗图（无缺失结果）　B. 由于缺失结果而存在偏倚的不对称漏斗图
C. 存在偏倚的非对称图，因为一些较小的研究（空心圆）的方法学质量较低，因此产生了夸大的干预效果估计

图 6-4　漏斗图示例

虽然漏斗图不对称长期以来被视为等同于未报告偏倚，但漏斗图应被看作是展示小研究效应的一般方法。所谓的小样本研究效应（small-study effects）是指小研究中估计的干预效应与大研究中估计的干预效应存在差异的趋势。小研究效应有可能是由于未报告偏倚以外的原因引起的，如不同研究的方法学质量不同（如图 6-4C）或干预措施的异质性。

漏斗图不对称性检验（小研究效应）可检查估计的干预效应与研究规模测量值之间的关联是否大于机遇性的预期。有多种漏斗不对称性检测方法，其中 Egger 测试是第一种也是最著名的方法。但专家建议只应在 meta 分析中包含至少 10 项研究时使用，因为当研究较少时，检验的效力较低。漏斗图不对称性检验结果应根据目视检查漏斗图进行解释。当有证据表明检验中存在漏斗图不对称时，未报告偏倚应被视为几种可能的解释之一，系统评价作者应尝试探讨其他的可能原因。

九、GRADE 证据质量分级

Cochrane 推荐使用"推荐分级的评价、制定与评估 GRADE（the Grading of Recommendations Assessment，Development and Evaluation）标准"来对系统评价中的每个结局进行证据质量评价。该标准是由 GRADE 工作组开发的一套适用于系统评价、临床实践指南和卫生技术评估的分级工具，被 WHO、Cochrane 协作网等全球 100 多个重要组织采用。

（一）GRADE 的证据质量分级

GRADE 将证据质量定义为对某一干预措施的效应值接近真实值的确信程度。评估一个证据体的确定性包括考虑研究内和研究间的偏倚风险（研究设计和执行的局限性或方法学质量）、不一致性（或异质性）、证据的间接性、效应估计的不精确性和发表偏倚的风险，以及可能增强我们对效应估计值信心的领域。

GRADE 将证据质量或确定性分为"高、中、低和极低"四个等级（表 6-6）。按 GRADE 标准，随机对照试验的评级起点是高级，非随机干预研究（包括队列研究、病例对照研究等观察性研究）的评级起点是低级。

随机对照试验的评级可根据表 6-6 中第 2 步的五个因素的存在，将其证据降级为中、低甚至极低。通常，每个因素的质量评级将下降一个级别，所有因素最多下降三个级别。如果任一个领域存在非常严重的问题（例如，在评估偏倚风险时，所有研究都是非隐藏分配、非盲，并且失访了 50% 以上的患者），仅由于该因素，证据就可能下降两个等级。

对于非随机干预研究，如果这类研究的结果产生的效应很大，并且没有明显的偏倚可以解释这些效应，则可将证据评级为中等级，如果效应足够大，甚至可评为高级。若观察性研究具有严重的问题或是非系统性临床观察的研究（如病例系列或病例报告），则可将其评为极低等级证据。

表 6-6 GRADE 中证据体的确定性等级（＊升级标准通常仅适用于非随机研究，但存在例外情况）

1. 设立初始的确定性等级		2. 考虑降低或提高确定性等级		3. 最终确定性等级
研究设计	效应估计中的初始确定性	考虑降低或提高确定性的原因		综合所有考虑，对一个效应估计值的确定性定级
		降低确定性等级，若存在	提高确定性等级，若存在	
随机对照试验	高确定性	偏倚风险 不一致 不直接 不精确 发表偏倚	大效应 量效关系 所有可能的混杂和偏倚： ·都会低估干预效果 或 ·都会表明其为虚假效应（如果没有观察到任何效应）	高级 ⊕⊕⊕⊕ 中级 ⊕⊕⊕○
观察性研究	低确定性			低级 ⊕⊕○○ 极低级 ⊕○○○

（二）影响证据质量的因素

下面详述降低某一特定结局的证据体质量等级的 5 个原因（或领域）。在每种情况下，如果没有发现证据降级的原因，则应将其归类为"无局限或不严重"（没有重要到需要降级）。如果发现证据降级的原因，则应将其归类为"严重"（将质量评级下调一级）或"非常严重"（将质量评级下调两级）。

1. 可能导致证据体质量降级的因素

（1）试验设计和实施中存在的偏倚风险或局限性　如果研究设计和实施过程中存在重大的局限性，会导致对干预效果的评估产生偏倚，我们对效应估计的信心就会下降。对于随机对照试验，方法学的局限主要包括未能生成随机序列、缺乏分配隐藏、缺乏盲法（尤其是主观结局极易受偏倚评估影响）、高失访率或选择性报告结局。

每个研究在得到一个具体结局指标的结果时会存在不同程度的偏倚风险。系统评价作者必须就一个结局的证据质量是否因研究局限性而降级做出整体判断。应针对结果汇总表中对结果有贡献的研究评估其局限性，而不应对被纳入分析的所有研究进行评价。

每一项针对特定结局的研究都会在一定程度上存在偏倚风险。综述作者应根据研究局限性，对结局证据质量是否值得降级做出总体判断。只有当大多数证据来自符合低偏倚风险标准的研究时，才能评为高级质量证据。例如，有 22 个随机对照试验报道了 β 受体阻滞剂对心力衰竭患者死亡率影响，绝大多数试验很可能或肯定使用了分配隐藏和盲法，几乎没有失访。

当绝大多数证据来自某一标准上有严重局限性的研究，或在多个标准上有一些局限性的研究时，证据质量可能降低一至两级。例如，有 3 个研究发现针灸比三环类抗抑郁药治疗更能缓解肠易激综合征的症状，但分析中包含的 2 项研究对分配序列的隐藏不足，并且无法对患者、医务人员和评估者实施盲法。因此，我们对针灸相比三环类抗抑郁药减轻症状的益处信心不够足。

（2）无法解释的异质性或结果的不一致性　当研究得出差异很大的效应估计值时（结果的异质性或变异），研究者应对异质性给出合理的解释。例如，当对病情更重的患者用药或用药剂量更大时，可能有相对更显著的效果。前面已对异质性进行了详细介绍，在此不赘述。需要强调的是，当结果存在异质性且会影响对结果的解释，而评价者又未能找到导致异质性的合理原因时，就会使证据质量降级。

（3）证据的间接性　证据的间接性有两种类型。一种类型是，评价者欲比较可互相替代两种干预措施（如 A 和 B）的效果，虽然检索到了随机对照试验的证据，但是没有直接比较 A 与 B 的试验，只有要么是将 A 与安慰剂比较，要么是将 B 与安慰剂比较。因此，评价者只能间接比较 A 与 B 的疗效。另一种类型是，评价者检索到了符合标准的随机对照试验，但这些试验在人群、干预措施、对照或结局等方面限制了主要问题的评价。例如，欲评价某一干预措施对冠心病患者二级预防的效果，但发现纳入的大多数研究中的冠心病患者恰好也患有糖尿病，这样就使目标人群局限在同时患有糖尿病的冠心病患者，而不是所有冠心病患者，因此这样的证据只能被视为间接证据。相反的情况也可能出现，即如果要评价干预措施在糖尿病患者中预防冠心病的疗效，但发现纳入研究中的受试者有非糖尿病患者，这时提供的也是间接证据。

（4）结果不精确　当研究纳入的受试者很少或事件发生率低时，会得到较宽度的可信区间，我们可降低其证据质量级别。结果汇总表中提供的可信区间允许系统评价的使用者对证据质量级别做出自己的判断。

（5）发表偏倚的高度可能性　如果研究者没有报道自己的研究结果，无论因为得到阴性结果（未报告偏倚），或是选择不报道有害或无效的结局（选择性结局报告偏倚），都可能会降低证据的质量级别。

2. 可能导致提高证据质量的因素　虽然观察性研究和降级的随机试验通常会对证据质量给出较低的评级，但在少数情况下，证据也可被"升级"到中甚至高级质量。

（1）大效应　在很少情况下，方法学实施很好的观察性研究会得出一种干预效应较大、一致和精确的估计值，我们可对其结果有较强信心。在没有可疑混杂因素存在时的大效应（如 $RR > 2$ 或 $RR < 0.5$）或在可靠性上未受严重威胁的研究的非常大效应（如 $RR > 5$ 或 $RR < 0.2$）可能符合这一条件。在这些情况下，虽然观察性研究可能高估了真实效应，但较差的研究设计可能无法解释所有明显观察到的益处。因此，尽管我们对观察性研究的设计有保留意见，但作者还是有信心认为这种效应是存在的。这些研究的效应大小可能将证据质量从低调至中等（如果同时没有其他方法学问题）。例如，一项观察性研究的 meta 分析显示，自行车头盔大大降低了骑行者头部受伤的风险（$OR=0.31$，$95\%CI=0.26 \sim 0.37$）。这种巨大的效应，在没有明显的偏倚可能会产生这种关联的情况下，建议将证据质量评级为中等。

（2）量效关系　量效关系的存在也可能增加我们对观察性研究结果的可信度，并因而提高证据质量级别。量效关系和伴随高剂量的巨大干预效应可增强推断强度和因果关系的推导。

（3）可能合理的混杂 有时，随机或非随机研究的所有潜在偏倚都可能导致低估明显的干预效果。例如，如果只有病情比较严重的患者接受了试验干预或暴露，但他们的病情却表现得更好，则真实干预或暴露的效应可能比数据所显示的效应更大。此时可考虑将来自这些观察性研究的证据作为中等而非低质量。同时存在的类似情况是，观察性研究未能证明相关性，但所有可能的偏倚将增加干预效应。这种情况通常出现在探索明显的伤害效应时。

十、系统评价和 meta 分析的报告标准

为了提高系统综述和 meta 分析文章报告的质量，Cochrane 协作网使用 PRISMA 声明来规范报告质量。PRISMA 声明最初于 2009 年发布，其后经过扩展，对不同类型和方面的系统评价都建立了相应的 PRISMA 声明，如针灸研究系统评价、诊断性研究系统评价、单病例数据系统评价、网状 meta 分析系统评价、系统评价方案等。最新的干预措施的系统评价 PRISMA 声明为 2020 版，包含一份 27 个条目的清单，涉及系统评价报告的介绍、方法、结果和讨论部分。PRISMA 声明的网址为 http://www.prisma-statement.org。

十一、meta 分析软件介绍

常用于 meta 分析的软件有 Review Manager（RevMan）、Comprehensive Meta-Analysis（CMA）、Stata、R、metaWim 等，现选择几种简述如下。

（一）RevMan

RevMan 是 Cochrane 协作网为系统评价作者所提供的一体化、标准化专用软件，专门用于准备和维护 Cochrane 系统评价。RevMan 可协助作者准备系统评价方案和全文，包括文本编辑、显示研究特征、评价比较和输入研究数据。RevMan 可对输入的数据进行 meta 分析，并以森林图显示结果，还可实现亚组分析、漏斗图等功能。除了可对医疗干预效果的研究进行系统评价外，还可以使用 RevMan 撰写诊断测试准确性研究的系统评价、方法学研究的评价以及系统评价的汇总评价。该软件为免费软件，可在 Cochrane 官网上下载，目前最新版本为"RevMan 5.4.1"。其最大的特点是界面清晰明了，纯菜单操作。

（二）Comprehensive Meta-Analysis

CMA 是由多名美国和英国 meta 分析领域的专家合作开发的一款 meta 分析专业软件。该软件非常易于学习和使用，界面清晰直观。除了满足常规 meta 分析外，还可进行一些 RevMan 无法进行的操作，包括 meta 回归、敏感性分析、定量检验发表偏倚等。相比 RevMan 只能接受统一格式的数据，CMA 可接受的数据格式超过 100 种，并可以整合成统一格式进入分析。目前最新版本为"CMA 3"。

（三）Stata

Stata 是由美国 StataCorp 公司开发的一款通用统计软件包，可用于数据操作、可视化、统计和自动报告，被包括生物医学、流行病学、社会学和科学等多领域的研究人员使用。Stata 本身没有 meta 分析的功能，其分析的命令是由其他用户编写的，因此在进行 meta 分析前需要安装 meta 分析代码包。Stata 不仅可以通过菜单式的操作，还可通过命令行的形式实现统计分析。Stata 除可进行常规 meta 分析外，还可进行许多 RevMan 无法进行的操作，如 meta 回归分析、敏感性分析、对发表偏倚进行检验（Begg 和 Egger 检验），还可进行多种类型 meta 分析，如诊断试验的 meta 分析、累积 meta 分析等。Stata 的绘图功能非常强大，可以绘制非常精美的统计图，如森林图和漏斗图。因此，该软件在 meta 分析中的应用十分广泛。目前最新版本为 "Stata 17.0"。

（四）R

R 是一个自由、免费、源代码开放的软件，可用于统计计算和统计制图，功能非常强大。R 软件的 meta 分析功能也是通过安装软件包（meta 包、rmeta 包等）实现的。R 可以满足各种 meta 分析的需求，且拥有强大的统计绘图可视化功能。但由于缺乏菜单操作，入门相对 Stata 较困难。

综上，RevMan 适合入门学习和进行常规 meta 分析，其他进阶功能的实现可使用 CMA、Stata 或 R 等软件；除干预措施外的其他类型 meta 分析，也建议使用 Stata 或 R。研究者可在实际研究过程中根据需求取长补短，选择适宜的软件。

十二、其他类型 meta 分析

（一）网状 meta 分析

1. 网状 meta 分析的概念和优点 网状 meta 分析是一种可以同时结合直接和间接比较的证据，在一个分析中同时比较三种或更多干预措施的技术（图 6-5）。网状 meta 分析可得到网络中任何一对干预的相对效应估计值，而且其结果通常比单一的直接或间接比较更精确。网状 meta 分析还可以评估干预措施的排序和等级，比较干预之间的好坏，利于临床医生和制定卫生政策者进行决策。

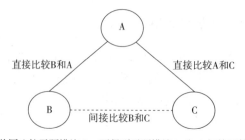

通过一个共同比较干预措施 A，可得到干预措施 B 和 C 间接比较的结果。

图 6-5 间接比较示例

2. 网状 meta 分析和间接比较的假设　一个可靠的网状 meta 分析依赖于以下假设：分析中包含的不同研究集在所有可能影响效应量的重要因素上基本相似。具体可详述为以下三种假设。

（1）同质性（homogeneity）　即假设每一种直接比较的研究间同质。传统两两比较的 meta 分析中评估异质性的指标是 I^2，网状 meta 分析中评估异质性的指标是 I^2，或 tau^2。

（2）传递性（transitivity）　又称相似性（similarity），即假设间接比较的研究间影响效应量的因素基本相似（similarity）。包括间接比较研究间的临床和方法学特征（如纳入患者特征、试验设计等因素）基本相似，也要求共同干预措施特征在间接比较中也基本相似。

（3）一致性 coherence（or consistency）　即假设直接比较和间接比较的证据是一致的，不同路径的间接比较是一致的。

3. 网状 meta 分析的方法　网状 meta 分析可以使用多种方法进行。

（1）meta 回归方法　meta 回归是一种最直接的方法，适用于网络中没有多臂试验的情况。

（2）经典的频率学方法　频率学方法目前主要应用的有倒方差法和广义线性（混合）模型。常用软件为 Stata 的 network 包、mvmeta 包，R 软件的 netmeta 包等。

（3）贝叶斯方法　贝叶斯法是基于贝叶斯定理发展起来的用于系统阐述和解决统计问题的方法。常用软件为 WinBUGS/OpenBUGS、R 软件。

4. 评价网状 meta 分析结果可信度的方法　Cochrane 建议使用扩展的 GRADE 体系对间接比较和网状 meta 分析的结果进行可信度评价，包括 5 个领域：研究限制（study limitation，又称研究内偏倚风险 within-study bias，即经典偏倚风险条目）、间接性（indirectness）、不一致性（incoherence）、不精确性（imprecision）和发表偏倚（reporting bias）。

对网状 meta 分析的证据的可信度进行分级，首先评价每个直接比较的可信度。结合特定领域的评价来确定证据的总体可信度。

（二）单病例系统评价

1. 单病例系统评价的概念　单病例数据（individual patient data，IPD）系统评价是一种特殊的系统评价，是通过获得每项研究中每个受试者的原始数据，对这些数据进行审核和重新分析。数据可以从研究人员处获得，也可以通过数据共享存储库或平台获得。

2. 单病例系统评价的优缺点　IPD 方法可以大大提高数据的数量和质量，并弥补个别研究报告不足的问题，可以进行更彻底的偏倚风险评价。IPD 可以进行比常规系统评价汇总数据更详细、更灵活的分析，包括可调查单病例水平的协变量（如年龄或疾病严重程度）如何改变研究中的治疗或暴露的影响。有了这些质量更好的数据和分析，IPD 系统评价有助于进行深入的探索和得到更稳健的 meta 分析结果。因此，IPD 系统评价已对临床实践和临床研究产生了重大影响，且将可以更好地用于治疗指南的制定和启发新的研究。但完成 IPD 系统评价通常比常规系统评价需要更长的时间和更多的成本，并且需要掌握一系列获取、管理和分析数据的知识和技能。

3. 单病例系统评价的统计方法

（1）二步法　大多 IPD meta 分析都使用二步法进行统计分析。第一步，独立分析每项研究，将每项研究提供的单病例原始数据进行分析，得到总结统计值。第二步，按照常规系统评价的方法，将各研究得出的总结数据进行汇总（meta）分析。

（2）统计软件　由于 IPD 分析的复杂性，一般统计软件不能完成所有需要的分析和绘图。二步法中的第一步，原始数据分析可以在 RevMan 之外的统计软件中实现，通常需要采用混合效应模型或多水平回归模型。第二步可以使用标准 meta 分析命令（如 Stata 中的 metan 命令）或将每项研究的统计结果输入 RevMan 中进行合并。此外，用户开发的 Stata 数据包 ipdmetan 已用于促进两阶段 IPD meta 分析，允许用户确定适用于第一步各研究的回归模型和适用于第二步的 meta 分析方法。

4. 中医药单病例系统评价实例　最有影响力的中医药单病例系统评价是 2012 年 Vickers AJ 等发表于《内科学档案》（*Archives of Internal Medicine*）上的"针灸治疗慢性疼痛：单病例 meta 分析"，此 meta 分析于 2018 年进行了更新，发表于《疼痛杂志》（*The Journal of Pain*）。这篇单病例 meta 分析研究了针灸治疗 4 种慢性疼痛的效果。研究检索了 Medline 和 Cochrane 中央对照试验注册中心截至 2015 年 12 月 31 日发表的随机试验，纳入了针对非特异性肌肉骨骼疼痛、骨关节炎、慢性头痛或肩痛的针灸与假针灸或非针灸对照的随机试验。原始数据从研究作者处获得，输入单病例数据进行 meta 分析。主要观察指标为疼痛和功能。从 39 项试验中总共收到 20827 名患者的数据。结果显示，在每种疼痛情况下，针刺均优于假针刺组和非针刺对照组（均 $P < 0.001$），与非针刺对照组比较，组间差异接近 0.5 标准差（*SD*）；与假针刺组比较，差异接近 0.2 标准差（*SD*）。还发现有明确的证据表明，针灸的效果随着时间的推移而持续，一年后的治疗效果仅略有下降，约为 15%。二次分析发现试验结果与针灸治疗的特征之间没有明显的相关性，但针灸的效应大小与对照组的类型相关。对于使用刺入性假针灸对照的试验，针刺的效应较小；对于对照组使用了高强度干预的试验，针刺的效应也较小。研究结论是，针灸治疗慢性疼痛是有效的，治疗效果会持续一段时间。虽然除了在正确的穴位进行针刺的特异效果外，其他因素也是治疗效果的重要因素，但针灸后疼痛的减轻不能仅用安慰剂效应来解释。在不同的试验中，针灸效应大小的差异主要是由对照组接受的治疗的差异而不是针灸治疗特征的差异所决定的。

第四节　中医药循证 – 系统评价应用案例

下面我们以针灸治疗外周关节骨关节炎的 Cochrane 系统评价（发表于 *Cochrane Database of Systematic Reviews*）为例，简述中医药系统评价的撰写。

一、研究背景

骨关节炎（OA）是最常见的关节炎，是老年人致残的主要原因。非甾体抗炎药（NSAIDS）和对乙酰氨基酚是治疗骨关节炎最常用的药物。然而，系统评价显示，非甾体抗炎药在提供短期疼痛缓解方面仅略优于安慰剂，对骨性关节炎患者没有意义。对乙酰氨基酚通常被认为是非甾体抗炎药更安全的替代品，但研究发现对乙酰氨基酚的疗效略低于非甾体抗炎药，与安慰剂相比，对乙酰氨基酚对疼痛改善仅有 5%。此外，对乙酰氨基酚可能会导致急性肝衰竭。

英国 NICE 指南和国际骨关节炎协会的最新循证治疗指南建议 OA 治疗应是多学科的，包括非药物治疗，如教育、有氧运动和抗阻运动，将减肥作为患者管理的"基石"，并在需要进一步治疗时考虑药物，如乙酰氨基酚。另有多项指南建议考虑将针灸作为骨关节炎的治疗方式之一。

许多 OA 患者寻求补充和替代医学（CAM）疗法，其中最常用的是葡萄糖胺和软骨素。但支持这两种疗法的证据并不一致。一些大型试验显示，葡萄糖胺与安慰剂相比没有任何益处。一项高质量的系统性评价也显示，软骨素对 OA 症状益处"很小或根本不存在"。针灸是常用的传统中医外治疗法，常用于治疗多种骨骼肌肉疾病，多项研究显示针灸，特别是电针有较好的镇痛作用。

实验室证据证明了针灸镇痛的生物学基础。例如，研究显示针灸可刺激神经系统释放一系列阿片肽等神经递质，参与人体自身的疼痛抑制机制。还有研究表明，针灸的伤害性刺激可能会抑制与疼痛的感觉和情感成分有关的神经系统通路。还有研究显示针灸可以抑制炎症，炎症的减轻可改善身体功能。而且针灸已被证明是一种安全的治疗方法，在正确的操作下发生严重副作用的概率极低。由于膝关节 OA 患者通常年龄较大，同时服用药物，并且有并发症，因此安全性是一个重要的考虑因素。鉴于针灸的安全性，针灸治疗膝关节炎是否有效是非常值得研究的课题。

本系统评价的目的是比较传统针刺疗法与假针灸疗法、其他疗法或等待名单（不治疗）对膝关节、髋关节或手部骨性关节炎患者的疗效。

二、对象与方法

（一）纳入标准

1. 研究类型　我们纳入任何语言的 RCT。因为骨关节炎是慢性疾病，经过权衡，我们只纳入观察期至少为 6 周的试验。

2. 研究对象　我们只纳入涉及一个或多个外周关节（即膝关节、髋关节和手关节）骨关节炎患者的研究。

3. 干预措施　我们只纳入评估传统中医针灸的研究。传统中医针灸为针刺中医经络穴位的针灸方法。除了针刺穴位，也可以在压痛点（中医称阿是穴）进针，并接电流刺激。我们排除干针/激痛点疗法的试验，因为这种疗法摒弃了传统中医经络概念。我们还排除了激光针灸和不进针穴位刺激疗法的随机对照试验。

4. 对照措施　对照干预为假针灸、等待名单（不治疗）和其他积极疗法，我们还比较针灸作为加载疗法与仅用其他积极治疗的疗效。我们排除了不同针灸疗法比较的随机对照试验。

5. 结局指标　主要结局指标为疼痛和功能。短期时间点为随机后不长于 3 个月，接近 8 周；长期时间点为随机后 3 个月以上，接近 6 个月。次要结局指标包括总体症状严重度、生存质量、关节影像学变化、不良事件发生数和人数。

（二）检索方法

检索数据库包括 Cochrane 临床对照试验中心注册库（CENTRAL）、Medline 和 Embase。Medline 检索策略见表 6-1。Embase 的检索策略根据 Medline 策略修改而成。还检索了正在进行试验的数据库，包括世界卫生组织国际临床试验注册平台（WHO ICTRP）、临床试验数据库（ClinicalTrials.gov Database）和 ISRCTN 注册库。我们还查阅了检索到的文章的参考文献以供进一步参考。两位作者（EM 和 KC 或 KL）独立筛选检索到的文章，通过讨论解决分歧。

（三）数据摘录与分析

1. 数据摘录　两位作者独立提取了所有试验的数据，包括研究方法、受试者、针灸和对照干预以及治疗结局（包括不良反应）的相关信息，通过讨论达成共识，少数分歧通过咨询第三位作者做出了最终决定。我们向所有 RCT 通讯作者发送了电子邮件，要求他们审查从我们的纳入研究特征表中提取的关于其 RCT 的信息，以及我们对其 RCT 的偏倚风险评估。当 RCT 出版物中报告的数据不完整或不明确时，我们要求相应作者提供额外信息。

2. 评价偏倚风险　使用《Cochrane 评价者手册》推荐的 RoB1 工具对所有纳入 RCT 进行偏倚风险评估，包括以下六个方面：①随机序列生成。②分配方案隐藏。③对受试者、试验人员实施盲法。④对结局评估者施盲。⑤结果数据不完整。⑥选择性报告结果（参本章第三节第五部分）。对于其他偏倚来源，我们评价了以下项目：最重要的预后指标在基线的均衡性；共同干预；所有组的依从性均是否可接受；所有组的结果评估时间点是否类似；意向治疗分析。两位作者独立进行偏倚风险评估，第三位作者对任何分歧进行仲裁。

对于假针灸对照临床试验，受试者盲法偏倚风险的评价是比较困难但非常重要的一项。我们首先将假针灸对照的临床研究的受试者盲法的偏倚风险评为"不确定"，因为我们无法确定所有的假针灸是否足够可信，不会被受试者分辨出来。在此基础上，若临床研究评估了假针灸的可信度，且发现假针灸与真针灸难以区分，或使用针刺（在非穴针刺或在穴/非穴浅刺）作为假干预，并告知参与者正在比较两种不同类型的针刺方法（即未告知受试者可能受到假治疗），则将此项评价改为"低风险"。由于疼痛和功能结局均为主观结局指标，所以结局评估者盲法的偏倚风险评价与受试者盲法偏倚风险的评价相同。

最后，使用 GRADE 和结果汇总表对所有的证据强度和质量进行评级。

3. 数据分析与综合 对于疼痛、功能和症状结局等指标，使用组间治疗后改善值（变化值）计算标准化均数差 SMD。因为这些试验以不同的方式测量相同的结局指标（例如，使用 WOMAC、VAS 和 Likert 量表测量疼痛），所以使用标准化均数差 SMD 作为效应大小的主要衡量标准。如有不良事件等计数资料，我们使用相对危险度 RR 表示。

我们使用随机效应模型收集数据，以解释预期的异质性。为了评估试验类别中的异质性，我们对所有 meta 分析的结果进行了 I^2 测试。如果存在"相当大的异质性"（$75\% < I^2 < 100\%$），则不汇总数据；否则，进行数据汇总。当研究显示"实质性异质性"（即 $I^2 > 50\%$）时，则谨慎解释汇总结果。尝试使用亚组分析确定统计异质性研究结果的原因，如下所述。使用固定效应分析进行敏感性分析，以评估研究结果的稳健性。

为了进行更具有临床意义的解释，我们还评估了针灸的汇总效应是否达到最小临床重要差异的阈值，即 OA 患者认为有益的最小得分差异。膝关节炎的临床相关效应估计为 SMD，WOMAC 疼痛为 0.39，WOMAC 功能为 0.37。

对于没有足够数据进行汇总的研究，我们将在 meta 分析和数据分析中排除这些研究。

4. 针灸治疗的充分性评价 两位在治疗膝关节炎方面具有近四十年临床经验且之前都从事过随机对照试验和针灸系统评价的针灸师独立评价了试验中实施的针灸疗法的充分性，通过讨论达成了共识。他们对针灸治疗的充分性的四个方面进行了评估：穴位的选择、治疗次数、针刺技术以及针灸师的经验，还使用开放式问题评价了假针灸干预的充分性。

5. 亚组分析和敏感性分析 我们对最有可能影响针灸治疗骨关节炎的效果 4 个临床因素进行了亚组分析。这 4 个临床因素是与针灸适当性相关的 2 个因素（针灸治疗次数与时长是否足够、假针刺是否会产生生理效应），与选择穴位方法相关的 1 个因素（即固定选穴或灵活选穴），与针灸针的电刺激（Y/N）有关的 1 个因素。

我们对针灸与假针灸的比较进行了两种敏感性分析。首先，主分析是使用治疗后相对基线的改善值（变化值）计算 SMD，敏感分析为使用治疗后得分计算 SMD，以测试汇总 SMD 的统计显著性是否会因所使用数据的不同而异。其次，当原始值和调整值都在出版文献中报告时，我们优先使用原始值进行主分析，另外使用基线调整后的变化值进行敏感性分析。

三、主要结果

（一）研究的描述

最初的检索共得到 2306 篇文献，阅读标题和摘要后排除 2208 篇，总计 98 篇获取原文后做进一步鉴定，其中 82 篇因未能满足本系统评价的纳入标准而被排除。总计纳入 16 个随机对照试验，3498 名外周关节 OA 患者。12 项随机对照试验仅包括膝关节炎患者，3 项仅包括髋关节骨性关节炎患者，1 项包括髋关节骨性关节炎和 / 或膝关节炎患者。除 1 项外，所有研究均以英文发表。我们从 9 位作者处获得了未发表的数据。

纳入研究的特征表（表 6-7）显示了 16 项纳入随机对照试验的最重要特征。纳入的受试者平均年龄为 60 岁及以上，膝关节炎疼痛的平均持续时间为 5 年及以上。所有的随机对照试验的受试者都被诊断为骨性关节炎。除了两项随机对照试验，所有试验均使用 WOMAC 工具测量结果。5 项随机对照试验使用灵活选穴，10 项随机对照试验使用固定选穴，还有一个实用性试验，穴位选择和针刺方法完全由治疗医师决定。一项试验中仅使用了浅刺法，而 13 项试验进针足够深来引起得气。5 个试验使用了电针，其中 3 个试验对所有穴位施行了电针刺激。

表 6-7　针灸治疗外周关节骨关节炎的随机对照试验特征总表

研究，国家	例数	受累关节	平均年龄	男性比例	病程（年）	干预措施	对照措施	结局指标	结局测量时间点
Berman 1999，美国	73	膝	65	40%	7	电针+常规护理：固定选穴（9穴），治疗 8 周 16 次，每次 20mins	常规护理	疼痛：WOMAC 功能：WOMAC	8、12 周
Berman 2004，美国	570	膝	65.5	40%	5	电针：固定选穴（9穴），1 穴加电针；治疗 26 周 23 次，每次 20mins	①假针刺：针刺腹部非穴+在真穴处假针（不进针）②监督性骨关节炎教育	疼痛：WOMAC 功能：WOMAC 生存质量：SF-36	8、14、26 周
Christensen 1999，丹麦	29	膝	69.2	31%	4.3	手针：固定选穴（6穴），治疗 3 周 6 次，每次 20mins	等待组	疼痛：VAS 功能：HSS	3、7 周
Fink 2001，德国	62	髋	62	34%	5	手针：固定选穴（12穴），治疗 3 周 10 次，每次 20mins	假针刺：刺入 5cm 旁开非穴（与真针刺同等深度）	疼痛：VAS 功能：Lequesne 生存质量："Everyday Life"	9 周
Foster 2007，英国	352	膝	63.5	39%	>1	手针：灵活选穴（6~10穴），治疗 3 周 6 次，每次 25~35 mins	①假针刺：非刺入假针灸②监督+家庭锻炼	疼痛：WOMAC 功能：WOMAC	6 周、6 个月、12 个月

续表

研究，国家	例数	受累关节	平均年龄	男性比例	病程（年）	干预措施	对照措施	结局指标	结局测量时间点
Haslam 2001，英国	28	髋	67	25%	8	手针：固定选穴（16穴），治疗6周6次，每次25mins	建议+运动	总症状：修改版WOMAC	6周
Molsberger 1994，德国	97	膝	59.7	37%	7.8	手针：固定选穴（10穴），治疗5周10次，每次20mins	假针刺：浅刺入非穴	疼痛：VAS 功能：Lysholm	5、18周
Sangdee 2002，泰国	193	膝	63	22%	5	电针+双氯芬酸安慰剂：固定选穴（4穴），治疗4周12次，每次20mins	①假针刺+双氯芬酸安慰剂：不通电的电极贴在穴上 ②假针刺+双氯芬酸 ③电针+双氯芬酸	疼痛：WOMAC 功能：WOMAC	4、12周
Scharf 2006，德国	1007	膝	63	31%	5.4	手针：灵活选穴（7～15穴），治疗6周10～15次，每次20～30mins	①假针刺：浅刺非穴 ②内科会诊（物理治疗联合干预）	疼痛：WOMAC 功能：WOMAC	13、26周
Stener-Victorin 2004，瑞典	45	髋	67	40%	NR	电针+健康教育：灵活选穴（6穴），治疗5周10次，每次30mins	健康教育	疼痛：VAS 功能：DRI 生存质量：GSI	9周
Takeda 1994，加拿大	40	膝	62	50%	NR	手针：固定选穴（5穴），治疗3周9次，每次30mins	假针刺：浅刺旁开非穴	疼痛：WOMAC 功能：WOMAC	3、7周
Tukmachi 2004，英国	29	膝	62	17%	10	手针：固定选穴（9穴），治疗5周10次，每次20～30mins	①减轻症状的药物 ②针灸+药物	疼痛：WOMAC 功能：WOMAC	5、10周

续表

研究，国家	例数	受累关节	平均年龄	男性比例	病程（年）	干预措施	对照措施	结局指标	结局测量时间点
Vas 2004，西班牙	97	膝	67	16%	7.5	电针：固定选穴（8穴），治疗12周12次，每次20mins	假针刺：Streitberger假针不刺入真穴	疼痛：WOMAC功能：WOMAC	13周
Williamson 2007，英国	181	膝	71	46%	NR	手针：灵活选穴（10穴），治疗6周6次，每次20mins	①监督锻炼②家庭锻炼/建议传单	疼痛：WOMAC功能：WOMAC	7、12周
Witt 2005，德国	294	膝	67	34%	NR	手针：灵活选穴（6穴），治疗4周8次，每次30mins	假针刺：Streitberger假针不刺入真穴	疼痛：VAS、WOMAC功能：WOMAC生存质量：Nottingham Health	5周
Witt 2006，德国	342	膝和髋	61	39%	5	手针+常规护理：个性化选穴，治疗13周15次	常规护理	疼痛：WOMAC功能：WOMAC生存质量：SF-36	13周

注：DR 残疾评分指数；GIS 全局自评指数；NSAIDs 非甾类消炎药；NR 未报道；SF-36 36条目简明健康量表；VAS 视觉模拟评分量表；WOMAC 西安大略和麦克马斯特大学骨性关节炎指数。

（二）纳入研究的偏倚风险

大部分试验在随机序列产生和分配的隐藏条目都被评为低偏倚风险。针灸随机对照试验中最重要的偏倚风险条目是使用假针灸对照试验的"受试者盲法"条目。在有假针灸对照组的10项随机对照试验中，质量评级最高的5个试验（Berman 2004、Vas 2004、Witt 2005、Scharf 2006、Foster 2007）构成了本系统评价的大部分证据。这5项随机对照试验自2004年以来已在主要国际医学期刊上发表，其中4个还包括等待名单或其他积极治疗对照组。5项中只有2项有明显的方法缺陷，这两种情况都是由于较高的失访率，其中一项为假针刺组（Vas 2004），另一项为教育对照组（Berman 2004）。其中4项试验（Berman 2004、Witt 2005、Scharf 2006、Foster 2007）进行了6个月的结局评估，但只有1项试验（Berman 2004）的治疗计划维持到最后6个月的测量点（图6-6）。

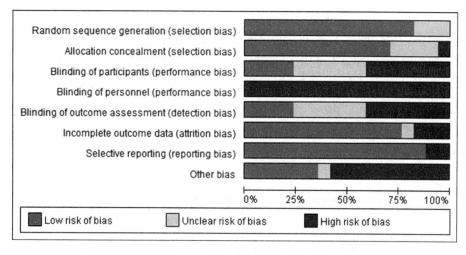

图 6-6　所有纳入研究的偏倚风险评价图

对于所有假对照随机对照试验，我们无法确定其中 3 个试验中使用的假针灸是否足够可靠，对受试者的盲法是否成功。在所有等待名单对照试验中，等待名单上的参与者被允许接受目前正在使用的口服非甾体抗炎药或止痛药治疗。

（三）针灸疗法充分性评价

所有试验在"穴位选择"和"针刺技术"方面均被判定为充分，但只有 2 项试验（Berman 1999、Berman 2004）在针灸师的经验方面被评价为充分。对于其中 5 项试验（Christensen 1992、Takeda 1994、Haslam 2001、Foster 2007、Williamson 2007），针灸治疗次数被认为不足。此外，对于 6 项试验（Molsberger 1994、Takeda 1994、Fink 2001、Witt 2005、Scharf 2006、Foster 2007），其中的假针刺被认为可能会产生生理效应。

（四）干预措施的效果

在纳入的 16 项随机对照试验中，除 3 项（Christensen 1992、Molsberger 1994、Stener Victorin 2004）外，其余均报告了可提取的结果数据。3 项试验仅包括髋关节骨性关节炎患者（Fink 2001、Haslam 2001、Stener Victorin 2004），由于对照组和结果测量存在异质性、结果缺失或报告不标准，我们没有对髋关节的这 3 项试验进行 meta 分析。对于膝关节炎，11 项试验报告了可提取的结果数据。

1. 针灸与假针灸比较　在短期随访中，与假对照组相比，汇总结果显示针灸对 OA 疼痛（SMD=−0.28，95%CI −0.45 ～ −0.11；9 项试验；1835 名受试者；I^2=64%）（图 6-7）、功能（−0.28，−0.46 ～ −0.09；9 项试验；1829 名受试者；I^2=69%）和症状（−0.29，−0.50 ～ −0.09；9 项试验；1767 名受试者；I^2=74%）都有所改善，但各试验的结果不一致。SMD 对疼痛结果的影响范围从显示最大益处的试验中的 −0.99 到显示无益处的试验中的 +0.05（图 6-7）。这等于相对于假对照组的绝对和相对改善百分比，在显示针灸最大益处的试验中为 −29.06% 和 −48.03%（Vas 2004），在显示针灸无益处的试验中为 0.90%

和 2.02%（Foster 2007）。9 项试验中有 2 项显示，疼痛和功能的效应估计值分别高于预先定义的临床相关性阈值 0.37 和 0.39，但汇总估计值低于阈值。当我们仅限于膝关节试验时（即删除 Fink 2001 研究），上述针灸与假手术治疗周围关节 OA 的短期 meta 分析结果没有变化。在 6 个月的随访中，与假针灸对照组相比，针灸对膝关节 OA 疼痛的改善具有临界的统计学意义，但无临床意义（–0.10，–0.21 ～ 0.01；4 项试验；1399 名参与者，I^2=0%）（图 6–8），功能（–0.11，–0.22 ～ 0.00，4 个试验；1398 名受试者；I^2=6%）和症状严重程度（–0.11，–0.22 ～ 0.00，4 个试验；1398 名受试者；I^2=2%）异质性低。

Study or Subgroup	Acupuncture Mean	Acupuncture SD	Acupuncture Total	Sham acupuncture Mean	Sham acupuncture SD	Sham acupuncture Total	Weight	Std. Mean Difference IV, Random, 95% CI
Berman 2004	-3.15	3.75	169	-2.66	3.28	162	15.1%	-0.14 [-0.35, 0.08]
Fink 2001	-14.6	22.58	32	-10.3	23.75	30	7.5%	-0.18 [-0.68, 0.32]
Foster 2007	-2.83	4	113	-3.02	3.6	115	13.7%	0.05 [-0.21, 0.31]
Sangdee 2002 *	-6.28	5.22	46	-4.9	3.71	49	9.6%	-0.30 [-0.71, 0.10]
Sangdee 2002 **	-5.65	4	46	-3.31	4.58	45	9.2%	-0.54 [-0.96, -0.12]
Scharf 2006	-2.2	2.1	315	-1.9	2.3	358	17.1%	-0.14 [-0.29, 0.02]
Takeda 1994	-5.43	12.96	20	-2.49	16.39	20	5.6%	-0.20 [-0.82, 0.43]
Vas 2004	-10.71	3.96	48	-5.7	5.87	49	9.1%	-0.99 [-1.41, -0.57]
Witt 2005	-25.43	21.31	145	-17.59	20.42	73	13.0%	-0.37 [-0.66, -0.09]
Total (95% CI)			**934**			**901**	**100.0%**	**-0.28 [-0.45, -0.11]**

Heterogeneity: Tau² = 0.04; Chi² = 22.15, df = 8 (P = 0.005); I² = 64%
Test for overall effect: Z = 3.14 (P = 0.002)

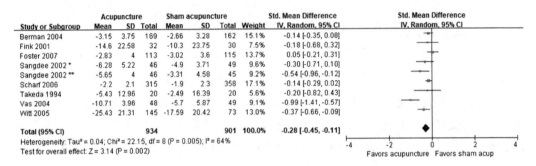

图 6–7　针刺与假针刺比较对疼痛的影响（短期）

Study or Subgroup	Acupuncture Mean	Acupuncture SD	Acupuncture Total	Sham acupuncture Mean	Sham acupuncture SD	Sham acupuncture Total	Weight	Std. Mean Difference IV, Random, 95% CI
Berman 2004	-3.79	3.93	142	-2.92	3.61	141	20.5%	-0.23 [-0.46, 0.00]
Foster 2007	-2.32	3.6	108	-2.53	4.2	112	16.1%	0.05 [-0.21, 0.32]
Scharf 2006	-2.2	2.1	318	-2	2.3	360	49.3%	-0.09 [-0.24, 0.06]
Witt 2005	-20.59	22.37	146	-17.89	23.38	72	14.1%	-0.12 [-0.40, 0.16]
Total (95% CI)			**714**			**685**	**100.0%**	**-0.10 [-0.21, 0.01]**

Heterogeneity: Tau² = 0.00; Chi² = 2.51, df = 3 (P = 0.47); I² = 0%
Test for overall effect: Z = 1.85 (P = 0.06)

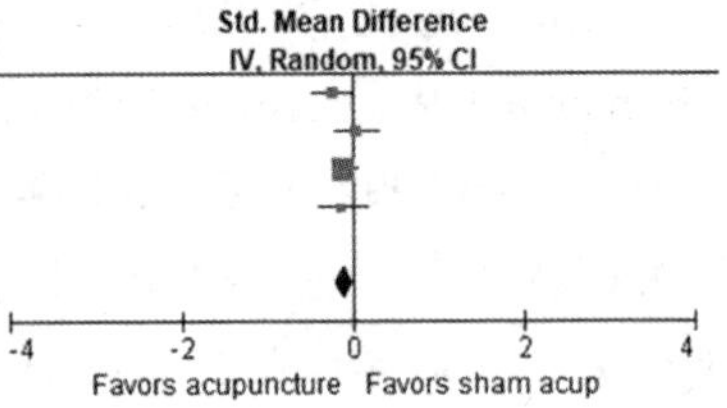

图 6–8　针刺与假针刺比较对功能的影响（长期）

2. 针灸与等待名单比较　与等待名单对照组相比，针灸与 OA 疼痛的短期改善相关（–0.96，–1.19 ～ –0.72；4 项试验；884 名受试者；I^2=41%），且有临床意义（图 6–9）；功能（–0.89，–1.18 ～ –0.60；3 项试验；864 名受试者；I^2=64%），症状严重程度（–0.92，–1.16 ～ –0.67；3 项试验；864 名受试者；I^2=52%）。与等待名单相比，疼痛结果的汇总效应估计值对应的绝对和相对改善百分比分别为 –14.54% 和 –29.14%。虽然存在中度异质性，但针灸在每个单独试验中的益处以及综合益处远大于我们预先确定的临床相关性阈值。

3. 针灸与其他积极治疗　在针灸与不同积极对照组比较的试验中，针灸的效果是不一致的（图 6–9）。这些正面比较每个只包括一个试验，因此不能进行 meta 分析。在针灸与“监督性骨关节炎教育”对照组（Berman 2004）和“内科会诊（采用物理疗法联合干预）”对照组（Scharf 2006）的比较中，针灸与疼痛及功能的短期和长期改善相关。在这两种情况下，针灸的益处都超过了临床相关性阈值。在将针灸与“单独家庭锻炼 / 建议传单”（Williamson 2007）和“单独监督锻炼”（Williamson 2007）对照组进行比较时，也有证据表明针灸与对照组的治疗效果相似。

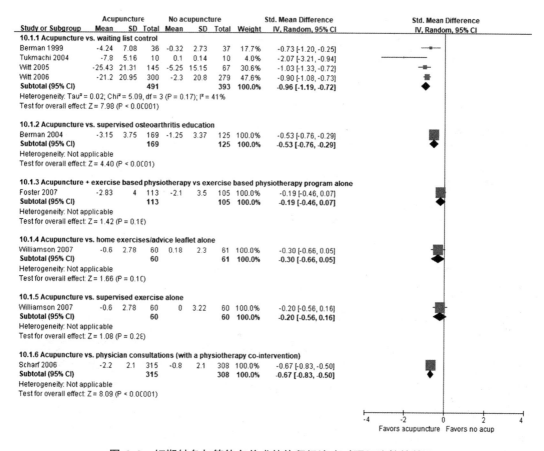

图 6-9　短期针灸与等待名单或其他积极治疗对照组比较的效果

4. 针灸加其他积极治疗与其他积极治疗单用的比较　只有一项试验（Foster 2007）显示针灸作为现有护理［基于运动的物理治疗计划（包括监督加家庭锻炼）］的辅助手段，没有比单独基于运动的物理治疗计划带来更大的改善。

（五）针灸的安全性

8 项随机对照试验描述了各组间的不良事件，他们发现针刺组和对照组之间的不良事件频率相似。由于报告不充分和不同的报告方法，无法进行数据汇总。没有试验报告与针灸相关的严重不良事件。针灸的轻微副作用（主要是针刺入部位的轻微瘀伤和出血）发生率在 0% 到 45% 之间，差异较大的原因是不同的报告方法和对针灸副作用的定义不同。

（六）亚组分析和敏感性分析

在对临床变量进行的 4 个亚组分析中，有 3 个变量在两个亚组之间对疼痛结果的影响估计存在统计学上显著的异质性：假对照可能存在生理效应（是 / 否），使用电针刺激（是 / 否），以及足够数量的针灸疗程（是 / 否）（表 6-8）。

表 6-8　亚组分析

临床特征变量	效应量大小 SMD（95% CI）	I^2, %	P
治疗次数和时长是否足够			
是（n=7）	−0.34（−0.54，−0.15）	66.1	0.047
否（n=2）	0.01（−0.23，0.25）	0	
是否使用电针刺激			
是（n=4）	−0.50（−0.81，−0.20）	66	0.042
否（n=5）	−0.11（−0.29，0.07）	42.3	
假针刺是否可能产生生理效应			
可能（n=5）	−0.15（−0.28，−0.01）	14.5	0.042
不可能（n=4）	−0.47（−0.84，−0.10）	77.5	
固定选穴还是灵活选穴			
固定选穴（n=6）	−0.39（−0.66，−0.12）	72.8	0.057
灵活选穴（n=3）	−0.14（−0.34，0.05）	77	

　　亚组分析显示，当仅限于这些具有潜在生理效应的假对照（亦被评为盲法成功）的试验时汇总结果较小，仅对疼痛结局具有临界统计显著性，对功能结局不再具有统计显著性。此外，将试验分为具有生理效应的假针灸（盲法成功）两个亚组大大降低了总体异质性，表明所使用的假针灸类型以及它是否成功地使受试者被盲可以解释假对照试验的部分总体异质性。对于"在适当的治疗持续时间内提供足够的疗程数（是 / 否）"和"电刺激（是 / 否）"，汇总估计值仅在满足任一标准的亚组中具有统计学意义，但这两个变量都不能解释异质性。

　　敏感性分析显示，使用组间治疗后得分计算的 SMD 略大于使用组间改善值计算的 SMD，但无论是短期还是长期，汇总结果的统计显著性都没有变化。使用固定效应分析计算的 SMD 略小于使用随机效应分析计算的 SMD。但汇总结果的统计显著性并不因使用随机效应或固定效应分析方法而改变。使用基线调整后的变化值得到的 SMD 比使用原始值进行分析得到的效应值稍大，但也没有影响汇总结果的统计显著性。

四、讨论

（一）主要结果总结

　　假对照试验旨在尽量减少安慰剂效应，从而测量针灸的真实生物学效应。本文的假针刺对照试验显示，相对于假针刺，针刺具有统计上显著的汇总效益，然而这些益处很小，未达到我们预定的临床意义标准。还有一些假针刺试验显示针刺没有效益，结果存在显著的异质性，这可能是由于假针刺之间的差异、治疗方案的差异、治疗场地的差异以及针灸师的不同熟练程度所致。针灸与其他积极治疗的两两比较的试验结果不一致：两项试验显示针灸和运动对照组之间没有统计学上的显著差异，另外两项试验显示，与"监督性骨关节炎教育"和"内科会诊（物理治疗联合干预）"的积极干预对照相比，针灸具有显著的统计学意义。然而，后两个试验很难解释，因为针灸和假针灸组都比积极治疗对照组更有效，这表明安慰剂效应可能起了作用。与等待名单对照组相比，针灸具有统计学意义和临床相关的益处。一项评价针灸作为标准化运动/建议计划的辅助手段的试验发现针灸没有额外的益处。我们认为受试者盲法是与证据的适用性和纳入研究的偏倚风险相关的最关键因素。因此，下面的讨论主要集中在所纳入试验的设计上，特别是不同类型的对照，以及对照的变异性如何解释结果的变异性。

（二）证据的总体完整性和适用性

总体而言，假针刺对照的证据较充分，共有 9 个试验，其中 4 个样本量较大，偏倚风险较低。但其他的比较证据较有限，因为相关的试验较少，且对照组各不相同，样本量较小，存在高偏倚风险，尤其是缺失受试者盲法。16 项试验（来自 8 个不同国家）的参与者在年龄和性别方面都具有膝和髋关节骨性关节炎患者的代表性，但缺乏手关节骨性关节炎的患者。这些随机对照试验大多使用了一种与中医针灸临床实践中使用的治疗方案相似的、普遍适用的针灸治疗方案。大部分纳入的随机对照试验报告的主要结果来自疼痛和功能，关于生存质量的信息有限。其中 8 项随机对照试验报告了与不良事件相关的信息。只有 4 项随机对照试验报告了长期随访的结果，但失访率非常高，因此关于长期治疗效果的证据是不完整的。

（三）证据的质量

在所有的假对照试验中，我们无法确定其中 3 个试验中使用的假针灸是否足够可靠，对受试者的盲法是否成功。仅两个试验中针灸相比假针灸的疗效达到了临床相关性阈值；其他假针灸对照 RCT 显示针灸相对假针灸有统计学显著性，但无临床意义的效益。这是因为假针灸，特别是刺入性假针灸本身可能是一种积极的治疗，而不是一种惰性安慰剂。此外，这些临床相关性阈值虽然有助于作为评估 OA 治疗效果是否有意义，但不能被视为在所有不同的临床情况下都是固定的，并且可能因人群特征、研究条件、干预类型以及对照的类型而有所不同。此外，需要将效益的临床相关性数据与成本和不良反应数据一起考虑。临床医生必须权衡所有这些信息，以决定效益评估对患者群体在其环境下是否重要。

等待名单和其他积极治疗对照设计的主要局限性是缺乏盲法。针灸与等待名单以及与某些其他积极治疗对照相比的临床相关益处，可能部分与非特异效应或与受试者对治疗效益的期望有关，即受试者可能期望针灸比其他更常用的积极疗法对他们的益处更大，这可能是因为针灸的新颖性、仪式性或古老的使用历史。事实上，针灸的安慰剂效应预计会比传统积极治疗的安慰剂效应更强。然而，尽管正面和等待名单比较设计存在局限性，但这些设计可能仍然最接近临床实践中针灸的疗效。

亚组分析显示，与具有足够疗程数的试验相比，持续时间较短、疗程数较少的试验的效益较小。另外，使用电针刺激的试验比仅使用手针的试验显示出更大的益处。针灸的机理研究也表明，电刺激产生的镇痛效果比单纯手针刺激更强。但所有亚组分析都是假设性而非验证性的，需要进一步研究验证。

（四）评价过程中的潜在偏倚

本系统评价所使用的方法不太可能引入重要偏倚，我们进行了较全面的检索，进行了双重和独立数据提取。但我们在计算一些效应估计以及确定它们是否具有临床重要性时，做出了一些假设。

五、结论

（一）对实践的影响

真针灸相对假针灸的效应未达到我们预先设定的临床相关阈值。然而，也几乎没有其他常用的治疗骨关节炎的方法能够达到这些阈值并产生最小的临床重要差异。例如，非甾体抗炎药（相对于惰性安慰剂）未达到这些阈值，但半数有疼痛性骨关节炎的患者定期使用非甾体抗炎药。

与等待名单对照组和其他一些积极治疗对照组相比，真针灸的效果超过了临床相关阈值，虽然测得的部分益处也可能归因于期望或安慰剂效应。总之，研究表明骨关节炎患者通过针灸可能得到有临床意义的益处，尽管这些益处可能主要通过安慰剂效应介导。临床医生和患者可以考虑针灸是治疗膝关节炎的多学科综合疗法的一种选择。

此外，针灸很少引起严重的不良事件，本文也未发现与针灸相关的不良事件。除了疗效和安全性外，骨关节炎患者和临床医生还需要考虑成本，因为针灸治疗常常需要自费支付，至少部分是。

（二）对研究的影响

考虑到膝关节炎的流行及其对整个卫生系统和社会的负担，以及缺乏安全有效的治疗，仍然有必要进行额外的随机对照试验以评估针灸的成本效益，以及其相对于其他积极治疗和假针灸的短期和长期效应。实用性比较具有特别的临床意义，未来的一些试验也许应该从假对照转向阳性对照。此外，未来的试验可以将重点从膝转移到其他周边关节，因为目前相关的证据很少。

本系统评价的结果可能有助于从几个方面为未来试验的设计提供借鉴。第一，目前的研究结果表明，针灸的益处可能随着时间的推移而减弱，因此对于未来评估长期结局的试验，在长期评估之前的几个月内维持每月针灸治疗可能很重要。第二，敏感性分析显示电刺激可能与更好的效果相关，但这一发现的原因也可能是电针可能比纯针刺更难实施盲法，电针的部分额外疗效可能是由于盲法不完全或安慰剂效应。第三，敏感性分析表明，在足够长的时间内提供足够数量的治疗可能与更好的结果相关。第四，针灸可能比常规护理疗法产生更大的安慰剂效应，特别是在偏爱针灸的受试者中，因此研究者将针灸与其他有效疗法进行比较可能需要考虑询问受试者的喜好和期望，并研究其对研究结果的潜在影响。第五，研究表明刺入性假针灸可能是确保盲法成功的最佳方法，但刺入也可能具有生理活性。因此，未来的试验应考虑使用非刺入式假针灸，但由于此类非刺入式假针灸对受试者的可信度可能较低，如果使用它们，应该测试其可信度。

第五节　人工智能与中医药循证－系统评价

生成证据综合以指导临床实践是一项耗时且劳动密集的活动，完成一篇一般的系统评价需要平均 67.3 周时间和 5.3 名人员，而完成一篇 Cochrane 系统评价一般需要两年多时间，更新系统评价也是一项艰巨的工作。人工智能将加速个体研究向证据的综合，以减少研究结果向实践转化所需的时间。

信息技术和人工智能为计算机辅助系统评价方法奠定了基础。研究者尝试通过在系统评价各个环节引入信息技术和人工智能以取代或增强人工操作，从而改善系统评价的时效性。本节从文献获取、数据处理和证据评价等角度，对国内外人工智能和计算机辅助系统评价的方法学研究及其应用情况进行整理，以期了解该领域发展现状及趋势，为进一步推动自动化系统评价技术相关研究提供参考。

一、文献获取与筛选

（一）文献获取工具

完成系统评价的关键在于全面掌握相关研究文献。系统评价的主要检索途径是各种生物医学数据库。手动检索很难做到定期频繁对数据库进行检索更新，造成最新的研究无法被及时纳入。基于计算机技术的文献获取工具拥有信息自动化主题检索及提醒功能，可定期对预设主题词进行检索、储存，保证证据及时更新。

PaperBot 是一款可配置的模块化开放性检索工具，能自动检索文献并作有效注释。该工具完全免费，能独立运行或与其他软件、平台集成运行，可依据研究者的检索逻辑在 Elsevier、Wiley、Springer、PubMed、Nature 和 Google Scholar 等多种数据库中进行自动检索并储存条目信息。PaperBot 还提供了一键式手动添加文献选项，保存文献信息后能通过网络访问，解决了系统评价文献获取、更新耗费人力的问题，同时检索多个数据库，有助于文献筛选的高效进行。

搜索引擎 BEST 可智能化检索 PubMed 数据库中的海量生物医学文献，获取随机对照试验、观察性研究、系统评价等数据信息。该工具包含 10 种不同类型的生物医学文献语料库（如疾病、药物、靶标、转录因子、miRNA 和突变等），利用文本挖掘技术对标题、关键词、摘要等信息进行语义分析识别。BEST 根据研究者的检索策略自动检索，实时更新并将最新文献推送给研究者，其结果按相关性分类显示，能快速缩小文献范围，保证了相关研究领域信息更新的时效性，便于后期的筛选工作。

（二）文献筛选工具

在系统评价生产过程中，文献筛选是重要步骤。传统的文献筛选过程是研究者根据文献纳入和排除标准，将数据库收集的相关文献进行手动纳入或排除，这个工作量有时会巨大，同时由于人工误差，可能造成文献遗漏、误选等情况。此时，采取计算机技术进行文献自动筛选变得尤为重要。利用机器学习、文本分类等技术，对标题和摘要自动筛选，排除不相关的文献，采纳符合研究纳入标准的文献，该过程通常由计算机协同人工完成。

Byron 等介绍了一种新颖的在线分类策略，该策略可将生物医学文献标识并根据"与系统评价是否相关"进行分类。该技术构造了 SVM 分类器与标题文本和医学主题词（MeSH）术语一起使用的 SIMPLE 主动学习策略，使用 MetaMap 程序，标准术语频率 / 反文档频率 –IDF 编码，自动提取标题文本 UMLS 术语，生成生物医学术语集合。该策略提供了三个真实世界的系统评价数据集的实验结果，表明其识别文献的灵敏度达到了 95%，将系统评价需要进一步评估的摘要数量降低了 50%。

2016 年 5 月，Cochrane 协作网推出了对 RCT 进行文本分类的研究者社区平台 Cochrane Crowd。该平台建立了机器学习模型，能根据题目和摘要预测该研究描述了 RCT 的可能性，相当于一个 RCT 分类器。该 RCT 模型能从数据库检索获得的所有文献中排除 60% ～ 80% 的不相关研究，同时保持超过 99% 的敏感度。Cochrane Crowd RCT 模型不直接筛选出完全符合需要的研究，而是评估相关研究的标题和摘要后，将所有最可能是 RCT 的研究纳入，缩小 RCT 研究筛选的范围，再人工对全文进行筛选，减轻了后期文献甄别的工作量。

二、数据提取与分析

（一）数据提取软件

利用计算机算法对纳入的研究进行 PICO（即患者、干预措施、对照组和结局指标）信息识别，目的是自动提取患者信息（包括性别、年龄、病程等）、研究中的干预手段（包括干预类型、干预频率、干预时长等）、对照措施和结局指标的各方面信息，进行采集录入。

Brassey 等提出一个注释器，并通过 241 个随机选择的 RCT 摘要（取自 Trip 的 RCT 语料库）作为测试集，对比 6 名研究者手动标注和注释器自动标注 RCT 的标题和摘要中 PIC 信息，测算出注释器标注 20 个 RCT 之间的平均准确度，患者、干预、对照分别为 0.70、0.66 和 0.62。Brassey 的注释器定义了以下规则：如果输入与 PIC 识别模式匹配，则将输入的 RCT 摘要进行解析并提取信息，提取识别过程见图 6-10。

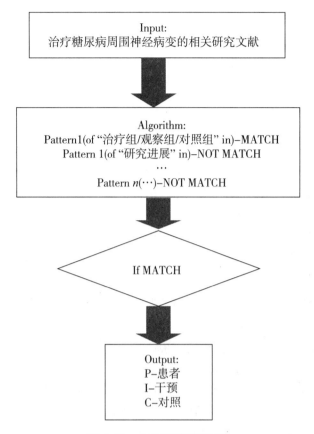

图 6–10 PIC 识别提取过程

2019 年，倪亚晖等基于模式识别技术开发了提取标准化文献中元数据的方法。该方法通过模式化智能读取和鼠标拖拽两种方式，根据不同元数据特征对文献各种形式信息（数值、文字、表格等）进行自动提取，并由人工对计算机结果进行审查核对。该技术虽仍需要人工协作完成，但解决了人工对标准化文献数据提取效率低和质量不高的问题。

（二）数据分析方法

meta 分析是系统评价常用分析方法，分析内容包括异质性检验、合并效应量估计、亚组分析、敏感性分析和发表偏倚评估等。除了 RevMan、Stata、R 等经典的 meta 分析软件和相应的软件包以外，还有一些基于通用编程语言开发的 meta 分析模块，因具备更强大灵活的二次开发功能，对于实现自动 meta 分析具有重要意义。

邓宏勇博士开发了一款 meta 分析功能软件包 PythonMeta。该模块基于 Python3（3.5 ~ 3.9）框架，包含 Data、Meta、Fig 三个主功能类和十余种方法属性，可实现二分类数据和连续性数据的异质性检验，固定和随机效应模型常见效应量（RR、OR、RD、MD、SMD）合并算法（M–H、Peto、IV、D–L 等）及其统计学检验，完成亚组分析、累积 meta 分析、敏感性分析等，并实现森林图、漏斗图等结果可视化。PythonMeta 实现了 Python 语言的 meta 分析第三方支持，适合桌面、服务器、Web、嵌入式 API 等多种应用场景的开发。和目前众多的 meta 分析软件相比，PythonMeta 具有以下特点：①跨平台使用，Windows、IOS、Linux 系统都对 Python 及其模块具有很好的支持性，PythonMeta 可以跨平台开发应用。②功能定制，模块既打包了算法细节，又能根据业务需求灵活定制，如自动 meta 分析、输出个性化图表等。③网络支持，基于 Python 的服务端功能可轻松实现在线 meta 分析服务。④易于扩展，PythonMeta 继承 Python 的强大扩展性，因此其在算法拓展和整合大数据处理、机器学习等功能时，具备坚实基础且易于实现。以 PythonMeta 为后台的在线 meta 分析网站 PyMeta.com 呈现了该类分析模块的巨大应用潜力，该在线平台不仅具备传统 meta 分析的常用功能，还可轻松实现累积 meta 分析、敏感性分析以及更灵活直观的图形化结果，基本覆盖了自动 meta 分析所需的功能要求。

三、证据质量评价

证据质量评价是系统评价的重要环节，通常包括单个研究的偏倚风险评价、证据等级评价和证据推荐等级评估等。证据质量评价涉及综合信息采集、评估和判断，通常由经验较丰富的专业人员进行，因此机器实现质量评价具有很大的挑战性，但同时也是当前计算机辅助系统评价领域的热点。

Marshall 等于 2016 年开发并评估了一种可自动评估临床试验偏倚的机器学习系统 Robot Reviewer。该系统能识别和标记文献中与偏倚判断相关的语句，进行偏倚风险评估并输出结果。Robot Reviewer 应用机器学习算法实现了文献分类和数据提取，并基于所得数据进行偏倚风险评估，输出结果为"低、高或不明确"。利用 Cochrane SR 数据库中的临床试验文献进行测试，将测试结果与人工评估比较，其准确度比人工评估低 7%。开发者认为，应用该自动化 RoB 评估偏倚风险与已发布的系统评价结论类似。从实际使用情况来看，该工具有助于提高系统评价综合性任务效率，可以作为偏倚风险自动化评估原型工具，现已被 Cochrane Library 采用。

GRADE 是目前应用较广泛的证据评价工具。2013 年，GRADE 工作组推出了智能化证据评价在线工具 GRADEpro GDT。该工具包含以下主要功能：一是建立证据质量概要表，二是自动形成推荐意见并汇总为指南，三是能将以上结果共享到手机终端。GRADEpro GDT 的证据质量概要表由 "Question" "Assessment" "Summary of judgments" 及 "Conclusion" 四部分组成。其中核心部分 "Assessment" 从问题的优先性、期望结果、不良反应、对证据体信心、患者价值偏好、利弊平衡、终端用户可接受性及推荐可行性八方面进行评估，以其对临床决策的重要性为依据，将证据质量等级分为"不明确、低、中等或高"四级。GRADEpro GDT 将根据录入结果自动形成推荐意见（强烈推荐、强烈反对、考虑、考虑反对或不明确使用），并从推荐意见、判定依据、亚组分析、实施策略、监测与评价、研究重点等方面汇总成指南。该工具自动化、透明化程度较高，是目前较常用的 GRADE 证据评价辅助工具。

CINeMA 是评价网状 Meta 分析结果的在线工具。该平台基于 R 语言的 meta 和

netmeta 软件包，前端采用 JavaScript 和 PureScript 编写了具自定义功能的开源式框架。CINeMA 框架支持对元数据分析结果的证据可信度评价，通过"MyProjects"选项卡，上传 .csv 文件数据，输出研究的偏倚风险评估和间接性判断结果。评估的结果包括研究内部偏倚、研究间偏倚、间接性、不精确性、异质性和不一致性六个方面，并涉及灵敏度分析。基于证据质量评估规则，CINeMA 工具自动生成证据质量可信度评价：非常低、低、中或高，并通过条形图等可视化形式呈现。CINeMA 工具具有以下优势：①可操作性强，简化大型复杂结果的评估过程，提高快速处理大批量数据的能力。②用于评估间接干预比较和混合干预比较的网状 Meta 分析结果，可信度高。③开源软件，明确界定了判断依据的标准，具有较好的透明度。

四、其他

除上述专注某一特定环节的自动化工具外，还有一些软件或平台试图参与系统评价的多个或全部过程，或提供一些综合的 / 特殊的辅助功能。

Parsifal 是一个综合性系统评价在线工具，利用该工具，不同区域的研究者可以开展远程合作，基于共同的 PICOS 标准，完成文献检索、获取文献、制定纳入和排除标准、提取数据及评估证据质量等过程。StArt 旨在为系统评价流程的每个阶段提供支持，可进行自动检索、筛选研究、数据提取、自动化分析和生成报告等。该软件功能仍在持续更新，设有专门的学生交流界面，对研究生进行科研工作具有较大帮助。

Systematic Review Toolbox 是 Christopher 博士于 2015 年创建的系统评价列表平台。该平台提供了大量系统评价和 meta 分析相关的软件介绍和获取途径，涵盖了自动化检索、证据质量评估、数据处理、自动化分析和结果呈现等，并支持由开发者上传提交新工具，是目前收集系统评价工具最全面的网络平台。表 6-9 展示了进行传统系统评价生产过程中可实现自动化的环节，描述了计算机技术辅助系统评价的现状及特点。

表 6-9　人工智能辅助系统评价方法学研究及应用基本现状

系统评价环节	传统方法	人工智能方法	软件或平台	现状与特点
文献检索	人工索引和检索	计算机定期检索与结果推送	PaperBot	可在多种数据库中进行自动检索，能与其他平台集成运行，可网络访问已保存的文献，许多数据库没有为第三方软件提供开放的应用程序编程接口
			BEST	可实时更新并推送，按照相关性进行分类，并非所有数据库都支持特定检索的定期运行
筛选文献	人工筛选	机器学习分类器众包决策	在线分类策略	文献分类界限明显，筛选灵敏度高，未在数据库进行性能检验
			Cochrane Crowd	灵敏度达到99%，筛选过程严格且结果准确，仅限 RCT 研究，不适用于观察性研究
数据提取	人工提取研究特征	机器学习信息提取系统	PIC 识别模式	提取样本数据简便快捷，准确度适中，只适用于 RCT

系统评价环节	传统方法	人工智能方法	软件或平台	现状与特点
			标准化文献元数据提取方法	能实现各种形式的数据提取，效率高，质量好，提取结果需人工审核和修改
数据分析	手动将数据输入到可进行meta分析的软件中	结构化的数据提取工具；自动提供适当格式的数据以进行统计分析	PythonMeta	可跨平台使用，网络支持，灵活度高，能自动进行meta分析，输出定制图表，易于扩展
证据质量评价	由专业人员执行综合信息采集、评估和判断	计算机辅助进行自动或半自动化偏倚风险评估、证据分级等	Robot Reviewer	评估客观，具有合理性，准确性低于人工评估
			GRADEpro GDT	证据分级较完善，智能化缺乏对观察性研究的整合
			CINeMA	透明化，操作性强，可信度高，统计和方法严谨，评估异质性具有主观性，可实现证据分级的半自动化
综合性软件系统	系统评价的整个流程由人工逐步进行	利用机器学习、自然语言处理及文本挖掘等功能整体实现自动化系统评价	全自动化证据综合工具	分析证据类型全面，实现全自动化实时更新处理，数据提取及证据质量评估的自动化处理准确性不高
			Parsifa	网络支持，可远程共享，全自动化SR流程
			StArt	持续更新，全阶段自动化流程

五、展望

第十届亚太地区循证医学研讨会提出了"循证医学＋中医药＋人工智能"三位一体发展模式，探讨将循证医学、中医药学和人工智能三个领域交叉融合发展。目前，通过计算机方法辅助系统评价证据生产已有较多的研究和成果应用，大部分软件、系统基于"人机结合"的半自动化工作方式将系统评价流程化繁为简，降低人力成本，提高工作效率。综合分析发现，自动化文献检索和结果推送已相对成熟；基于人工智能技术的文献筛选、标注、分类及数据提取是当前计算机技术与循证医学结合的热点区域，相关研究方兴未艾，但实用化的成果还有待验证；meta分析得益于Python专业化模块出现，可满足高度定制化的数据分析需求，从而实现分析自动化；证据质量评价是计算机辅助系统评价研究和应用的另一热点，目前已有Robot Reviewer、GRADEpro GDT等相对成熟的评价工具，但它们在准确性和实用性方面尚需进一步观察。

在信息化技术高速发展的今天，大数据和人工智能与循证医学的结合应用是必然趋势，展望这一领域的发展，国际系统评价自动化协作组织提出了利用统一开源 API 接口，实现数据共享，开发和维护自动化工具，进行证据综合任务的目标，并细化为三个重要研究方向：开发系统评价自动化工具、解决不同流程自动化工具的相互操作性问题和验证自动化工具的可信程度，鼓励研究者使用。随着系统评价过程中越来越多地使用计算机技术，研究者可更高效、准确地进行快速系统评价，对推动循证证据和推荐意见的实时更新、实现快速临床决策有重要意义，进而促进临床证据到实践的转化，推动循证医学的不断发展。

本章小结

本章介绍了中医药循证医学的概念与范畴及中医药系统评价与 meta 分析实施的步骤、方法和技术。其中第一节详细介绍了中医药系统评价的选题、方案的撰写与注册。第二节着重阐述了文献检索、文献筛选、纳入研究的偏倚风险评价、提取资料和数据、数据分析与 meta 分析、未报告偏倚分析、GRADE 证据质量分级等方法。第三节介绍了系统评价和 meta 分析的报告标准、常用的 meta 分析软件及一些其他 meta 分析类型。第四节以针灸治疗外周关节骨关节炎的 Cochrane 系统评价为例对中医药循证 – 系统评价的应用进行了案例分析。第五节探讨了人工智能技术在系统评价领域的应用和发展，为未来的应用前景做出了展望。

复习思考题

1. 如何使用 RoB1 工具评价随机对照临床研究中存在的偏倚？
2. Cochrane 系统评价都包括哪些内容？
3. 系统评价的分析方法主要有哪些？
4. 人工智能和信息技术与系统评价结合发展的现状和趋势如何？

第七章　针灸推拿数据分析 ▷▷▷▷

第一节　针灸推拿人工智能应用概况

近年来，以机器学习为代表的人工智能广泛渗透于各行各业，也为医疗领域带来了一场全新的革命。机器学习旨在训练计算机利用数据而非接收指令开展各种工作，具体来说是通过算法使计算机从大量已有数据中学习规律，训练得到恰当的数学模型，并使用训练好的模型对未知数据进行分析预测。2017 年 *Science* 杂志推出的"预测"专刊表明，通过机器学习挖掘生物信息所获得的预测结果（模式预测）远比专家意见（经验预测）更为客观精确。2019 年 1 月，*Nature Medicine* 同期刊登多篇论文聚焦人工智能在医学领域的应用。该系列报道认为，使用以机器学习为代表的人工智能技术辅助临床医师诊疗，将是未来实现精准医疗的重要突破口。

当前，人工智能在针灸研究领域的应用尚处于起步阶段，研究者探索性地使用包括聚类算法、多重线性回归、支持向量机等在内的多种传统机器学习算法和包括人工神经网络、卷积神经网络等在内的深度学习算法开展针灸相关研究，取得了一定的成果。本节内容将对人工智能在针灸研究领域的应用概况做简要介绍。

一、人工智能在针灸数据挖掘中的应用

以聚类分析、关联规则分析等无监督学习算法为基础的数据挖掘技术是当前人工智能在针灸研究领域的最主要应用形式。研究者以海量的针灸文献数据为基础，依托机器学习算法，对数据中的隐含信息进行自动搜索整理，挖掘出针灸处方腧穴配伍规律、针灸适宜病种、名老中医临床配穴经验等重要信息。

Yu S 等使用关联规则算法发现，三阴交、气海、关元是针刺治疗痛经的最常用穴对；王坤等使用聚类算法将针灸治疗癫痫常用腧穴聚成 5 类，然后使用关联规则算法提炼出支持度最高的大椎 – 心俞 – 丰隆穴对，作为针灸治疗癫痫的最常用配穴。这些研究结果为针灸临床实践中腧穴选择提供了重要参考，说明使用聚类分析等无监督的传统机器学习算法可以有效分类处方数据，提炼出重要的腧穴配伍规律，助力针灸临床疗效的提高。

此外，基于机器学习的数据挖掘技术还被应用于针灸适应证、临床应用规律研究以及名老中医经验总结中。如贾春生教授团队使用多维布尔关联规则算法、遗传算法、分类算法等对火针、腕踝针等特色针灸疗法的临床优势病种和应用规律进行了挖掘整理，

建立了特色针法临床应用数据库，辅助针灸医生在临床决策时选择更行之有效的治疗方法。王鹏等综合使用频次统计、关联规则分析和聚类分析，挖掘王乐亭教授治疗腰腿痛的临床用穴特点，在其"腰痛八针"针灸处方的基础上归纳出"腰痛十针"，为该病的临床治疗提供了重要的针灸处方经验。

二、人工智能在腧穴智能定位中的应用

腧穴是人体脏腑经络之气输注体表的特殊部位，是疾病的反应点，也是针灸防治疾病的刺激点。准确地定位腧穴是针灸临床疗效的基本保障，受到历代医家的重视，如《太平圣惠方》云："穴点以差讹，治病全然纰缪。"近年来，随着中医药标准化研究的不断推进，腧穴定位的客观化和标准化成为针灸学研究的一个重要命题，而人工智能方法的引入为客观、准确、智能地定位腧穴提供了一种有前景的方法。

常梦龙借助人脸识别技术，利用活动形状模型（Active Shape Model，ASM）算法实现了与面部特征点重合的腧穴定位，继而利用同身寸和神经网络实现人脸其他部分腧穴的定位。王逸卉等受此启发，采用 ASM 算法，实现对人耳图像的穴区定位，提供了一种客观精准定位耳穴的新方法。此外，基于人工智能的现代腧穴定位仪器研发也在近年取得了长足进步。韩双双等研究了一套基于 ZigBee 无线通信协议的人体穴位识别与训练系统，此系统先扫描标准针灸模型上相应腧穴点的信号，按行列标识编码后，经 ZigBee 组成星形无线传感器网络传输，VB 编制数据接收与管理程序，达成腧穴的识别定位。这些探索性的研究促进了经络腧穴定位的标准化、客观化，是人工智能在针灸研究领域的重要应用形式之一。

三、人工智能在针灸疗效预测中的应用

以机器学习为代表的人工智能为实现客观、精准辨别个体差异，辅助医生制定临床决策提供了技术支撑。近年来，基于机器学习算法和多维度数据特征的针灸疗效预测与智能评价成为人工智能在针灸研究领域的又一重要应用形式。这些研究采用多种机器学习算法构建了针灸疗效预测和适宜人群评价模型，为精准预测患者治疗效应，客观筛选对针灸治疗敏感的患者提供了新的思路。

杨秀岩等使用人工神经网络基于患者人口学特征和疾病相关自评量表数据开展了针刺治疗抑郁症的临床疗效预测研究；裴明等使用人工神经网络基于人口学资料、中医四诊信息、症状评价量表等参数构建模型，预测了针刺治疗海洛因依赖患者的临床疗效。这些研究是使用机器学习进行针刺疗效预测的早期尝试，具有一定的方法学借鉴意义。

近年来，多重线性回归、logistic 回归、支持向量机等算法以其样本量需求小、结果可解释程度高、不易过拟合等优点得到了研究者的青睐，成为目前针灸疗效预测和效应影响因素研究的主流算法。Witt CM 等采用多重线性回归算法发现，基线疼痛严重程度更高的患者针刺疗效更好；Tu Y 等使用支持向量机算法发现，患者基线大脑功能连接模式可以有效预测针刺治疗后慢性腰痛患者临床症状的改善情况。这些研究肯定了基于患者基线临床特点预测针刺疗效的可行性，研究结果对于推动针灸的个体化、精准化

治疗，提高针灸临床疗效具有积极价值。

四、人工智能在针灸手法量化评价中的应用

针灸效应的实现，穴位是基础，手法是关键。然而，当前关于针灸手法的评价主要采用"重按轻提""徐入急出"等定性指标或者角度、深度、频率等简略定量指标，缺乏更深入细致的量化评价方法，这导致不同的人对相同针刺操作手法的理解存在偏差，进而在很大程度上阻碍了针灸手法的传承与推广。因此，非常有必要开展针灸手法的客观化、定量化、规范化描述与评价。

早在 20 世纪 90 年代，杨华元等就设计研发了针刺手法参数测定仪，它通过将提插、捻转、摇摆等手法动作转换成电信号，实现了对针刺手法的客观量化评价。随后，研究人员基于该设备采集的信号进行了一系列的针刺手法量化评价研究。例如，胡银娥等使用 k 均值聚类算法对设备采集的针刺手法参数进行分析，设计了针刺手法参数的聚类分析和可视化平台；杨霖等以采集的提插、捻转频率为特征，使用 Apriori 关联算法和决策树算法验证了针刺提插手法与捻转手法的不同特点；唐文超等使用更为先进的自组织特征映射神经网络探究针刺手法的分类依据和参数特征，发现平补平泻手法的特征集中程度较高，可以与补法及泻法显著区分。这一系列针对针刺手法的量化采集和机器学习分析研究推动了针灸手法的标准化和定量化评价，将有可能成为提高针灸研究中针刺操作质量控制的有效途径，对于提高针灸研究质量具有积极价值。

五、人工智能在针灸手法智能识别中的应用

对手法的客观化、定量化评价为实现针灸手法智能识别奠定了研究基础。近年来，研究者开始尝试基于手法施行过程中的客观化、定量化指标实现对不同针灸手法的智能识别，取得了良好的分类结果。

苟升异等采用阵列式聚偏二氟乙烯膜触觉传感器采集针刺过程中"捻转"和"提插"动作的触觉参数，而后基于触觉参数的时域特征和模糊 C 均值聚类算法实现了对捻转补、捻转泻、提插补、提插泻四种基本针刺动作的智能识别。涂涛等构建了一种计算机视觉下的基于三维卷积神经网络和长短时记忆网络的混合深度学习网络模型，利用针刺手法操作过程中的视频帧序列时空特征，实现了对"捻转"和"提插"两类手法的准确分类，模型在训练集和验证集中的准确率均超过 95%。Yu H 等将支持向量机和脑电技术相结合，研究提插和捻转两种针刺手法的中枢响应特征，发现两种手法引起的脑网络拓扑属性改变可以作为区分提插和捻转的重要识别特征，实现了对两种不同手法的准确区分。这些研究结果表明，利用机器学习和智能传感系统等信息科学技术方法，可以实现对针刺动作特征的提取与分类，为针刺手法的智能识别提供了新的解决办法。

第二节　腧穴智能定位

一、引言

中医针灸、推拿治疗都是对穴位进行操作，准确的穴位识别是针灸推拿的关键和治疗效果的保障，因此历代医家都非常重视穴位的定位。

腧穴是指脏腑经络之气输注于体表的部位，是针灸、推拿等疗法的主要施术部位，又称孔穴、穴位等，主要分为经穴、经外奇穴、阿是穴 3 类。人体共有 800 多个穴位，临床常用的腧穴定位与取穴有骨度分寸法、体表标志法和手指比量法等。骨度分寸法是以骨节为主要标志测量周身各部的大小、长短，并依其比例折算尺寸作为定穴标准的方法，每一等分作为一寸。体表标志法是以人体各种体表解剖标志作为取穴的依据，如两眉之间取印堂穴、两乳之间的中点取膻中穴等。手指比量法是以手指的宽度作为取穴的尺寸，根据选取的手指、节段不同，可分为中指同身寸法、拇指同身寸法、横指同身寸法等。

由于不同的人有高矮胖瘦的区别，所以"寸"的选取标准是不一样的。即使有多年推拿经验的推拿师，有时也要依靠一些其他辅助手段对穴位进行定位。目前穴位定位仍处在一个非常原始的操作阶段，存在很多亟待解决的问题，如对穴位精准定位，需要进行大量的训练；传统教材中文字描述的穴位位置不直观、不明确；非专业人士很难自己找准穴位进行日常保健；中医教学过程中穴位定位的学习与训练方法单一、陈旧等。

随着科学技术的发展，人们开始对穴位的智能定位进行研究和应用，根据穴位所在部位、疗法的施治方式、智能化仪器的设计与开发、穴位相关的示教活动等采用不同的方法。中医智能腧穴定位是一个较新的研究领域，多处于实验室研究阶段。

近年来，中医智能康复器具、中医机器人及相关辅助器械发展迅速，市场需求巨大。特别是中医按摩机器人成为国内外机器人领域的一个热点研究方向。其中，穴位的智能识别与定位是制约针灸推拿类中医诊疗装备的核心技术之一。已有研究以数据集和三维可视化模型为基础实现了腧穴的三维重建，建立了三维可视智能化人体穴位模型，推动了腧穴定位技术的发展。该模型以 VHP（Visible Human Project）数据集和 VOXEL-MAN 三维可视化模型为基础，从几何角度把实体转换成切片数据，完成针刺的可视化研究，为中医针灸教学开辟了新道路。目前基于视觉定位的穴位跟踪系统的按摩机器人通过机器人视觉定位的方式，以同身寸理论为依据，使用三维坐标测量仪测量人体部分穴位坐标数据，并以其中某些穴位坐标数据为样本，通过对数据进行神经网络训练，最后推导出其他穴位坐标，实现自动寻找穴位的功能。该技术实现了实时图像采集分析、坐标变换的穴位跟踪，能准确地对患者在按摩过程中的移动做出判断和跟踪，达到穴位准确定位的效果。

图像处理技术、人工智能、机器视觉等现代科学技术的快速发展，使得智能化寻穴定位成为可能。目前，对穴位的定位研究多集中在背部、面部和耳郭等。由于每个人都有独特的体型特征，且有些穴位点没有明显的物理特征可以提取和分割，因此直接通过图像处理和模式识别等算法很难对穴位进行有效识别和定位。换句话说，对人体的穴位点仅仅依靠视觉传感器进行辨认是一件非常困难的事情，往往需要借助人工标记、特征点或人工智能技术实现。

二、背部、面部、耳郭的腧穴智能定位

下面分别介绍对背部、面部、耳郭等部位的穴位智能定位方面的研究。

1. 背部穴位定位　对背部穴位定位多用于按摩机器人的开发。由国家标准穴位《GB 12346-1990 经穴部位》（以下简称国标）中所规定的穴位分布情况可知，穴位在人体背部上的分布有一定的规律，几个标志穴位将人体背部上的穴位分成了几个区域，而在这几个区域内的穴位是均匀分布的。在这几个区域内，人体背部穴位近似等间距分布，但是在背部和腰部的间距又有所差别。国标中所规定的几个标志穴位为大椎穴、肺俞穴、膈俞穴、胆俞穴、肾俞穴。其分布情况为：大椎穴向下 1.5 寸，旁开 1.5 寸为大行穴；大行穴向下 3.5 寸为肺俞穴；肺俞穴向下大约 5 寸的位置为膈俞穴；膈俞穴向下 4 寸为胆俞穴；胆俞穴向下 4 寸为肾俞穴；肾俞穴旁开 1.5 寸为命门；肾俞穴向下约 8寸，旁开 1.5 寸为腰俞穴等。目前对背部穴位的定位，一般是以国标中规定的穴位分布情况为依据确定背部各穴位之间的相对位置，并通过建立坐标系将各个穴位位置转换成相应的位置坐标进行计算。由于人体骨骼差异，多以四指宽为参数，将寸换算成所对应的毫米值，代入相关公式，计算出其他穴位坐标的理论值。这些坐标是各个穴位的理论坐标，作为定位系统的参考坐标。关于计量长度的单位"寸"，四根手指合并后的宽度为寸，并将"寸"长换算成常用数学计量单位里面的毫米。通过相关的数学计算，可以将各个穴位的坐标都换算成以毫米为单位表示，然后通过软件实现路径规划。

对背部的穴位定位也常采用在穴位处贴放人工标志的方法实现自动识别和定位。人工标志，或称为人工地标，可以为移动机器人提供导航、定位、识别的信息。由于人工标志具有信息量大和易于检测的优点，地标技术是机器人导航技术的主流方法。例如，已有技术结合人体背部特征和运动特点，采用基于模板匹配的方法实现按摩机器人穴位定位和跟踪。首先在人体背部预按摩穴位点处布置红色或黑色圆形人工标志，利用快速模板匹配算法获取各个人工标志的中心坐标，然后利用相机标定技术获取穴位的世界坐标，最后通过对人体背部人工标志的跟踪计算出人体偏移量，将偏移量累加到穴位坐标，实现穴位的跟踪。

2. 面部穴位定位　人脸识别技术日益成熟且应用越来越广泛。借助人脸识别技术和面部特征点定位技术可以实现面部的穴位定位。人脸识别的算法分为基于人脸特征点的识别算法、基于整幅人脸图像的识别算法、基于模板的识别算法、基于卷积神经网络的识别算法等。其中，基于深度学习的卷积神经网络方法通过对非常大型的数据集进行训练，可以学习得到表征人脸图像的稳健的数据特征，可以达到非常高的准确度。面部特征点定位是对人脸进行检测分析后提取人脸显著特征的一项技术。人脸特征点定位的过程是对输入的人脸图像区域进行分析，得到人脸的各个显著部位如眼睛、鼻子、嘴

唇的精确位置。面部特征点的定位在人脸识别、人脸表情分析等方面具有非常重要的作用。

图像处理领域中的活动形状模型（Active Shape Model，ASM）算法作为一种特征点定位算法，目前已在人脸识别、人眼状态检测、医学图像分割及提取等领域获得了广泛的应用。目前已有通过模式识别技术对人脸面部穴位进行定位，结合当前视频采集设备和微型计算机，提出一种基于模式识别的人体部分面部穴位定位方法。其利用 ASM 算法实现了与面部特征点重合的穴位点定位，通过边缘提取算法提取发际轮廓，利用特征三角形法对人像的姿态进行估计，之后依据传统中医的骨度分寸法提出了相应的人脸骨度分寸计算方法，实现了人脸图像的穴位定位，然后利用同身寸和神经网络对没有明显图形特征的穴位进行定位。

3. 耳郭穴区定位 耳穴疗法是中医学的重要组成部分。耳穴定位是治疗的前提，但由于耳郭面积小、穴位多，人耳个体差异较大，导致耳穴的寻穴定位非常麻烦，一般由专业人士、借助耳穴模型或特殊工具实现，常用的有观察法、触压法、耳穴电探测法、耳穴染色法等。在耳穴的传统教学中，甚至还停留在徒手勾画耳穴的阶段。

根据最新的耳穴国家标准 GB/T13734 — 2008，耳穴主要以区、点结合的方法命名与定位，共有 93 个穴位，其中穴区 76 个。由此可见，耳穴的分区是耳穴定位的基本内容之一，大部分耳穴都直接位于耳郭的各个分区内，耳穴的分区对于耳穴的定位具有非常重要的意义。耳穴国家标准中规定，耳穴分区是依据解剖结构将人耳分为耳轮、耳舟、耳甲、耳屏、对耳轮等 9 大区域，其中每个区域再按照各自的标准进行划分，其中耳轮划分为 12 个区域，耳舟为 6 个区域，对耳轮为 13 个区域，三角窝为 5 个区域，耳屏为 4 个区域，对耳屏为 4 个区域，耳甲为 18 个区域，耳垂为 9 个区域。

近年来，机器视觉和图像处理技术对人耳图像的相关研究多集中在人耳识别、分割和检测、人耳归一化、特征提取和识别方面。如利用改进的梯度矢量流活动轮廓模型（Gradient Vector Flow Snake，GVF Snake）算法实现了外耳郭的自动检测和分割；对人耳图像的归一化方法及其对特征提取和识别的影响；运用 ASM 算法实现了外耳轮廓的检测。上海中医药大学团队应用 ASM 部分实现了耳穴的穴区定位。

三、示例一：耳穴穴区定位的实现

下面介绍利用 ASM 算法对耳郭穴区进行自动定位的实现方法。

（一）ASM 算法

ASM 是一种基于模型的特征匹配方法，利用统计形状信息作为先验知识，通过灵活改变模型的形状进行迭代演化，从而得到目标图像的形状。ASM 算法包括训练和搜索两个过程，具有迭代次数少、实时性好的特点，特别适合外形相似的物体的识别和定位。ASM 算法的具体算法流程如下（图 7–1）。

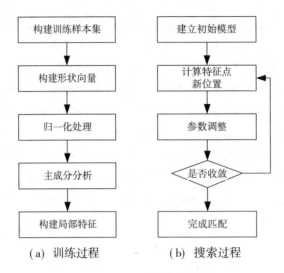

（a）训练过程　　　　　（b）搜索过程

图 7-1　ASM 算法流程图

1. 构建训练样本集　对训练样本集进行特征点人工标记，特征点个数需相同，且标记顺序要一致，建立点分布模型（point distribute model，PDM）。

2. 构建形状向量　将特征点坐标依次串联形成一个形状向量，对训练样本集中所包含的 n 幅样本图像中 k 个特征点的坐标位置信息进行处理，构建 n 个形状向量 $\alpha_i = (x_1^i, y_1^i, x_2^i, y_2^i, \cdots, x_k^i, y_k^i), i = 1, 2, \cdots, n$。其中，$(x_j^i, y_j^i)$ 为第 i 个训练样本上第 j 个特征点的坐标，k 为所选特征点的数量，n 为样本图像的数量，这样所有训练图像形成一个 $2k \times n$ 维的向量。

3. 形状向量归一化　通过适当的平移、旋转、缩放来减小外界因素所带来的干扰。本文采用普氏分析法（procrustes analysis）对每个形状向量 a_i 的旋转角度 θ_i、缩放尺度 S_i、水平方向平移 X_{xi} 以及垂直方向平移 X_{yi} 进行对齐。

4. 主成分分析（Principal Component Analysis，PCA）　对形状向量进行降维，并为每个特征点构建局部灰度特征，通过 $\overline{\alpha} = \dfrac{1}{n} \sum_{i=1}^{n} \alpha_i$ 计算平均形状向量，以及计算其协方差矩阵 $S = \dfrac{1}{n} \sum_{i=1}^{n} (\alpha_i - \overline{\alpha})^T (\alpha_i - \overline{\alpha})$ 的特征值，并将其按照从大到小进行排序，取前 t 个特征值 $(\lambda_1, \lambda_2, \cdots, \lambda_n)$，满足 $\dfrac{\sum_{i=1}^{t} \lambda_i}{\sum_{i=1}^{n} \lambda_i} \geqslant f_v$。其中，$f_v$ 一般取 95%。之后取前 t 个特征值所对应的特征向量 P，得到形状模型 $\alpha = \overline{\alpha} + Pb$。其中 b 为调整模型形状的参数。为了确保产生变化后的形状与归一化后的形状向量相似，需要对 b 进行限制，一般取 $-3\sqrt{\lambda_i} \leqslant b_i \leqslant 3\sqrt{\lambda_i}$。

5. 构建特征点的局部灰度特征　对向量中的像素点所具有的灰度值求导，得到局部灰度特征 g_{ij}。对每幅样本图像中的第 i 个特征点重复上述操作，即可得到此特征点的 n 个局部灰度特征 $g_{i1}, g_{i2}, \cdots, g_{in}$。对这些局部灰度值取均值 $\overline{g}_i = \dfrac{1}{n} \sum_{j=1}^{n} g_{ij}$ 和方差

$S_i = \frac{1}{n} \sum_{j=1}^{n} (g_{ij} - \overline{g}_i)^T (g_{ij} - \overline{g}_i)$。对每个特征点都重复上述操作，即可得到每个特征点的局部灰度特征，完成对每个特征点局部特征的构建。

活动形状模型的搜索过程步骤如图 7-1（b）所示，将训练所得的形状模型进行仿射变化得到初始模型。之后，将初始模型覆盖到新的测试图像上，通过马氏距离（Mahalanobis distance，MD）搜索与训练过程中所构建的局部灰度特征值最接近的局部灰度特征值，即为特征点在新的测试图像上的新位置。最后，通过仿射变化并调整其参数，寻找特征点最佳的位置，当两次特征点的位置基本不变或迭代次数达到要求后，结束搜索匹配过程。

（二）耳郭穴区定位实验

1. 实验数据来源 ASM 算法搜索定位过程中平均误差距离随着角度的增大也逐渐变大，因此实验采用正前方拍摄的正面人耳图像。实验训练样本图像共 30 幅，共进行 10 幅图像的测试。图像尺寸无须完全一致，大小裁剪约为 170×270，并转化为灰度图像。

2. 耳穴穴区定位 根据耳穴的国家标准 GB/T13734 — 2008 中依据解剖结果进行耳穴分区的原则，对训练集图像进行手工标定，选取包含耳郭边缘点、曲率极大值点、等分点在内的共 65 个特征点构建点分布模型。通过对形状向量进行归一化、对齐等处理，再采用 PCA 方法对对齐后的形状向量统计建模，最后在目标图像上利用马氏距离进行特征点新位置的搜索匹配，之后通过调整平移、尺度和旋转参数不断地进行循环迭代，最终完成定位。耳郭穴区定位实验的 ASM 算法的点分布模型如图 7-2 所示。其中（a）是形状向量对齐前的训练样本集，（b）是采用普氏分析法对形状向量对齐后的样本集，（c）是经过 PCA 降维后得到的耳郭平均模型。由图 7-2 可以看出，通过归一化对齐处理，可以使杂乱无章的形状向量分布具有一定的统计规律，从而可利用统计形状信息作为先验知识进行搜索匹配。

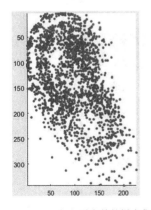 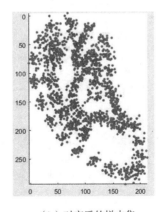 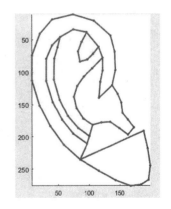

（a）对齐前的样本集　　　　　（b）对齐后的样本集　　　　　（c）平均模型

图 7-2　耳穴穴区定位实验的 ASM 算法的点分布模型

迭代次数和平均形状的初始位置关系密切，利用仿射变换可对初始位置图像进行平移、缩放、旋转的操作变换，使之更接近于搜索图像。实验过程中，迭代次数设为 40 次，平均形状初始放置时仿射参数设平移量为 0、旋转角度为 0°、缩放比例为 1，即可得到较为满意的匹配效果。耳郭穴区划分后的最终定位结果如图 7-3 所示。可以看出，最终定位结果与耳郭的轮廓吻合较好。完成特征点的定位后，提取耳穴穴区相关的特征点坐标并进行连线，即可完成对耳轮 12 个穴区、耳舟 5 个穴区、三角窝 5 个穴区、对耳屏表面 3 个穴区的定位。其中耳垂部分的穴区在完成相关特征点的连线后，取耳垂上线进行三等分，并向下引垂线，实现了耳垂的 7 个分区。共实现了耳郭表面区域耳轮、耳舟、三角窝、对耳屏和耳垂共 32 个穴区的定位。

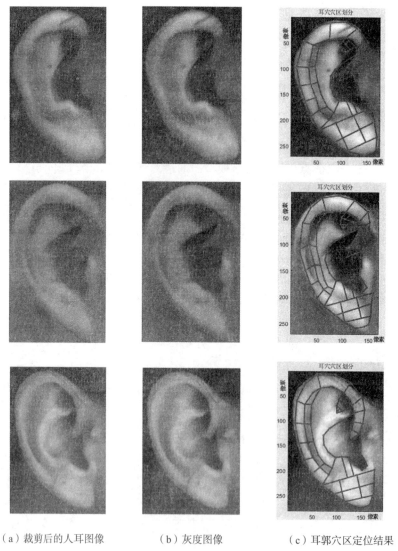

(a) 裁剪后的人耳图像　　　(b) 灰度图像　　　(c) 耳郭穴区定位结果

图 7-3　自行采集图像实验结果

3. 定位精度评价　采用欧几里得距离对耳穴分区定位的精度进行评价。将算法定位

的结果与手工标记特征点的结果进行对比，进行特征点定位精度的评价，计算公式为

$$E = \frac{1}{n} \sum_{i=1}^{n} dist(p_i, p_i')$$　（7-1）

其中，n 为特征点的个数，$dist(p_i, p_i')$ 为两点间的欧氏距离，p_i 为搜索匹配得到的特征点，p_i' 为手工标记的特征点。部分图像的定位误差如图 7-4 所示。统计计算出由 ASM 算法得到的定位结果与人工标定的特征点定位的欧式距离平均误差为 6.246 ± 0.429。

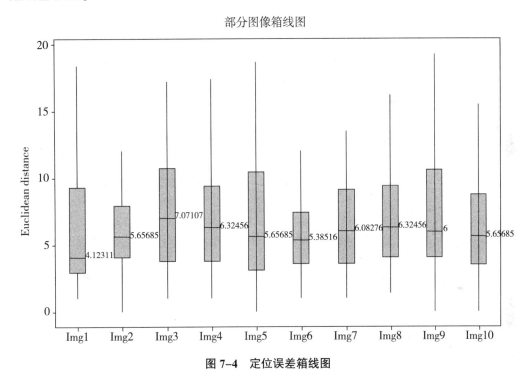

图 7-4　定位误差箱线图

通过耳穴定位实验可以发现，采用 ASM 模型进行定位时，仍有较大的不足：①在结合耳穴国家标准建立点分布模型时，对耳郭的解剖结构尚采用人工标定，导致构建点分布模型会耗费大量的时间和精力。另外，人工标定也导致大部分耳穴分区等分的准确度不高，需进一步寻求提高耳穴分区精度的自动化或半自动算法。②目前的研究尚属初步阶段，仅实现了部分耳穴的分区，且训练样本量和测试数据量偏少，算法仅初步证实了耳穴分区方法的可行性，离实现全部耳穴的精确定位仍有较大差距，因此仍需进一步深入研究。随着今后研究的不断深入，应不断提高耳穴定位的精度。

四、示例二：前臂手厥阴心包经腧穴智能定位

本示例提出一种基于卷积神经网络的前臂手厥阴心包经腧穴智能定位方法，为包括前臂在内的其他人体部位提供参考，以便于腧穴的定位更加精确。

卷积神经网络作为一种深度学习的方法，被广泛地应用于计算机视觉、自然语言

处理等方面，拥有强大的特征提取能力、鲁棒性。卷积神经网络在计算机视觉领域上的主要研究方向包括四种：目标检测、图像分类、图像语义分割以及图像识别。由于卷积神经网络在深度学习上展现出的高效、准确、灵活的优点，在医学中也得到了广泛应用（表 7-1）。

表 7-1　卷积神经网络在医学中的应用

技术	用途
改进的 U-Net 网络	对 MR 腰椎图像进行分割，实现了全自动的椎间盘定位分割，提高了定位与分割的准确率
VGG-9-BN 和 ResNet-anchors 模型	对胸片病变数据进行检测，同时发现 YOLOv3 模型在高阈值胸病变定位检测任务中性能更好
LiBlockNet 与 VGGU-Net	对肝脏、胰脏的个体差异，分别利用对两者的 CT 图像进行定位和分割，取得了良好的效果
CNN-SVM 方法	对微血管分型识别进行研究，展现了 CNN 优越的特征表达能力和 FCN 网络的分割性能
Faster-RCNN 模型	对超声图像中左心室心内膜和心外膜轮廓特征点的定位，比传统的神经网络更逼近真实值
深度卷积神经网络	对眼底图像进行定位和分割，可以为青光眼的诊断提供重要依据
GC_SRN 模型	提升了定位蛋白质亚细胞的效果，提高了模型的推断速度，并减少其内存占用
RetinaNet 模型	降低了颅内出血病灶检测的漏检率，同时结合多尺度特征融合对出血亚型类别标签定位出血病灶，保证了模型的分类性能
基于卷积神经网络的级联模型框架	对 X 射线片下的肺部区域进行分割，解决了医学图像中经常存在的类别不均衡问题

在中医领域中，卷积神经网络也在中医诊断等方面作出了重要贡献。根据中医面色诊断理论，可利用 CNN、SVM、BP 等深度学习方法对面部特征进行分类识别，同时卷积神经网络能够高效、准确地对个体差异较大的临床医学病灶进行定位、特征分类，为疾病的临床诊断和治疗起到重要作用。本示例提出一种基于卷积神经网络对手厥阴心包经前臂穴位的智能定位方法研究，旨在帮助临床医师快速、精确、个性化地定位患者穴位，提供参考。

（一）图像来源

由于目前公开的网络资源上没有关于人体前臂腧穴定位的数据集，本示例所有的图片数据全部来源于志愿者拍摄。拍摄的条件会对卷积神经网络的训练造成影响，如亮度、角度等，为了扩大数据集，并尽量减少由于额外因素对模型训练产生的影响，需要对图像进行处理。

（二）图像预处理

卷积神经网络模型能够对图像特征进行学习和提取，并让参数进行自动调整，减少人工设计的时间成本。但在对图像进行卷积神经网络模型训练之前，需要对图像进行预处理，以便消除图像中部分无关的信息，使有关信息更容易被检测，让图像的特征提取得到更好的效果。在示例中，采取了数据增强、图像滤波、尺寸统一化等图像预处理的方式，以便在训练过程中获得更好的效果。

1. 图像增强　图像增强是非常重要的提高目标检测算法鲁棒性的手段。当数据集的样本较少时，可以通过改变亮度、图像扭曲、翻转、随机剪裁、色域扭曲等方式在原有的数据集基础上进行扩容，同时降低亮度、角度等一系列额外因素对识别的影响，防止过拟合。

本示例获取的图像数据较少，为了在容量上对样本数据进行扩充，同时降低亮度、角度等一系列额外因素对识别的影响，防止过拟合，通过改变亮度、图像扭曲、翻转、随机剪裁、色域扭曲等方式对样本图像进行数据增强工作。图 7-5 为图像增强示例。

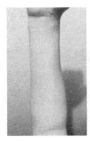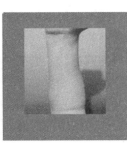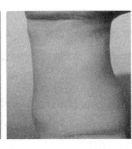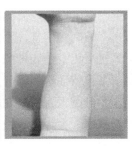

图 7-5　图像增强示例（最左为原图）

可以看到，在原图的基础上，通过代码改变了图片的色相、宽高比、有效区域、大小等，实现了对数据集的补充完善。

2. 图像滤波　图像滤波可以有效地去除图像噪声并尽量保持图像特征。本示例使用到的滤波方法有以下四种。

（1）均值滤波　均值滤波也称为线性滤波，采用的主要方法为邻域平均法。线性滤波的基本原理是用均值代替原图像中的各个像素值，即对待处理的当前像素点 (x, y)，选择其邻域中所有像素的均值，再把该均值赋予当前像素点，作为处理后图像在该点上的灰度 $g(x, y)$，即 $g(x, y) = \dfrac{\sum f(x, y)}{n}$，其中，$n$ 为该模板中包含当前像素在内的像素总个数。

均值滤波的计算方式简单，但它在图像去噪的同时也破坏了图像的细节部分，从而使图像变得模糊，不能很好地去除噪声。

（2）高斯滤波　图像中大多数噪声均属于高斯噪声，因此高斯滤波应用也较为广泛。高斯滤波是一种线性平滑滤波，可以看作是对均值滤波的改进。它对整幅图像像素值进行加权平均，针对每一个像素点的值，都由其本身值和邻域内的其他像素值经过加权平均后得到，且越靠近 (x, y) 的像素加权值越大，其权重服从正态分布，即

$$G(x,\ y)=\frac{1}{2\pi\sigma^2}e^{-\frac{x^2+y^2}{2\sigma^2}}。$$

（3）中值滤波　中值滤波是一种非线性平滑滤波，它将每一像素点的灰度值设置为该点某邻域内的所有像素点灰度值的中值，使周围的像素值接近真实值，从而消除孤立的噪声点。具体方法是用奇数大小的二维模板核在图像上滑动，找到领域内所有像素点的灰度值并排序，找出中值并写入图像。其数学公式为

$$g(x,\ y)=Med\{f(x-k,\ y-l),\ k,\ l\in W\} \qquad (7-2)$$

其中 W 为模板。

（4）双边滤波　双边滤波也是一种非线性的滤波方法，是结合图像的空间邻近度和像素值相似度的一种折中处理，同时考虑空域信息和灰度相似性，具有简单、非迭代、局部的特点。双边滤波比高斯滤波多了一个方差，优点是可以做边缘保存，但是由于保存了过多的高频信息，不能有效滤除彩色图像中的高频噪声。

通过采用上述四种滤波方式，使得原本不明显的腕横纹、肘横纹特征在滤波后轮廓更加清晰，特征更加显著。

在拍摄图像时，存在由阴影、设备产生的额外干扰因素，利用图像滤波可以简便地在最大程度上去除这些因素的干扰。利用 OpenCV 函数库中的滤波函数就能对图像进行滤波。本文所使用的滤波函数包括 cv2.blur（均值滤波）、cv2.GaussianBlur（高斯滤波）、cv2.medianBlur（中值滤波）、cv2.bilateralFilter（双边滤波）。其中，高斯滤波、中值滤波的效果更好（图 7-6）。

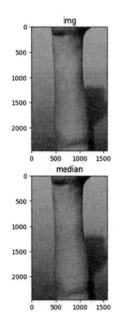
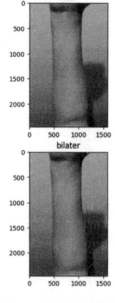
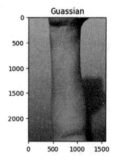

图 7-6　图像滤波效果

3. 尺寸统一化　卷积神经网络要求图片像素大小保持一致。这是由于典型的卷积神

经网络结构中包括全连接层，全连接层要求固定的输入维度。对于不同大小的图像，卷积模块输出的特征映射维度是不一样的，如果不进行尺寸的统一化，会导致无法正常训练。因此，在对模型进行训练前需要对图像进行尺寸统一化。具体的做法是给图像增加灰条，保证不失真的同时可以顺利地进行模型训练。

由于在模型训练中输入图像的尺寸必须为 32 的整数倍，而模型能够支持的最大输入图像尺寸为 $608×608$，而本示例拍摄得到的图片大小基本都在千级，因此所有输入图像的尺寸都统一在 $608×608$ 的大小，以减少缩小图片产生的特征损失。

4. 使用到的函数库　函数库是一种将事先写好的功能函数进行封装，提供调用接口让用户便捷地使用的一种方式。Python 语言具有丰富、开源的函数库，本示例主要的函数库如下。

（1）PyTorch　PyTorch 是一个基于 Torch 重写的 Python 机器学习库，用于自然语言处理等应用程序，灵活，具有更强大的 GPU 计算功能，支持动态图。其 nn 包提供了大致可以看作神经网络层的模组，以及一些有用的损失函数、激活函数，如常用的二维卷积层函数 nn.Conv2d，可以实现二维矩阵的卷积操作。

（2）Numpy　Numpy 是 Python 的一种数值计算扩展工具，可用来存储和处理大型矩阵，比 Python 自身的嵌套列表结构要高效得多，支持大量的维度数组与矩阵运算，此外也针对数组运算提供大量的数学函数库。由于 Numpy 提供的这种功能，使得它非常适合应用于需要对大型矩阵进行存储与处理的卷积神经网络模型中。

（3）torchvision　torchvision 是一个和 Pytorch 配合使用的函数库，它提供了一些常用数据集、经典的神经网络模型以及一些图像数据处理方面的函数工具。

（4）PIL　PIL 的全称是 Python Image Library，具有强大的图像处理功能，包括基础的图像处理函数，使用众多的卷积核做过滤、颜色空间的转换、图像绘制等。本示例中就使用到了 PIL.Image、PIL.ImageDraw、PIL.ImageFont 等在图像输出时标记腧穴。

5. 肘横纹、腕横纹的识别

（1）建立 YOLOv3 模型　本示例所用的卷积神经网络模型是 YOLOv3，它由 YOLO 与 YOLOv2 改进而来。YOLO 的全称为 You Only Look Once，其含义为仅仅经过一个神经网络的工作，就能直接从输入图像中得到先验框以及每个先验框所属类别的概率。正因为整个检测过程仅有一个网络，所以它可以直接进行端对端的优化，而且速度非常快。

在 YOLO 模型中，将一幅图像分成 $S×S$ 个网格，如果某个检测目标的中心落在这个网格中，则这个网格负责预测这个目标。

每个先验框参数包括四维向量坐标，一个判断该先验框内是否有检测目标的参数，几个类的置信度参数。四维向量坐标即 (x, y, w, h)，是一种相对坐标：(x, y) 是相对于网格的中心坐标，(w, h) 是相对于整张图片的宽和高，因此这些参数的值都在 $[0, 1]$ 上，判断先验框内是否有检测目标的参数叫作 confidence，是 YOLO 中独有的参数。

YOLO 模型虽然具备高速和直接的优点，但它对群体性小目标检测性能较差，当目标出现新尺寸时的检测效果也不好，主要错误来源于定位不准确。YOLO 模型的开发者 Redmon J 等人在 YOLO 模型的基础上在卷积层后加上了 BN 层，去除了偏置，并采用更高分辨率的分类器和聚类方法，使模型将高层信息与低层信息融合，实现了多尺度训练的功能，也就是 YOLOv2 模型，但该模型仍有不足之处。

YOLOv3 则在 YOLO 与 YOLOv2 的基础上进行了修改，进一步提高了模型的精度和速度。YOLOv3 中最大的修改是将主干特征提取网络改为 Darknet-53 网络模型，其功能就是提取特征。该模型用到了一种残差块结构（Residual Block）。它由残差网络和残差边组成。输入图像在进入残差结构后进行两部分处理：一部分通过正常的卷积、激活函数、标准化等操作后再输出，另一部分则不经过任何处理直接输出。将两个输出结果相加，就得到了经过残差块处理的特征层。残差块结构的存在使得网络更容易被优化和训练。整个网络的具体过程如下。

首先，将一张大小为 32 的整数倍的图片作为输入，依次经过卷积和残差块处理，这一过程被称作下采样过程。在下采样过程中，经过残差块结构中两个 1×1、3×3 的卷积，图像的高和宽将被不断压缩，同时通道数不断扩张，获取的结果被称作特征层，反映输入图片的特征。最后三个特征层将进入下一步处理。

以 $13 \times 13 \times 1024$ 的特征层为例，它将进行五次卷积，之后分步执行两个操作：一个是直接进行分类预测与回归预测，在这个过程中进行两次卷积，得到大小为 $13 \times 13 \times 75$ 的网络，理解时可以将其拆分成 $13 \times 13 \times 3 \times 25$ 的网络。其中，13×13 是图像被划分的网格数量，3 是先验框数量，25 则是图像的参数，其具体内容是 20 个不同检测类的置信度，也可以理解成属于某一个类的概率（原 YOLOv3 采用的是 VOC 数据集，其中包含 20 个检测类，因此类的数量为 20，在本文中只需要检测两个类，即肘横纹与腕横纹），1 个判断先验框内是否有物体的 confidence 参数，4 个相对坐标，为先验框的调整参数。另一个步骤是先进行卷积与上采样后再与上一层特征层进行堆叠（特征融合），这一过程结构被形象地称作特征金字塔，可以进行多尺度特征融合，提取出更有效的特征。经过特征融合后的网络再单独进行不同维度上的分类预测与回归预测，就是整个 YOLOv3 模型的建立过程。

从结构图（图 7-7）中可以看到，YOLOv3 模型最后形成了三个特征层，这使得模型可以检测不同大小的类，适用于更多场景。网格划分越多，就越适合检测小目标，网格划分越少，则越适合检测大目标。

（2）模型训练　在模型训练前，需要进行一些准备工作。首先需要使用 LabelImg 软件制作数据集，对图片进行类型标注（图 7-8）。wrist 表示腕横纹，elbow 表示肘横纹。

在标注后需要将图片和标签文件放入对应路径下的文件中，并划分好数据集。在本文中，验证集和训练集的比例为 1∶9。

准备好数据集后就可以开始进行模型训练。训练阶段划分为冻结阶段和解冻阶段。冻结阶段的使用可以加快训练速度，也可以在训练初期防止权值被破坏。训练时要根据硬件调节设置相应的参数，如学习率、批处理数、传递次数等。

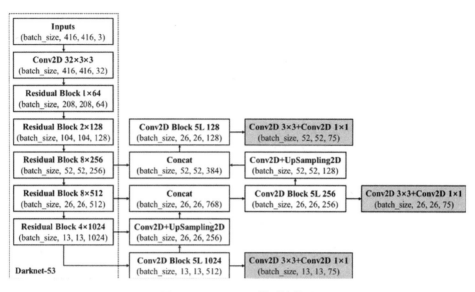

图 7-7 YOLO v3 模型结构图

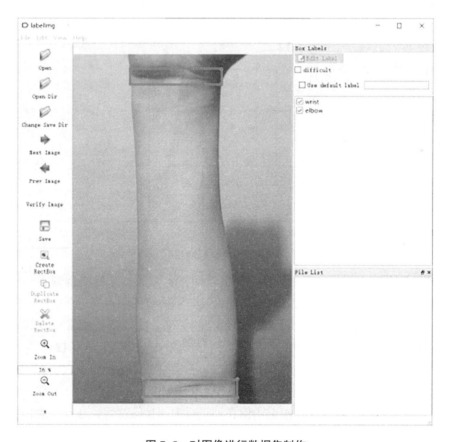

图 7-8 对图像进行数据集制作

6. 腧穴定位

（1）肘横纹、腕横纹中点坐标获取 手厥阴心包经前臂部位的穴位以腕横纹的中点为起点，以肘横纹的中点为终点，是心包经前臂部分重要的定位指标。因此在计算其他腧穴前，需要先获得两个纹路的中点。在 YOLOv3 网络最后得到的预测结果中，将整个输入图片划分为等大的网格，每个网格负责预测该网格中是否有目标落在上面，且无论网格的实际大小为多少，都将网格的长和宽设为 1。

当网络完成预测后，将会形成一个最终预测的目标边界框，在图 7-9 中即小框部分，每个边界框参数包括一个四维向量坐标，即（b_x，b_y，b_w，b_h），它是一种相对于整个图像的相对坐标，其具体计算公式为

$$b_x = \sigma + c_x \tag{7-3}$$

$$b_y = \sigma(t_x) + (i-1)C_y \tag{7-4}$$

其中，t_x、t_y 为网络预测的中心坐标值；激活函数 $\sigma(x)=sigmoid(x)$ 的作用是将预测的边界框中心限制在当前的网格中；如果当前中点落于第（i，j）个网格中，则需要在横坐标上增加（$j-1$），纵坐标上增加（$i-1$），这样计算得到的中心坐标才是相对于整个输入图像的中心坐标。

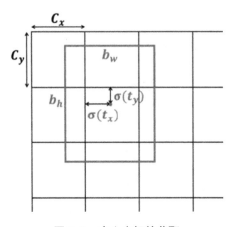

图 7-9　中心坐标的获取

得到中心的相对坐标后，只需将坐标乘以网格实际的长宽就能得到中心的真实坐标，在本文中，将这一中心坐标近似看作肘横纹与腕横纹的中点坐标。

（2）按比例计算穴位坐标　手厥阴心包经前臂部分腧穴定位的常用方式为骨度分寸法，具体来讲，就是把从腕横纹中点开始到肘横纹中点的连线分为 12 个等分，即 12 寸，分布的腧穴包括位于腕横纹中点的大陵穴、腕横纹上 2 寸的内关穴、腕横纹上 3 寸的间使穴、腕横纹上 5 寸的郄门穴、肘横纹中点的曲泽穴。

由于"寸"是等比划分的，根据图像在计算机中的存储特性，在获得腕横纹和肘横纹的中点坐标后，可以利用定比分点公式对其他三个穴位进行计算定位，公式如下。

$$(x_i, y_i) = \left(\frac{x_s + \lambda x_e}{1+\lambda}, \frac{y_s + \lambda y_e}{1+\lambda} \right) \tag{7-5}$$

(x_s, y_s) 为腕横纹中点，也是起始坐标，(x_e, y_e) 为肘横纹中点，也是终点坐标。λ 为不同穴位在中线上所占的比例，如在腕横纹上 2 寸的内关穴，λ 的值为 $\frac{1}{6}$。

（三）识别结果

通过前文叙述的方法，最终本文得到的定位效果如图 7-10，从上至下依次是大陵穴、内关穴、间使穴、郄门穴、曲泽穴。

在评价一个卷积神经网络模型时，常用 mAP 作为评价指标，它的含义是所有类的 AP 平均值。在使用并计算这一指标前，需要先了解一些预备概念。

1. IOU IOU 即重叠度，在卷积神经网络中即预测框与真实框的交并比，其计算公式为：

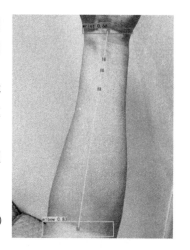

$$IOU = \frac{S_\text{交}}{S_\text{并}} \qquad (7-6)$$

图 7-10 腧穴定位效果

$S_\text{交}$ 为预测框与真实框的重叠区域，$S_\text{并}$ 为预测框与真实框所占的所有区域，两个区域的比值就是 IOU。

2. TP、TN、FP、FN 在 TP、TN、FP、FN 中共有 4 个字母，分别是 T（True）、F（False）、P（Positive）、N（Negative）。具体而言，T 与 F 代表的是该样本是否被正确分类，P 与 N 代表的是该样本被预测成了正样本还是负样本。这四个概念的含义具体如下。

TP（True Positives）：样本被预测为正样本，且预测结果正确。

TN（True Negatives）：样本被预测为负样本，且预测结果正确。

FP（False Positives）：样本被预测为正样本，但预测结果错误，即事实上这个样本是负样本。

FN（False Negatives）：样本被预测为负样本，但预测结果错误，即事实上这个样本是正样本。

在 mAP 计算的过程中，主要用到了 TP、FP、FN 这三个概念。

3. 精确度与召回率 精确度（Precision）指的是分类器认为是正样本，且事实上该样本确实是正样本的样本在所有分类器认为是正样本中的占比。简单来说，就是评价分类器判断正样本的准确率。其公式为

$$Precision = \frac{TP}{TP + FP} \qquad (7-7)$$

召回率（Recall）指的是分类器认为是正样本，且事实上该样本确实是正样本的样本在所有事实上确实是正样本的样本中的占比。换而言之，就是评价分类器在判断正样本时是否全面。其公式为

$$Recall = \frac{TP}{TP+FN} \qquad (7-8)$$

但仅仅使用这两个指标中的某一个指标评价一个网络的评价方式存在局限性。在检测目标时有一个重要概念叫作置信度，是一个在（0，1）间的值，它决定了在多大程度上将某一个结果判断为正样本或负样本。如果置信度设置得较高，那么就会有更少的样本被置为正样本，这会导致本该被判为正样本的样本被判为了负样本，使网络的召回率下降；如果置信度设置得较低，那么就会有更多的样本被置为正样本，这会导致本该被判为负样本的样本被判为了正样本，使网络的精确度下降。

4. AP 与 mAP　为了更好地评价一个网络的性能，人们通常将精确度和召回率作为坐标轴，画出关于精确度和召回率的曲线，并求曲线下的面积，这就是 AP 的概念。每一个类都会有自己的 AP，所有 AP 的平均值就是 mAP。

本示例中检测的两个类分别是肘横纹（elbow）与腕横纹（wrist），它们的 AP 和 mAP 如图 7-11 所示。

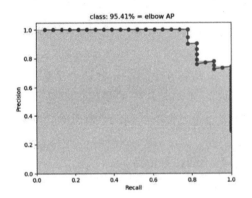
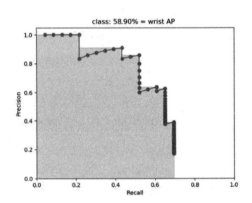
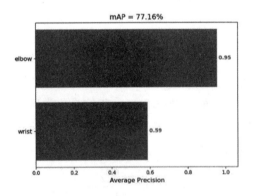

图 7-11　肘横纹、腕横纹预测的 AP、mAP

可以看到，本示例训练得到的网络在肘横纹上有更好的预测效果。同时也要看到，在实际采样得到的照片中，部分样本的腕横纹处纹路较多且特征相似，但在进行数据集处理时并未全部纳入实际预测框中，导致实际预测时比肘横纹更容易预测到与腕横纹特征相似，但并非腕横纹的纹路。这些纹路是不在实际预测框中的，这也在一定程度上影响了腕横纹的预测效果。

（四）示例总结

1. 模型的优点

（1）YOLOv3 在 YOLO 和 YOLOv2 的基础上进行了改进，使用了更好的主干网络，加入了多尺度预测功能，使得模型的速度和精度达到了均衡，解决了小目标检测的问题。

（2）YOLOv3 能够比较便捷地实现流水线式机器学习。也就是说，从数据预处理到特征选取，再到模型的训练与验证这几个步骤可以不用独立建模。此外，对于同一类型的检测目标，如果要添加新的数据，只需将数据处理后进行输入，就能得到新的输出结果。这比单个步骤都要独立建模的模型更加高效、易用。

（3）YOLOv3 模型可以在 GPU 上进行计算，这进一步减少了模型训练时所占用的内存，提高了计算的速度。

（4）YOLOv3 模型的通用性强，本示例使用 YOLOv3 模型是为了提取识别腕横纹、肘横纹的特征，从而定位出手厥阴心包经前臂部位的腧穴，如果要对人体其他部位的腧穴进行定位，只需要修改部分代码，提供可靠的图像输入并确定要提取的特征部位即可。

（5）在示例中，虽然模型训练的效果不及数量级在千、万级以上的模型，但在仅使用了较小规模的样本就取得了较为理想的腧穴定位效果。

2. 模型的缺点

（1）YOLOv3 模型在识别物体位置方面精确性较低，这是由于在训练时会产生冗余的检测框，如在完全不包含目标的背景中产生检验框，导致正负样本不平衡。

（2）迭代的次数会影响训练的效果。在卷积神经网络中需要将完整的数据集在同样的网络中多次传递，但仅传递或迭代一次是不够的。迭代次数太少时，网络将会欠拟合，迭代次数太多时，网络将会过拟合。对于不同的数据集，最适宜的迭代次数范围都会不同。

（3）腕横纹的识别效果相比肘横纹更差。由于人体的差异性，部分样本的腕横纹处纹路较多，且特征相似，但在进行数据集处理时并未全部纳入实际预测框中，导致实际预测时比肘横纹更容易预测到与腕横纹特征相似，但并非腕横纹的纹路，这在一定程度上影响了腕横纹的预测效果。

第三节　针灸疗效预测与适宜人群评价

一、研究概况

以机器学习为代表的人工智能在医疗领域广泛应用，为实现客观精准辨别个体差异，辅助医生制定临床决策提供了技术支撑。近年来，基于机器学习算法和多维度数据特征的针灸疗效预测与智能评价、针灸治疗适宜人群筛选引起了研究者的极大兴趣。包括线性回归、logistic 回归、支持向量机、决策树、随机森林等有监督机器学习算法，聚类等无监督机器学习算法，以及人工神经网络等深度学习算法已经被广泛应用于构建疗效预测和适宜人群评价模型。本节内容从"针灸疗效预测研究常用算法""基于临床数据的针灸疗效预测""基于神经影像特征的针灸疗效预测"和"针灸疗效预测的前景与展望"四个方面对针灸疗效预测与适宜人群评价研究领域做介绍。

二、针灸疗效预测研究常用算法

（一）多重线性回归

1. 线性回归算法的基本特点　线性回归（linear regression）是一种常用的回归算法，主要用于研究因变量为连续型变量的回归问题，探讨一个或多个自变量与因变量之间的线性关系。根据自变量的个数不同，线性回归可以分为一元线性回归和多重线性回归。而在实际的医学研究中，一个生理或疾病指标往往受到多种因素的共同作用和影响，因此多重线性回归模型的使用更为广泛。

多重线性回归模型的自变量可以包括定量资料、二分类资料、无序多分类资料或者有序分类资料等任意类型数据，但因变量必须是连续性变量。在疗效预测研究中，这些自变量被称为"特征"，而因变量则被称为"标签"。基于多重线性回归算法可以建立起特征与标签的线性关联，实现对因变量的预测。

2. 多重线性回归算法的应用　多重线性回归算法用途广泛。其中，筛选疾病的危险因素和保护因素是其最主要应用形式之一。一项针对新型冠状病毒感染（COVID-19）患者预后的研究采用多重线性回归模型发现，急性器官功能障碍、酸碱紊乱、凝血功能障碍以及全身炎症反应与患者存活率密切相关，基于这些特征可以有效预测患者预后。在针灸研究中，多重线性回归算法常被用于基于人口学或者临床特征的针灸疗效预测。如 Wang Y 等使用多重线性回归预测模型发现，更小年龄、更高的基线症状评分可能预示着功能性便秘患者电针治疗后更持久的症状缓解。

（二）logistic 回归

1. logistic 回归算法的基本特点　logistic 回归（logistic regression）是一种典型的非线性回归算法，主要用于研究因变量为二分类或多分类变量的分类问题，探讨多个自变量与某个分类因变量之间的非线性关联。根据因变量为二分类或多分类，logistic 回归可以相应地被划分为二分类 logistic 回归和多分类 logistic 回归。

不同于线性回归模型要求因变量呈连续型正态分布，且自变量与因变量之间具有线性关联，logistic 回归要求因变量为非连续的二项分类或多项分类资料，如"有效 / 无效""完全缓解 / 部分缓解 / 疾病稳定 / 疾病进展"。同样的，基于 logistic 回归算法也可以建立自变量（特征）与因变量（标签）之间的关系模型，实现对因变量的预测。

2. logistic 回归算法的应用　logistic 回归常被用于流行病学、病因学研究，探讨疾病的发生与各危险因素或保护因素之间的定量关系。例如，研究食管癌术后全因死亡率与年龄、性别、体重指数、体能状态等危险因素的关联。在针灸疗效预测研究中，logistic 回归主要用于定量分析特征对针刺结局（"有效"和"无效"）的影响。如 Xiao X 等采用 logistic 回归算法建立针刺治疗 Bell's 面瘫的疗效预测模型，结果发现低年龄、疾病急性期、低身体质量指数、鼓索以下病变是针刺"有效"的预测因素。

（三）支持向量机

1. 支持向量机算法的基本特点　支持向量机是疗效预测研究领域使用最广泛的算法之一，它通过训练已有标签数据建立一个在特征空间上间隔最大的分类超平面，并基于此实现对未知标记点的预测。支持向量机算法包括支持向量分类（support vector classification）和支持向量回归（support vector regression）两种，分别用于解决分类和回归两类问题。其中，分类问题即需预测的标签为分类变量，模型的输出为定性结果，如"有效/无效""生存/死亡"；回归问题即需预测的标签为连续型变量，模型的输出为定量结果，如疾病相关症状指标的具体改变。

相较于多重线性回归和 logistic 回归，支持向量机具有对数据特征维度容忍度高、泛化能力强和不易过拟合的优点。在样本量较少且特征维度过高的情况下建立疗效模型，支持向量机可作为首选。

2. 支持向量机算法的应用　作为有监督机器学习代表性算法，支持向量机在各领域均有广泛应用。在医疗卫生领域，支持向量机常被应用于个体水平的疾病诊断、预后判断以及疗效预测。如 Tu Y 等发现以功能神经影像为识别特征，采用支持向量分类算法可以有效区别无先兆偏头痛患者和健康被试，实现个体水平的疾病客观化诊断；Moradi E 等以大脑灰质皮层厚度为特征，基于支持向量回归算法有效预测了自闭症谱系障碍患者症状严重程度，判断患者疾病预后；而在针灸疗效预测方面，Yin T 等基于患者基线状态大脑自发活动特征和支持向量回归算法，成功实现了对 4 周针刺干预后无先兆偏头痛患者临床症状改善的相对准确预测。

（四）决策树与随机森林

1. 决策树算法的基本特点　决策树是一种逻辑简单的机器学习算法，最常用于解决分类问题。决策树呈树形结构，包含一个根节点、若干内部节点和若干叶节点，一棵决策树即表示从根节点到叶节点的整个分类过程。决策树具有可解释性强、运算速度快的优点，其决策过程符合人类的直观思维，可视化程度高。但需要注意的是，使用单个未经剪枝的复杂决策树建立预测模型容易出现过拟合现象，因此在决策树学习中，常常需要对已生成的树进行修剪。

2. 随机森林算法的基本特点　随机森林是一种典型的集成学习算法，它通过将多个弱分类器（如决策树）结合，生成一个具有更好性能的机器学习模型。不同于传统决策树仅由单个树当前叶节点属性决定分类结果，随机森林的最终预测结果一般基于对森林中的多个树进行有放回的随机抽样后取均值获得。因此，随机森林的结果具有较高的精确度和泛化性能，近年来在疗效预测研究领域的应用也越来越广。

3. 决策树与随机森林算法的应用 决策树和随机森林主要用于解决各种分类问题，如预测针刺疗效的"好"或"不好"。杨慧婷等采用决策树建立临床预测模型，实现对不同状态中风恢复期患者疗效的预判，发现年龄、发病时间、高血压、心脏病、糖尿病等因素可能是潜在的疗效预测特征。罗晓舟等使用随机森林算法预测卒中后抑郁发生正确率为 98.84%，发现中医药干预特别是针药结合干预是有效减少卒中后抑郁出现的保护因素。

（五）k 均值聚类

1. k 均值聚类算法的基本特点 聚类（cluster）是一种典型的无监督机器学习算法。相较于支持向量机、决策树等有监督机器学习算法，聚类算法的最大特点是分类过程不依赖标签，而是通过数据内在属性的相似性实现对样本的划分。k 均值聚类是一种简单的迭代型聚类算法，采用距离作为相似性指标，从而将给定数据划分为 k 个类别，使得类内之间的数据最为相似，而各类之间的数据相似度差别尽可能大。

2. k 均值聚类的应用 当前 k 均值聚类最常用于选穴规律、针灸处方、针灸名家经验挖掘等研究领域，基于 k 均值聚类的针灸疗效预测和适宜人群评价研究还相对较少。刘朝等利用 k 均值聚类算法分析了香港地区针灸戒烟的人群特点，结果发现烟草依赖程度高、曾经戒烟、存在一定危机感和较高的戒烟信心、能很好按计划进行针灸治疗的女性患者长期戒断效果更好。

（六）人工神经网络

1. 人工神经网络的基本特点 人工神经网络是一个由具有适应性的简单单元组成的广泛并行互联的网络，它的组织结构能够模拟生物神经系统对真实世界作出的交互反应。人工神经网络的基本单位是"M-P 神经元模型"，其基本结构包括输入层、隐含层和输出层。根据隐含层拓扑结构不同，人工神经网络可以分为单层前向网络、多层前向网络、反馈网络、随机神经网络以及竞争神经网络等。

相较于传统机器学习算法，人工神经网络具有更复杂的结构和更强大的功能。理论上，人工神经网络可以通过增加隐含层拟合任意复杂的非线性关系。而相应的，基于此建立疗效预测模型对训练数据和算力的需求也更大。

2. 人工神经网络的应用 人工神经网络被广泛应用于模式识别、自动控制、信号处理、辅助决策等诸多领域。近年来，基于人工神经网络的疗效预测研究也越来越多。例如，Chung CC 等结合人工神经网络和血压、糖尿病、格拉斯哥昏迷量表等 8 个临床指标预测经静脉溶栓治疗后急性缺血性中风患者的死亡率，准确率为 91.0%。在针灸研究领域，郝旺身等基于模糊神经网络发现，以脑电双频指数改变、末梢灌注指数等脑电图参数为预测特征，可以准确预测即时电针刺激过程中疼痛相关物质 β- 内啡肽改变，间接提示基于脑电图数据预测针刺镇痛效应的可行性。

上述机器学习算法的基本模型如图 7-12 所示。

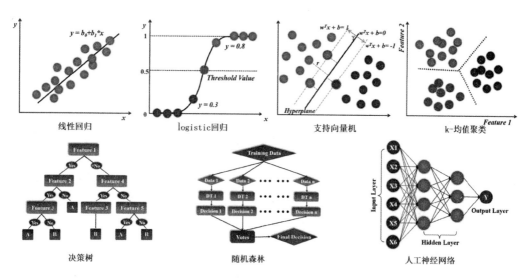

图 7-12　7 种常见机器学习算法基本模型

三、基于临床数据的针灸疗效预测

根据疗效预测模型建立过程中所使用的特征不同，本节内容将相关研究分为"基于临床数据的针灸疗效预测"和"基于神经影像特征的针灸疗效预测"两个部分进行介绍。首先对目前已开展的"基于临床数据的针灸疗效预测"做详细介绍。

分别在 PubMed 数据库和 CNKI 数据库对相关文献进行检索和筛选，共整理出 26 项基于临床数据的针灸疗效预测研究，具体见表 7-2。这些研究中最常使用的算法是 logistic 回归，用于探讨基线人口学特征、疾病相关临床症状特征以及情绪、心理、疗效期待等内在因素对针灸治疗结局的影响以及预测价值。研究关注最多的疾病分别为慢性疼痛类疾病、失眠、功能性便秘、肿瘤术后、中风后遗症等。以下将按照疾病类型不同，对相关研究进行梳理。

表 7-2　基于临床数据的针灸疗效预测研究概况

文献来源	研究对象	算法	研究结论
Xiao X，et al.2019	Bell's 面瘫	logistic 回归	处于疾病急性期、低 BMI、低初始 House-Brackmann 症状评分和鼓索以下病变的年轻患者更有可能对针刺治疗产生响应
Liu W，et al.2019	潮热	多重线性回归	年龄较大、焦虑水平较高以及中医诊断为湿邪的患者针刺治疗后潮热评分降低更多
Miller KR，et al.2019	癌痛	logistic 回归	具有较高基线疼痛评分的癌症晚期患者更有可能在针刺治疗后实现疼痛减轻
Baeumler PI，et al.2019	慢性疼痛	logistic 回归	疼痛的高时间总和可以预测慢性疼痛患者对针刺的即时镇痛反应

文献来源	研究对象	算法	研究结论
Jiao R，et al.2019	压力性尿失禁	logistic 回归	治疗前每周更少漏尿量的压力性尿失禁妇女更有可能对针刺治疗产生反应
Witt CM，et al.2019	慢性疼痛	多重线性回归	基线疼痛严重程度可能预示着针刺治疗慢性疼痛更好的效果
Wang Y，et al.2019	功能性便秘	多重线性回归	年轻、较高的基线病情评分和针刺疗效持续显著关联
Yang X，et al.2017	功能性便秘	logistic 回归	随着年龄和并发症的增加，患者对针刺治疗的应答降低
Plunkett A，et al.2017	慢性疼痛	logistic 回归	既往使用过电刺激和较高的基线疼痛评分预示着积极的针刺治疗结果，而心理并发症的存在降低了治疗成功的可能性
Yeung WF，et al.2017	失眠	logistic 回归	更高的教育水平预示着针刺治疗失眠疗效更佳
Ee CC，et al.2017	潮热	线性回归	首次针刺治疗后更高的疗效预期并不能预测更好的治疗结果
Yeung WF，et al.2015	失眠	logistic 回归	更高的失眠严重程度评分可以预测安慰针刺治疗后更好的疗效
Liu Z，et al.2015	烟草成瘾	logistic 回归	接受充分、合格的治疗是针刺短期戒烟的主导因素，而个体因素和吸烟背景对针刺长期戒烟的影响更大
Zheng H，et al.2015	偏头痛	logistic 回归	首次针刺治疗后的高期望与偏头痛患者更好的症状改善相关
Martins F，et al.2014	膝关节炎	logistic 回归	教育水平和额外的治疗是针刺治疗骨关节炎长期疗效的预测因素
Yang CP，et al.2013	偏头痛	logistic 回归	头痛更严重、有搏动症状、总体改善预期得分较高的偏头痛患者针刺效果更好
Witt CM，et al.2011	慢性疼痛	多重线性回归	女性、居住在多人家庭中、其他疗法失败以及积极的针灸经验是慢性疼痛患者针刺镇痛效果更好的预测因素
Sherman KJ，et al.2010	慢性背痛	logistic 回归、多重线性回归	治疗前期望和偏好不能预测慢性背痛患者的针刺治疗结果
Glazov G.2010	慢性腰痛	多重线性回归	经常使用镇痛药或既往背部手术失败是较好针刺疗效的危险因素，基线时较高的疼痛评分或疼痛加剧预示着治疗后疼痛缓解
Sherman KJ，et al.2009	慢性腰痛	多重线性回归	具有更严重基线功能障碍的慢性腰痛患者从针刺治疗中获得的短期益处更大
Schneider A，et al.2005	术后恶心呕吐	logistic 回归	针刺可能对躯体感觉敏感的术后恶心呕吐患者更有效
杨慧婷，et al.2021	中风后恢复期	决策树	年龄、发病时间、高血压、心脏病、糖尿病等是中风后恢复期针灸疗效的预测因素

续表

文献来源	研究对象	算法	研究结论
李树雄，et al.2021	阵发性位置性眩晕	logistic 回归	年龄大于 60 岁、高血压、糖尿病、针刺环境不适、未达到预期针刺时间及心理状态不良均是影响针刺治疗阵发性位置性眩晕复位后残余症状疗效的独立危险因素
柴欣，et al.2019	烟草成瘾	logistic 回归	民族、教育程度、饮酒频率、治疗前症状评分、为家人身体原因戒烟与治疗 8 周后戒断结果显著相关；而教育程度、烟龄、治疗前症状评分及使用不同治疗方法与随访时戒断结果相关
崔韶阳，et al.2018	卒中后肩手综合征	决策树	面色、舌质、血压、饮酒及吸烟习惯、BMI 等是影响肩三针治疗卒中后肩手综合征显效率的主要因素
杨秀岩，et al.2008	抑郁症	BP 神经网络	以患者人口学资料和临床症状为特征，可以预测针刺治疗抑郁症疗效

（一）基于临床特征的针刺镇痛疗效预测研究

针刺治疗慢性疼痛性疾病的疗效受到患者机体状态和症状严重程度的显著影响，其中基线期疼痛严重程度对针刺镇痛效果的影响最大。研究结果显示，基线期疼痛严重程度更高往往预示着患者针刺治疗后更显著的症状缓解。除了基线期疼痛严重程度以外，积极的治疗经验、女性、更高的受教育程度也被认为可能是针刺治疗后患者疼痛缓解更明显的预测因素；而心理并发症、既往其他疗法的失败、镇痛药的过度使用被认为是针刺镇痛效果欠佳的预测因素。另外，目前研究中关于治疗预期是否可以预测针刺镇痛疗效的结论尚不明确。Sherman KJ 等的研究结果显示针灸的治疗前期望和偏好不能预测慢性背痛患者的治疗结果；而 Zheng H 等发现，第一次针刺治疗后的高期望值与偏头痛患者更好的疗效显著相关；Yang CP 等发现总体改善预期得分较高的偏头痛患者针刺效果更好。

图 7-13 展示了基线疼痛严重程度与针刺镇痛效应的关系，以及期望值与针刺治疗偏头痛疗效之间的关联。图 7-13A 显示基线疼痛严重程度与针刺治疗后疼痛改善呈正相关；图 7-13B 表明针刺期望越高，治疗后及随访时偏头痛患者头痛天数及头痛严重程度改善更加显著。

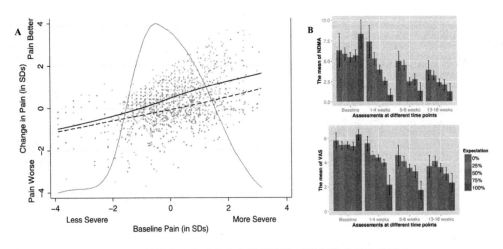

图 7-13　基线疼痛严重程度和针刺期待对针刺镇痛效应的影响

（二）基于临床特征的针刺治疗神经精神系统疾病疗效预测研究

除针刺镇痛研究以外，近年来研究者还开展了多项针刺治疗神经精神系统疾病的疗效预测研究，研究对象包括失眠、中风后遗症、Bell's 面瘫、阵发性位置性眩晕、烟草成瘾和抑郁症。这些研究结果表明：更高的教育水平、较低的年龄、疾病初期预示着更好的针刺治疗效果；而较高的年龄、不良的机体状态、高血压、糖尿病等并发症是针刺疗效预后不佳的预测因素。如 Yeung WF 等研究发现，更高的教育水平预示着针刺治疗失眠疗效更佳；李树雄等发现，年龄大于 60 岁、高血压、糖尿病、针刺环境不适、未达到预期针刺时间及心理状态不良是影响针刺治疗阵发性位置性眩晕复位后残余症状疗效的独立危险因素。

（三）基于临床特征的针刺治疗其他系统疾病疗效预测研究

除上述两大类疾病以外，针刺治疗潮热、功能性便秘、压力性尿失禁、术后恶心呕吐的疗效预测在既往研究中也有涉及。两项多重线性回归研究结果提示，年龄较大、焦虑水平较高以及中医诊断为湿邪的患者针刺治疗后潮热评分降低更多，但首次针刺治疗后更高的疗效预期并不能预测更好的治疗结果。另外两项针刺治疗功能性便秘疗效预测研究结果则表明，年龄更小、基线病情更严重与患者针刺远期疗效相关，而随着年龄和并发症的增加，患者对针刺治疗的应答降低。此外，研究还发现，更少的漏尿量预示着压力性尿失禁患者针灸治疗的高应答；躯体对针刺感觉更为敏锐预示着术后恶心呕吐患者更好的针灸疗效。

四、基于神经影像特征的针灸疗效预测

针灸作为一种外源性的物理刺激，中枢整合是实现其临床疗效的关键。自 20 世纪90 年代以来，基于神经影像技术的针灸中枢机制研究广泛开展。迄今为止，全球范围内已有 800 余篇相关 SCI 论文发表，针灸影像学也逐渐发展成为一门新兴的交叉学科。

而随着人工智能、机器学习研究的不断深入，近年来开始有研究者尝试融合机器学习与神经影像特征开展针灸疗效预测，取得了较好的预测效果。

通过在 PubMed 数据库和 CNKI 数据库对相关文献进行检索和筛选，共整理出 8 项基于神经影像数据的针灸疗效预测研究，具体见表 7-3。这些研究高度集中于针刺镇痛研究领域，并且绝大多数研究以偏头痛患者为研究对象。不同于基于临床数据的针灸疗效预测普遍采用多重线性回归和 logistic 回归算法，当前开展的基于神经影像特征的针灸疗效预测研究多采用支持向量机算法。而在特征选择方面，大脑灰质白质结构、大脑功能活动及网络连接模式都被发现可以作为预测针灸疗效的潜在特征。本节内容根据疗效预测所使用的特征不同，对相关研究分别进行整理。

表 7-3　基于机器学习和神经影像特征的针刺疗效预测研究概况

文献来源	研究对象	影像特征	研究目的	算法	研究结果
Liu J, et al.2017	无先兆偏头痛	灰质体积	预测高 / 低响应	线性回归	基于内侧前额叶灰质体积可以有效预测安慰针刺治疗后患者头痛天数的减少
Liu J, et al.2018	无先兆偏头痛	白质微结构	预测高 / 低响应	支持向量分类	使用内侧前额叶 - 杏仁核白质纤维束微结构指标预测患者对安慰针刺治疗的高 / 低响应正确率为 84%
Tu Y, et al.2019	慢性下腰背痛	功能连接	预测症状改善	支持向量回归	基于内侧前额叶相关功能连接特征可以有效预测针刺、假针刺治疗效果
Yang X, et al.2020	无先兆偏头痛	灰质体积	预测高 / 低响应	支持向量分类	基于楔叶、额上回 / 中央前回、额中回 / 额下回等区域灰质体积可以有效预测患者针刺治疗高 / 低响应
Yu S, et al.2020	原发性痛经	功能连接	预测症状改善	支持向量回归	基于基线期功能连接可以有效预测患者针刺后疼痛视觉评分改善率
Yin T, et al.2020	无先兆偏头痛	低频振幅	预测症状改善	支持向量回归	枕中回低频振幅可以有效预测患者针刺治疗后疼痛视觉评分改善、头痛天数的改善
尹涛, et al.2020	功能性消化不良	功能连接	预测高 / 低响应	支持向量分类	基于右脑岛 - 左楔前叶、左眶额回中部 - 左丘脑、左脑岛 - 左前扣带功能连接可以预测患者针刺治疗高 / 低响应
郝旺身, et al.2008	实验性疼痛	脑电图、心电图	预测 β- 内啡肽改变	模糊神经网络	使用双频指数、末梢灌注指数等脑电图可以预测即时电针刺激过程中患者疼痛相关物质 β- 内啡肽的改变

（一）基于脑结构特征的针刺疗效预测研究

两项研究使用了灰质体积作为预测特征，分别采用支持向量机和线性回归算法建立针刺和安慰针刺治疗无先兆偏头痛的疗效预测模型，结果发现：基线状态下楔叶、额上回 / 中央前回、额中回 / 额下回等脑区灰质体积可以有效预测无先兆偏头痛患者对针刺治疗的应答程度，模型预测针刺治疗有效和无效患者的正确率为83%；基于内侧前额叶区域灰质体积可以有效预测安慰针刺治疗8周后无先兆偏头痛患者针刺有效或无效。另外一项基于白质微结构的安慰针刺治疗无先兆偏头痛疗效预测研究结果则显示，以偏头痛患者基线期内侧前额叶与杏仁核之间白质纤维微结构参数为输入特征，采用支持向量机算法，可以较为准确地预测8周安慰针刺治疗后偏头痛患者的应答程度，总体识别正确率超过84%。

（二）基于脑功能活动特征的针刺疗效预测研究

既往3项研究以患者基线期功能脑网络为特征，基于支持向量机算法，建立针刺疗效预测模型，实现对慢性下腰背痛、原发性痛经、功能性消化不良患者针刺疗效的准确预测。具体而言，Tu Y等以基线期默认网络、凸显网络、执行控制网络和感觉运动网络内及网络间的功能连接为特征，采用支持向量回归算法构建模型，预测真假针刺治疗4周后慢性下腰背痛患者的疼痛缓解情况，结果发现内侧前额叶和脑岛、壳核、尾状核之间的功能连接可以有效预测针刺治疗后患者的疼痛缓解。Yu S等以基线期感觉运动网络、凸显网络、默认网络以及疼痛下行调节系统功能连接为特征，采用支持向量回归算法，实现对原发性痛经患者针刺后疼痛视觉评分改善值的相对准确预测。此外，还有研究尝试以全脑功能网络连接为特征，结合支持向量分类算法，实现对4周针刺治疗后功能性消化不良患者针刺高/低应答的准确预测，取得了84.9%的总体分类正确率。

除功能脑网络特征以外，还有一项研究采用支持向量回归算法，以患者基线期脑功能活动低频振幅为特征，成功实现对针刺治疗后无先兆偏头痛患者偏头痛天数、头痛强度改善的预测。另外，早期研究者还尝试基于模糊神经网络，使用脑电双频指数改变、末梢灌注指数等脑电图参数作为输入特征，预测即时电针刺激过程中疼痛相关物质β-内啡肽改变，结果发现预测值和实测值高度一致，间接提示使用脑电图数据预测针刺镇痛效应的可行性。

图7-14分别展示了以大脑白质结构、灰质结构以及功能活动为特征的针刺治疗偏头痛疗效预测研究结果。图7-14A显示，内侧前额叶白质结构可以预测假针刺治疗后无先兆性偏头痛患者头痛天数的改变；图7-14B表明，多个脑区灰质体积可以共同预测无先兆性偏头痛患者对针刺治疗的应答程度；图7-14C表明，右侧枕中回功能活动可以有效预测治疗后无先兆性偏头痛患者疼痛强度的变化。

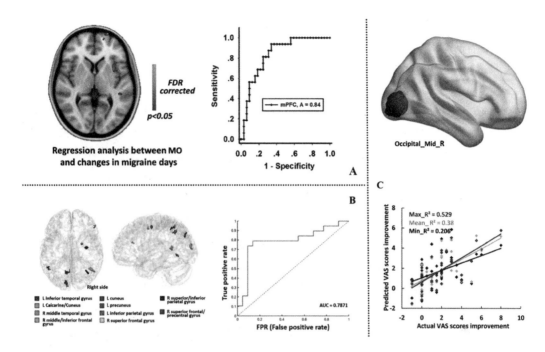

图 7-14　基于大脑结构和功能活动特征的针刺治疗偏头痛疗效预测研究

五、针灸疗效预测的前景与展望

综上，过去研究依托大样本随机对照临床试验的实施，采用回顾式二次分析的方法，基于常规临床数据和线性回归、logistic 回归算法预测针刺疗效，取得了一些较为统一的结论。比如，基线病情较重、具有积极的针灸治疗经历、教育程度更高、女性患者是针灸疗效更优的预测因素，而更大的年龄、伴有其他病证、既往失败的治疗经历是针灸疗效较差的预测因素。然而，临床数据采集常常受到患者的主观性和医生的他测影响，缺乏客观标准。因此，基于客观神经影像特征的针灸疗效预测研究应运而生。

当前，基于机器学习和神经影像特征的针灸疗效预测研究尚处于起步和探索阶段。虽然当前研究结果初步肯定了基于客观神经影像标志物预测针灸疗效的巨大潜力，但尚有诸多挑战亟待解决。结合当前神经影像和机器学习领域研究前沿，本节内容最后从样本量、特征选择、模型选择以及模型评价四个方面对后续研究提出如下展望。

第一，增加样本量以提高预测结果的稳定性和可重复性。一方面，研究结果可重复性低是当前神经影像学研究成果向临床转化的重要瓶颈；另一方面，机器学习，尤其是深度学习模型的性能受到训练集数据多少的显著影响，增加训练样本以帮助计算机找到更为稳健的识别特征是提高模型预测性能的可靠方法。因此，在开展基于机器学习和神经影像特征的针灸疗效预测研究时，应当特别重视样本量的问题，以提高预测结果的稳定性和可重复性。

第二，重视预测特征的选择以增强预测结果的准确性和可解释性。单一模态神经影像提供的信息相对有限，基于多模态影像特征建立的疗效预测模型能够更加精准地捕获大脑与临床特征之间的关联，以取得更好的分类或者预测效果。而除了多模态融合以外，还应当根据疾病和针刺治疗特点选择恰当的临床数据作为预测特征，以构建更为契合针灸临床实际的疗效预测模型。

第三，选择合适的预测模型以提高模型的鲁棒性和泛化能力。一般而言，复杂程度越高的模型，在训练样本中表现出的性能越好，但同时也更容易出现过拟合现象，导致在其他未知样本中泛化能力下降。相较于深度学习算法，支持向量机等传统机器学习算法在样本量较小的情况下可以表现出更强的泛化能力。因此，在使用较小样本量（如训练集样本＜1000）构建基于神经影像表征的疗效预测模型时，可以优先选择支持向量机等传统机器学习算法。

第四，还应当特别注意在新的独立样本中对预测结果进行验证。疗效预测模型构建的最终目标是临床推广和应用，因此非常有必要在不同样本中对所建立模型及预测结果进行验证，进一步评价模型的泛化能力。而根据临床研究的一般原则，独立样本的来源应当尽可能多地覆盖不同中心，以最大限度地验证模型的稳定性和可推广性。

第四节　基于机器学习与深度学习的针刺手法分类

一、应用场景背景

针刺手法是一类典型的微动作手势，在中医理论的指导下将针具按照一定角度和深度刺入患者特定的穴位，并通过提插捻转等方式对人体穴位进行刺激，激活人体内部的反应，从而达到治疗疾病的目的。目前针灸教学多是以书本、穴位模型、老师课堂讲解的方式进行，但是受个人习惯与每个人对针刺动作理解不同的限制，使得同一类型针刺名称下的针刺手法存在差距，最终导致临床疗效产生差异，因此亟须提升针刺手法建模与传承的科学性。应用计算机技术对专家的针刺手法进行"视觉"建模，可以为针灸规范化与标准化提供参考。

针刺手法是一种机械刺激，在治疗过程中会关系到剂量的问题，即刺激量。在实际操作中，施术者常按照自身的经验与感觉操作，缺乏具体的数据作为支持与参考，这会影响疗效。石学敏院士首先提出"针刺手法量学"理论，明确针刺作用的方向、大小、施术时间、两次针刺间隔时间作为针刺手法的四大要素，使针刺更具有规范性与可重复性。早先对针刺手法量化的研究主要集中在参数上，针刺手法参数分析仪是参数量化的重要体现，其能以参数和图形表示捻转补泻手法。此外，针刺手法的量化为教学效果的提升做出了巨大贡献。

目前，众多学者从触觉角度出发来研究针刺手法的量化机制，并进行手法的仿真。其中上海中医药大学杨华元教授与刘堂义教授团队、天津中医药大学郭义教授团队在针刺手法量化、针刺手法仿真仪开发、基于三维动作捕获分析系统的针刺手法建模等方面做了深厚的积累与卓越的贡献。

目前，手法仪的构建大多是依赖硬件设备来读取手指的运动参数，比如聚偏二氟乙烯（polyvinylidene difluoride，PVDF）压力传感器能够感知被施加的压力，已应用于动态感知成像、心率、呼吸等人体生理信号的提取、表征机械性能等领域。因此，在针刺手法量化中它能够将针刺机械信号转变为电信号，从而提取具体参数信息。然而，这种方法对动作的精度要求很高，往往会对做动作的人产生一定的心理影响，可能会导致动作变形。受此启发，引入交叉学科方法，在不影响针灸师手感情况下，基于针灸医师录制的针刺操作视频进行手法分类，符合我国"中医药现代化"的国家战略要求。

随着深度学习的不断发展，神经网络在基于视频的图像理解和动态手势分类领域的应用水平也在不断提升，使用神经网络可以对手势视频进行特征提取，并进行训练和分类。有学者提出三维卷积神经网络（3D convolutional neural networks，3D-CNN），从空间和时间的角度来提取时空特征，对其进行 3D 卷积，达到捕捉多个连续帧序列中的运动信息的目的。有学者提出由卷积神经网络和双层长短时记忆网络构成网络模型，对视频中的运动目标进行分类。除此之外，有学者提出双卷积池化结构的 3D-CNN 网络，包含两个批量回归层（BN 层），充分利用空谱联合提供的语义信息进行视频影像分类问题。

本节将从人工智能技术角度给出两个案例，案例一运用 PVDF 触觉传感器与聚类分析提取针刺手法的压电信号特征，并对针刺手法进行分类；案例二基于 3D-CNN 和 LSTM 组成的混合神经网络模型，开发一个对输入针刺手法视频进行自动分类的系统。两个系统均可用于针刺手法的教学，指导学生学习，有助于针灸的传承与发展。

二、案例一：针刺手法触觉传感器构建及智能采集系统设计

（一）一种阵列式 PVDF 触觉传感器的制备

1. 阵列式 PVDF 触觉传感器 PVDF 压电薄膜是一种独特的高分子传感材料，外观为半透明状，具有分子链间排列紧密、不易燃、质量轻、柔韧性好等特性。该材料电压灵敏度高，能对于压力的变化输出电压信号，可加工成为高效可靠、低成本的柔性触觉传感器。

区别于传统单片 PVDF 薄膜传感器，阵列式传感器采用多片 PVDF 薄膜来构造，其优势在于可以在同一时刻采集到不同位置的 PVDF 压电信号，从而提取出同一时刻不同位置的 PVDF 时域特征。

在进行针刺时，伴随着指尖的相对移动，采用阵列式传感器的设计可以增加有效的时域特征，为提升针刺手法分类的准确率提供一种可行的途径。

2. 步骤 本案例利用两片尺寸相同、形状完好的 PVDF 薄膜，经过形状切割、边缘绝缘，然后进行组装，同时引出导线，形成一个阵列式 PVDF 压电传感器。具体步骤如下。

（1）形状切割 分别在两片 PVDF 成品上画出直径为 8mm 的圆，然后按标记线条进行裁剪。

（2）边缘绝缘 选择酒精对薄膜边缘进行非金属化的具体处理。

（3）组装引出导线 准备透明塑料膜，在一片上涂抹少量导电银胶，然后在导电银

胶中放入导线，作为压电传感器的一极，再将 PVDF 薄膜放在上面进行按压，使其黏合，直至导电银胶凝固。在已经固定一面的 PVDF 薄膜上再放上导电银胶，放上导线，作为压电传感器的另一极，然后将透明薄膜放在导电银胶之上并进行按压，直到最后凝固，形成一个"两片分离式"的阵列式 PVDF 触觉传感器，如图 7-15 所示。

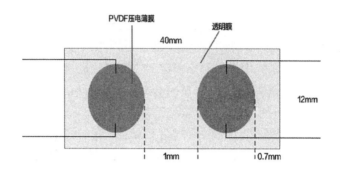

图 7-15 "两片分离式"阵列式 PVDF 触觉传感器示意图

（二）针刺手法触觉压电信号采集系统

医师的手指固定住阵列式 PVDF 传感器，在针刺过程中，手指对针体施加不同的压力引起指套产生形变，产生的压电信号由放大器放大，经过采集模块收集、发送至电脑并保存，此时便完成了相应数据的采集，如图 7-16 所示，从左至右依次为 PVDF 传感器、信号放大器、信号采集模块和电脑压电曲线显示。

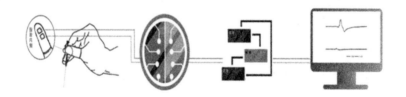

图 7-16 针刺手法触觉压电信号采集系统示意图

（三）针刺手法数据的采集和分类

1. 针刺手法数据采集 如图 7-17 所示，该系统采样频率设置为 100Hz，可以充分地捕获针刺手法动作所产生的数据，数据的采集由医师完成。将传感器用医用胶布固定在医师的食指，实验中分别执行四个动作，包括捻转补（A）、捻转泻（B）、提插补（C）、提插泻（D），这四个动作均由医师完成。每个动作重复两次，每次的持续时间为 80 秒。由阵列式 PVDF 触觉传感器采集到的压电信号如图 7-17 所示。

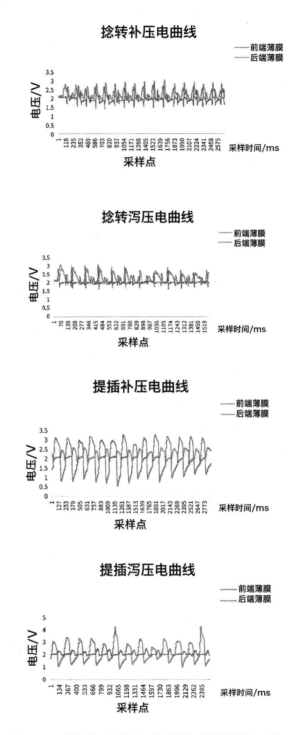

图 7-17 捻转补、捻转泻、提插补、提插泻压电曲线

2. 噪声处理 移动平均滤波器可以有效地减少随机干扰的影响。本研究选择 6 阶移动平均滤波算法来消除噪声，去除信号毛刺。传感器采集的原始加速度信号存在较多噪

声，在使用 6 阶移动平均滤波算法后，数据变得较为平滑。

3. 数据窗口分割 在动作的识别阶段，需要对传感器压电信号数据流进行数据窗口分割。常用的分割技术包括基于滑动窗口的分割、基于事件定义的窗口分割和基于动作定义的窗口分割三种方法。滑动窗口分割技术是指采用固定长度的窗口对数据流进行分割。滑动窗口分割技术由于操作简单，因此被多数研究所采用。本案例中采用的窗口分割方法为滑动窗口分割，时间为 1 秒。

4. 特征提取 在滤除传感器数据的噪声后，用定长度的滑动窗口分割技术对传感器数据流进行划分，窗口的长度设置为 1 秒。对于每个时间窗口，它所包含的数据可以用一个 $1 \times N$ 维的向量 $s = [s_1, s_2 \cdots\cdots s_n]$ 来表示。本案例采用"两片分离式"阵列式 PVDF 触觉传感器进行针灸医师手指触觉信号的提取，从时域特征角度进行分析，具体的特征类型如表 7-4 所示。

表 7-4 窗口时域特征表

特征类型	特征 ID	特征描述
时域特征	1、2	1、2 薄膜压电信号均值
	3、4	1、2 薄膜压部分电信号积分
	5、6	1、2 薄膜压电信号最大值
	7、8	1、2 薄膜压电信号最小值
	9	针体位置的平均值
	10	针体位置的方差

表 7-4 所示特征的计算公式如下。

均值特征

$$\mu = \frac{1}{N}\sum_{i=1}^{N} s_i \tag{7-9}$$

方差特征

$$\sigma^2 = \frac{1}{N}\sum_{i=1}^{N}(s_i - \mu)^2 \tag{7-10}$$

采样区间内最大值

$$S_{max} = \max \tag{7-11}$$

采样区间内最小值

$$S_{min} = \min(s) \tag{7-12}$$

采样区间内积分值

$$S_S = \int_{T_1}^{T_n} St \mathrm{d}t \qquad\qquad (7\text{--}13)$$

其中，最大值反映针灸动作强度变化的幅度，均值反映针灸动作的平均强度，积分反映针体旋转与紧握，时间长度反映频率大小。由于压电信号无法直接获取针体位置，通过对压电信号的进一步处理得到上述两个特征。将两个薄膜上信号取最大值，最大值所在的薄膜即为针体所在位置，进一步求取针体位置的平均值和方差。

5. 基于模糊 C 均值聚类 FCM（fuzzy C-means）的针刺手法分类器　本研究采用模糊 C 均值聚类算法对集合 s 进行处理，即将大规模的训练样本归为数量相对较少的若干聚类，并基于聚类中心设计分类器，基于模糊 C 均值得到聚类中心。

（1）确定聚类数量 k 和模糊参数 b，设置迭代终止阈值 ε。

（2）初始化每一个聚类中心 m。

（3）计算各个聚类的隶属度函数值。

（4）重新计算训练集的各类聚类中心。

（5）计算聚类损失函数值，如果与上次的函数值之差小于阈值，则退出迭代，否则返回步骤。

6. 重复运算，直到获得稳定聚类中心和隶属度值　需要说明的是，本案例中采用滑动窗口分割的方法对数据流进行划分，由于医师操作习惯的不同，造成了一个窗口内形成的数据不能完整代表一个针刺动作，也就是数据不完整或者数据过多。这就导致一个针刺动作不能被完整聚为一类。通过实验，本案例中每一个动作得到 6 个聚类中心，配合 4 个典型的针刺动作，共有 24 个聚类中心。

此外，待分类的数据分别与每一类动作的 6 个聚类中心计算欧式距离，然后将每一类的聚类相加，得到的最小距离之和对应的类别就是待分类数据的类别。

（四）实验结果

1. 实验设计与实验结果　本实验中，采集中国中医科学院针灸研究所两位医师在佩戴本案例所提触觉传感器情况下进行针刺操作中的数据：每一个动作进行 5 分钟，每一个动作提取出 24000 个有效的采样点，并进行窗口划分，100 个采样点为一个窗口，共得到 240 个采样窗口的特征数据。最后，获得 4 类典型针刺手法相关的训练样本共 960 个，与每一类针刺手法相关的训练样本各 240 个。此外，与 4 类典型针刺手法相关的测试样本共 160 个，每一类手法各 40 个。得到的识别准确率如图 7-18 所示。从图中可以看出每一种针刺动作的识别情况，平均识别正确率在 88.21%，其中捻转补与捻转泻的正确率较高，均在 95% 以上，而提插补、提插泻则在 80% 左右。

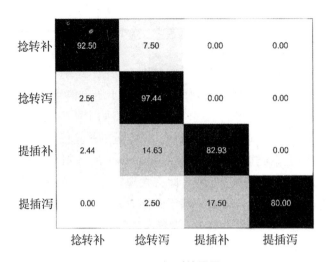

图 7-18　识别结果图

从图 7-19 和 7-20 中可以看出，捻转补和捻转泻的压电平均值更集中在 0 附近，而提插补和提插泻更加分散。从图 7-20 中看可以看出，捻转补和捻转泻的压电积分比较小，且相对集中，没有更多的分散，这是因为在捻转过程中，动作虽然有变化，但是变化相对平缓，且旋转用力较小，而且前后端力度变化的形式是相同的。从图 7-21 和 7-22 中可以共同看到，提插补和提插泻在一片薄膜的位置上的施力更加集中，最大值总是集中在其中一个位置上，而另一个位置上施加的力较小；捻转动作的最大值要比提插动作的最大值稍小，其原因也在于捻转是一种滑动手法，手指施加的压力小于提插过程中持握针体的压力。

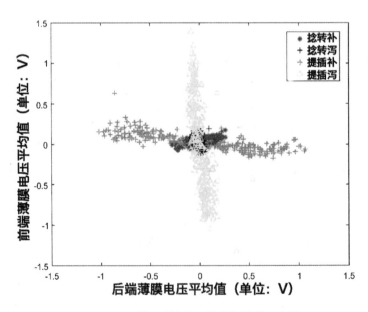

图 7-19　基于"电压平均值"聚类示意图

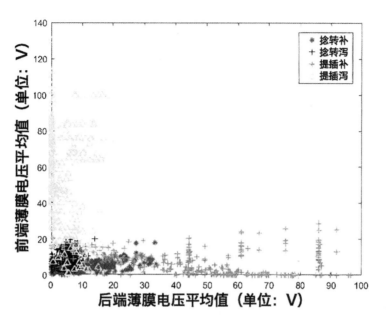

图 7-20　基于"积分"聚类示意图

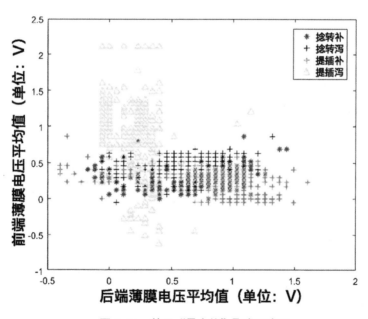

图 7-21　基于"最大值"聚类示意图

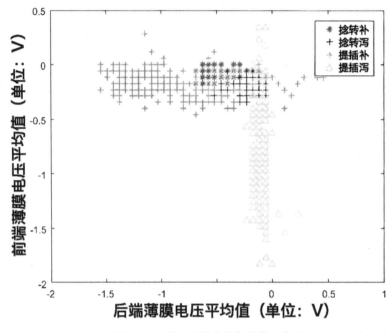

图 7-22 基于"最小值"聚类示意图

2. 所提方法的局限性　值得一提的是，本案例所提触觉传感器在测试医师提插补和提插泻两种手法时，发现提插动作总是会在阵列式 PVDF 触觉传感器其中的一片产生更大的压力，且发力更加突然，瞬间的压力更大，积分也就很大。与捻转补、捻转泻两种手法的识别率高达 95% 相比，本案例所提方法针对提插补和提插泻两种手法的识别准确率稍显逊色。未来，将尝试引入频域特征及能量熵特征以衡量提插手法下不同手法的特征，从而提升识别准确率，也在理论上阐释提插手法的作用机制。

（五）结论

本案例构建了一种阵列式 PVDF 触觉传感器，可以有效测量出针刺过程中指尖不同位置的压电信号，将力学信号转化为电学信号进行分析。随后，本案例基于机器学习中的模糊 C 均值聚类方法对获取的针刺手法压电信号进行聚类分析，构建了一种针刺手法识别方法。利用智能传感系统和机器学习等信息科学技术的方法，实现对针刺动作的特征提取与分类，为针刺手法的研究提供科学依据，对针刺手法的量化有重要意义。

经过实验测试，本案例所提方法在捻转补和捻转泻的动作分类识别中有较高的准确率，可达 95%；对于提插补和提插泻来说，分类准确率可达 80%，还有较大的提升空间。在后续的工作中，计划通过增加信号特征提取的种类，通过构建多特征融合下的识别方法，进一步提高识别准确率。

三、案例二：一种基于计算机视觉的针刺手法分类系统开发与应用

（一）计算机视觉下的针刺手法分类方法

本案例提出一种基于计算机视觉的针刺手法采集和分类系统。该系统主要分为两部分：第一部分是用摄像机录制专家的行针手法视频，如图 7-23 所示；第二部分是将录制好的手法视频数据输入计算机中，使用深度学习神经网络技术进行训练，得到一个可以自动分类针刺手法的模型。

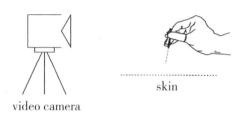

图 7-23　针刺手法视频采集

1. 实验数据　本案例对针刺作用力方向的角度进行探究，以捻转法和提插法两种基本针刺手法作为实验对象，进行针刺手法的计算机视觉分类研究。如图 7-24 所示，实验所用数据集包含捻转和提插两种针刺手法，来自中国中医科学院针灸研究所的 5 位医生录制的共 200 个手法视频，每个手法视频时长大约 1 秒，其中包含 1 次针刺动作，录制的针刺手法视频的帧率为 30 帧 / 秒。

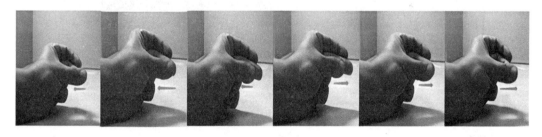

（1）捻转（twirling and rotating）

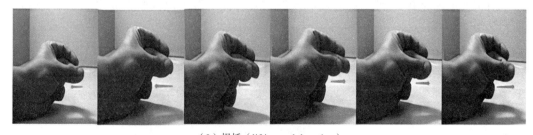

（2）提插（lifting and thrusting）

图 7-24　数据集针刺手法示意图

2. 针刺手势分类方法　将视频帧序列进行预处理，将每帧图像使用局部二进制模式

（local binary pattern，LBP）提取纹理特征，并将预处理后的帧序列输入神经网络中进行训练和分类。

为了对动态手势进行分类，需要神经网络既能处理时间特征，也能处理空间特征，因此本案例提出一种 3D-CNN 和长短期记忆（LSTM）的混合深度学习网络。3D-CNN 网络能够对视频序列中手势的空间特征进行提取，LSTM 网络能够对视频序列中手势的时间特征进行处理，并且两种网络之间使用张量（tensor）的形式进行传递，而经过神经网络处理后的时空特征输入全连接层和分类器中进行分类。

本案例所提出的动态手势分类的流程如图 7-25 所示。

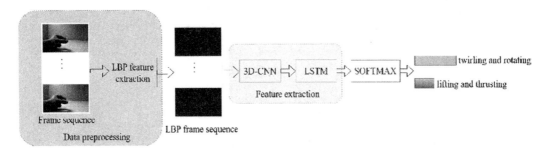

图 7-25 神经网络分类的训练过程流程图

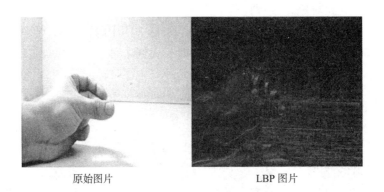

原始图片　　　　　　　　　LBP 图片

图 7-26 原始视频帧图片与 LBP 处理后的图片

手势分类流程如下。

（1）读取本地帧序列，使用 LBP 提取纹理特征，得到包含原手势纹理特征的帧序列，如图 7-26 所示。

（2）将帧序列转换成张量形式输入混合神经网络结构中。

（3）依照经验值设定混合网络的网络参数，然后根据训练集和验证集的准确率来调节参数：如果训练集和验证集的准确率都很低，说明模型可能欠拟合，则需要增强模型的拟合能力，我们可以尝试增加网络层数、网络节点数等；如果训练集准确率高而验证集准确率低，说明模型可能过拟合，需要增强模型的泛化能力，可以尝试增加 L2 正则化的值等。

（4）经过卷积神经网络的多层卷积池化提取帧序列的空间特征。

（5）将得到的特征图输入 LSTM 网络中提取时间特征。

（6）将 LSTM 输出的特征向量经过全连接层和 Softmax 函数层进行分类。

（7）保存训练好的神经网络模型。

3. 实验设置　本实验是基于 tensorflow1.14.0 框架，使用 Python3.6.4 版本进行编程。有效数据集为 200 个手法视频，将其中的 140 个视频数据作为训练集，其余 60 个视频作为验证集。

由 3D-CNN 和 LSTM 组成的混合神经网络的结构和相关参数如图 7-27 所示。以图片大小为 128*128 为例，将 30 帧单通道图片作为网络的输入。先对网络中 3D-CNN 的一些参数加以说明：特征图表示格式按"通道数@长度 * 高度 * 宽度"方式标记，如对输入为 30 帧的 128*128*1（高度 * 宽度 * 通道）的序列图像，表示为 1@30*128*128。另外，3D-CNN 由 4 层卷积层与 4 层池化层交替组成，其中第一层卷积核的尺寸为 1*3*3，后三层卷积核尺寸为 1*1*1，池化层均采用 1*2*2 的最大池化方法（第一个维度表示时间，后两个维度表示空间）。经过 3D-CNN 处理输出 1@30*7*7 的特征图，为了符合 LSTM 的输入形式，先将其转换成 30*49 的特征向量，再输入 LSTM 处理。由于帧序列长度为 30，设置 LSTM 输出的节点数量为 30，而分类结果只有两类，设置输出节点数量为 2，最终经过 Softmax 层，输出包含手势分类信息的二维向量。

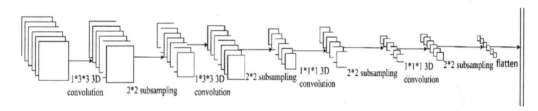

图 7-27　混合神经网络结构图

在本实验的网络设置中，损失函数采用交叉熵函数来计算，使用 Adam 优化算法对网络的训练参数进行调整控制，学习率和 Adam 算法的参数等设为默认值。

（二）实验结果

训练模型对视频帧序列读取时，如果输入图片尺寸不同，会对网络的训练速度、网络训练的准确率均有影响，因此本实验分别将图片归一化为 64*64、128*128 以及 256*256 三种规格尺寸来进行横向对比。另外，每批输入数据的数量（batch_size）也会对实验准确率造成影响，所以设置了两组实验：第一组是 batch_size 固定的情况下，研究不同输入图片尺寸的实验，第二组是在输入图片尺寸固定的情况下，研究不同 batch_size 的实验。

在 batch_size 为 15 的情况下，对三种图片尺寸进行训练，训练损失函数和准确率随迭代次数的变化趋势，如图 7-28 所示。不同尺寸训练帧图像下的训练准确率如表 7-5 所示。此外，不同 batch_size 下的神经网络训练结果如表 7-6 所示。

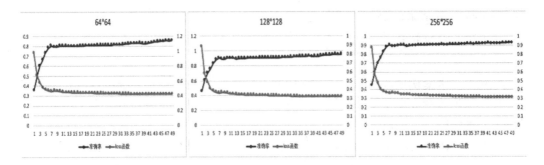

图 7-28　不同尺寸图片的训练情况

表 7-5　不同尺寸图片实验结果

训练帧图像的尺寸大小	64*64	128*128	256*256
训练准确率	86%	95.4%	92.3%
损失函数（loss）值	0.42	0.35	0.31

表 7-6　不同 batch_size 实验结果

batch_size	验证准确率
10	89.3%
13	92.3%
15	95.3%

由以上可知，当输入 64*64 尺寸的图片时，网络收敛最快，但是网络的准确率较低，只接近 86%，损失函数收敛到 0.4 左右就不再发生变化。

当输入 256*256 尺寸图片时，网络收敛所用时间最长，准确率接近 92.3%，但是使用验证集进行验证时发现准确率较低，说明网络过拟合，因此 256*256 及以上的输入图片尺寸不适用于这种小样本的数据集。

三种输入样本的图片尺寸中，效果最好的是视频帧图片格式为 128*128 的情况，训练集的准确率为 95.4%，loss 函数收敛到 0.35。使用验证集进行验证时，准确率为 95.3%，说明网络达到了预期的训练效果。

确定了最佳输入图片尺寸后，进行第二组实验，在输入图片尺寸为 128*128 的情况下，进行 3 种 batch_size 的对比实验。由表 7-6 可知，当训练次数为 150 次、batch_size 为 15 时验证准确率最好，达到 95.3%。

至此，我们确定本实验的网络训练参数中，效果最好的是输入图片尺寸为 128*128、batch_size 为 15 的设定。

（三）讨论

1. 成果　本案例构建了一种基于 3D-CNN 和 LSTM 的混合深度学习神经网络来提取视频帧序列的时空特征，再将其输入分类器中实现针刺手法分类。

本案例研究了不同输入尺寸和不同 batch_size 对神经网络进行针刺手法分类的影响，经过多组对比实验，确定输入图片尺寸为 128*128、batch_size 为 15 时，网络性能最好。

2. 展望　本案例所提的混合神经网络在准确率方面还有提升空间，可以通过调整网络的结构进行优化，如卷积核的大小、卷积层的数目、长短时记忆网络中的结点个数等。

未来可以考虑将针刺手法的视频信息特征与其他模态的特征如电信号特征进行融合来进一步加强对针刺手法的识别。通过捕捉在施针时受针部位的温度变化或是通过传感器对施针时手部按压针的力度大小、针的旋转角度的变化来与针刺手法形成映射，作为判断针刺手法类别的依据。

（四）结论

针对针刺手法这类微动作手势的分类问题，本案例从视频帧序列的角度提出了一种基于混合深度学习神经网络的分类方法。通过对施针手势的运动信息的处理和计算，构建了 3D-CNN 和 LSTM 组成的混合神经网络模型。将视频中行针手势的视频信息转化为矩阵和张量的形式，并经过混合神经网络提取出针刺手法中手势的时间特征和空间特征，捕捉手势的运动信息，再将其输入分类器中实现对针刺手法的分类。结合现代科学技术发展成果，充分利用人工智能等信息科学技术，开发基于计算机视觉的针刺手法分类系统，对于促进针刺机理研究、推进针刺研究现代化具有重要意义，符合国家战略发展需求。

在手势分类准确率方面，本案例所提出的 3D-CNN 与 LSTM 混合网络的验证准确率约为 95.3%，可以体现出本研究手势分类流程的正确性与有效性，使计算机具备了能够对场景单一的动态手势进行分类的功能。

本章小结

本章主要介绍了人工智能在针灸推拿研究领域的应用，第一节概述了该领域的应用情况，主要涉及腧穴智能定位、针灸疗效预测、针灸手法识别等方面。第二节主要介绍了穴位定位方面的现代化研究，讲述了背部、面部和耳郭等不同人体穴位的定位研究情况，根据不同的目的，采用的方法亦有不同，从推拿按摩需求出发，多用人工标记定位作为按摩机器人的导航定位等，从穴位示教需求出发，借助了图像处理技术以及人脸识别技术等实现穴位定位。第三节围绕针灸疗效预测与适宜人群评价研究进行介绍，分别介绍了针灸疗效预测研究中的常用算法、基于临床数据的针灸疗效预测现状、基于神经影像特征的针灸疗效预测现状，第四节结合机器学习和神经影像研究的趋势对针灸疗效预测的前景进行展望。针灸手法识别方面分别根据针刺手法触觉传感器构建及智能采集系统、一种基于计算机视觉的针刺手法分类系统开发与应用设计两个案例介绍了运用机器学习与深度学习等人工智能技术对针刺手法的分类，主要技术包括聚类分析与混合神经网络。

复习思考题

1. 人工智能在针灸推拿研究领域的应用主要涉及哪些方面？

2. 当前机器学习在针灸研究领域最主要的应用形式是什么？最常用的算法是什么？

3. 请总结针灸疗效预测研究常用的机器学习算法。

4. 基于临床数据的针灸疗效预测最常使用哪些算法？

5. 基于神经影像特征的针灸疗效预测最常使用哪种算法？

6. 试通过 ASM 工具箱对面部穴位进行定位。

7. 对于有固定形状的人体部位，如手、足、面、耳等都可以采用 ASM 方法进行定位，试思考 ASM 方法的优缺点有哪些。

8. 试思考从临床应用角度出发，对人体不同的穴位可采用什么可行的方法进行穴位定位。

9. 请总结第四节两个案例中分别主要使用到的人工智能技术。

10. 根据第四节两个案例，思考运用机器学习和深度学习对针刺手法分类的区别与联系。

11. 运用人工智能技术，自行选择一种针刺基本手法进行特征提取。

12. 尝试运用人工智能技术对提插补泻手法进行分类。

主要参考书目 ▷▷▷▷

[1] 梅拉妮·米歇尔.AI 3.0.王飞跃，李玉珂，王晓，等译，成都：四川科学技术出版社，2021.

[2] 腾讯研究院，中国信通院互联网法律研究中心，腾讯 AI Lab，等.人工智能：国家人工智能战略行动抓手.北京：中国人民大学出版社，2017.

[3] 李开复，王咏刚.人工智能.北京：文化发展出版社，2017.

[4] 莫宏伟，徐立芳.人工智能导论.北京：人民邮电出版社，2020.

[5] 周苏，张永.人工智能导论.北京：机械工业出版社，2020.

[6] 迈克尔·伍尔德里奇.人工智能全传.许舒，译.杭州：浙江科学技术出版社，2021.

[7] 汤晓鸥，陈玉琨.人工智能基础（高中版）.上海：华东师范大学出版社，2018.

[8] 田贵华，商洪才.智能中医学概论.北京：人民卫生出版社，2021.

[9] 吴朝晖.中医药智能计算：浙江大学成果汇编.杭州：浙江大学出版社，2020.

[10] 王明旭，尹梅.医学伦理学.2 版.北京：人民卫生出版社，2015.

[11] 阿明·格伦瓦尔德.技术伦理学手册.吴宁，译.北京：社会科学文献出版社，2017.

[12] 温德尔·瓦拉赫，科林·艾伦.道德机器：如何让机器人明辨是非.王小红，译.北京：北京大学出版社，2017.

[13] 温德尔·瓦拉赫.科技失控.萧黎黎，译.南京：江苏凤凰文艺出版社，2017.

[14]Audi, Robert, et al.The Cambridge Dictionary of Philosophy.2nd ed.UK: Cambridge University Press, 1999.

[15] 陈家旭，邹小娟.中医诊断学.2 版.北京：人民卫生出版社，2002.

[16] 费兆馥.现代中医脉诊学.北京：人民卫生出版社，2006.

[17] 刘耀，周扬.智能中医：基于人工智能的专题知识库构建研究.北京：科学技术文献出版社，2023.

[18] 王忆勤.中医诊断学.北京：高等教育出版社，2016.

[19] 周志华.机器学习.北京：清华大学出版社，2016.

[20] 刘建平.循证中医药临床研究方法.北京：人民卫生出版社，2019.

[21] 刘鸣.系统评价、Meta- 分析：设计与实施方法.北京：人民卫生出版社，2011.

[22] 李晓松 . 医学统计学 .2 版 . 北京：高等教育出版社，2008.

[23] 何晓群，刘文卿 . 应用回归分析 . 北京：中国人民大学出版社，2001.

[24] 李航 . 统计学习方法 . 北京：清华大学出版社，2012.